Conny Thaler

Der große Liebeszirkus

Mehr als bloßer Hokuspokus:
Was Liebe mit uns Macht

Mit Illustrationen von
Andrea Montermann

Conny Thaler

Der große Liebeszirkus

Mehr als bloßer Hokuspokus:
Was Liebe mit uns Macht

Mit Illustrationen von
Andrea Montermann

emu-Verlag

ISBN 978-3-89189-187-2
1. Auflage 2010
Illustrationen, Umschlaggestaltung und Layout: Andrea Montermann

Gesamtherstellung: Kösel, Krugzell

Inhalt

Vorwort

Wenn dich die Liebe ruft

Im lyrischen Poem des Dichters Khalil Gibran *Der Prophet* heißt es einmal:

Wenn dich die Liebe ruft, so folge ihr,
auch wenn ihre Wege schwer und steil sind. (...)
So wie die Liebe dich krönt,
so kann sie dich auch kreuzigen.
So wie sie dein Wachstum begünstigt,
so ist sie auch für dein Beschneiden.
So wie die Liebe emporsteigt in deine Höhe
und deine zartesten Äste liebkost,
die in der Sonne zittern, so wird sie hinabsteigen in deine Wurzeln
und sie erschüttern,
während sie die Erde festhalten.

Und jetzt das hunderttausendste Buch über die Liebe? Ja. Und was für eines! Schon lange habe ich nichts mehr von solcher stürmischer Verve über die Siege und Niederlagen, Geburt und Tod der Liebe gelesen wie hier im *Liebeszirkus* der klugen Magisterin und TV-Redakteurin Conny Thaler. Wie schreibt die junge Autorin mit der unverblümten und verantwortungsvollen Nüchternheit ihrer Generation so treffend: „Warum ist die Liebe das Glückseligste, zugleich aber auch das betrüblichste menschliche Gefühl? Einerseits nährt sie uns, andererseits kann sie eine unerbittliche Dürre in uns verursachen, die geradezu Entzugssymptome hervorruft ... Dieser Trommelwirbel aus unterschiedlichen, extrem widersprüchlichen Gefühlen zwischen Langzeitliebe und Kurzzeitliebschaft schlägt sich in Form von Sehnsucht nach Nähe versus Anspruch auf Unabhängigkeit, Wunsch nach ewiger Liebe versus modernem Individualitätsprinzip nieder. Die Semantik zeitgenössischer Liebesvokabeln wie *Lebensabschnittsgefährte, Etappenpartner, Teilzeittraumfrau* ... legen nahe: Je mehr wir das kulturgeschichtliche Ideal der romantischen Liebe erstreben, desto unfähiger werden wir, Liebe dauerhaft zu (er-)leben. Das vermeintlich Perfekte scheint nicht alltagstauglich zu sein."

Als Paartherapeut schlägt mein Herz hoch bei Conny Thalers bald ernsten, bald witzigen dialektischen Ausführungen, die immer auf den Fluss, die Bewegung und die Widersprüche jeder Liebesbeziehung gerichtet sind. Wir sind alle Schüler der Liebe – und oft müssen wir nachsitzen. Weil wir so dumm sind, lernen wir auch. Diese Dummheiten gehören zu unserem Entwicklungsprozess. Durch *trial and error,* durch *Versuch und Irrtum,* lernen wir, wie es der kritisch-rationalistische Philosoph Karl R. Popper, den die Autorin aus gutem Grund schätzt, formuliert. Da will etwa der Mann vom Alten loslassen, ein neues Haus bauen und den Beruf wechseln, aber die Frau hat Angst. Sie blockiert. Da will die Frau die Beziehung auf eine neue Ebene bringen und Aufbruch und Neuanfang hineinbringen, doch der Mann stemmt sich dagegen. Nichts geht mehr. Die Entwicklung scheint einzufrieren. Doch Entwicklung ist das Gesetz des Lebens. Der schlesische Dichter des 17. Jahrhunderts Angelus Silesius, Arzt und Poet, erkannte bereits in einem paradoxen Vierzeiler:

Wer nicht stirbt,
bevor er stirbt,
der verdirbt,
wenn er stirbt.

Paare kommen, wie wir in Conny Thalers turbulentem zirzensischem Liebeswerk erkennen, an dieser ungemütlichen, aber eminent schöpferischen Dialektik der Paarevolution nicht vorbei. Für den Stillstand zahlen sie einen hohen Preis. Es ist immer das Gleiche, was ich in den Paartherapien und -seminaren im Gesundheitszentrum *Dr.-Max-Otto-Bruker-Haus* in Lahnstein als die klassischen Defizite stumpf gewordener Beziehungen erlebe: Enttäuschung, Gereiztheit, Langeweile, Frust, Kommunikationsstau, sexueller Exitus und

Zärtlichkeitskollaps. Das sind die Symptome einer kränkelnden Beziehung. „Die Liebe ist eine Produktion", beobachtete der Dramatiker Bert Brecht. Es ist Arbeit, nein Knochenarbeit.

Natürlich ist derjenige, der in einer Beziehung auf Veränderungen drängt und die Lust aufs Neue ins Bild rückt, der Störenfried vom Dienst. Meist ist es die Frau. Sie ist in diesem Fall keine Zicke, sondern die Trägerin der Lebendigkeit. Der Mann sollte ihre unbequeme Botschaft mit einem Hosiannaruf begrüßen, statt sie abzuwehren. Das gilt natürlich auch im umgekehrten Fall: Frauen unterliegen oft dem ehelichen Trägheitsprinzip oder haben sich gemütlich in der Opferrolle eingerichtet. Andererseits vertritt auch der Beharrende einen wichtigen Aspekt, der nicht vernachlässigt werden darf. Der „Konservative" repräsentiert oft die Seite der Tradition, der Verlässlichkeit des Vertrauten, der „Störenfried" die Notwendigkeit der Veränderung. Nichts ist fataler als die Materialermüdung des Beziehungsgebäudes. Wird sie nicht beseitigt, so droht sie zur Sollbruchstelle zu werden.

Der Tanz des Paares ist bewegend, immer neu, manchmal schwerfällig, fast torkelnd, dann wieder rasant, voller Energie und Zielgerichtetheit. Der eine Partner ersehnt das Neue, der andere befürchtet es. Beiden bringt es Veränderungen. Die neue Paarsynthese ist meist anders und widersprüchlicher, als es der eine erwünscht und der andere befürchtet hat. Dass wir dieses Abenteuer gemeinsam bestehen, ist, so lautet Conny Thalers Botschaft, erschütternd und einmalig. Stehen bleiben dürfen wir nicht. Wir müssen tanzen. In diesem Sinne sind wir tatsächlich in dieses schöne Bild zu fassen: Akrobaten in der Zirkuskuppel der Liebe, bald ratlos, bald kühn und entschlossen. Conny Thaler beschreibt es poetisch: „Liebesakrobatik bedeutet, dass wir trotz übersteigerter Illusionen, projizierter Sehnsüchte und erfahrener Enttäuschungen nicht à la Pygmalion versuchen, ein synthetisches Idealbild nach unseren Wünschen zu erschaffen. Zu lieben bedeutet, dem anderen und sich selbst weiter Wachstum zuzugestehen; sich selbst und den anderen zu überraschen und sich überraschen zu lassen; auf gemeinsame Träume, Ideen und Phantasien Bezug zu nehmen und immer wieder gefühlsgeladene Versuchsballons steigen zu lassen." Voilà – fliegen Sie, liebe Leserin, lieber Leser, mit Conny Thaler in den Himmel der Liebe.

Dr. Mathias Jung, Gestalttherapeut,
Gesundheitszentrum *Dr.-Max-Otto-Bruker-Haus,* Lahnstein

* * *

Kaum etwas findet mehr LiebhaberInnen als (gute wie schlechte) Bücher über das Glück und Unglück der Liebe. Im Buchhandel sind die Bücher über die Liebe gern gesehene Gäste, können Männer wie Frauen sie doch zu jedem Fest und zu jeder Gelegenheit verschenken. Liebe ist ein literarischer Dauerbrenner – nicht zuletzt, weil es hilft zu wissen, dass man zumindest im Buch die Liebe finden kann. Aber kann mann oder frau auch ein (gutes) Buch über die kulturellen, sozialen, biologischen, gehirnphysiologischen Grundlagen der Liebe schreiben – ohne Verliebte, Liebende oder neugierige Zaungäste zu langweilen oder gar zu verschrecken? Ja, man kann. Conny Thaler hat es mit ihrer Darstellung des „großen Liebeszirkus" getan.

Die Autorin befindet sich, wie sie selbst schreibt, noch in der „Rushhour des Lebens", in der Leben und Lieben einander bedrängen. Sie will wissen, wie es um die Liebe steht, was die Wissenschaft über dieses geliebte Gefühl der Sinnesverwirrtheit sagt und was wir möglicherweise daraus lernen können. Es geht darum, sich, den anderen und die Liebe besser zu verstehen (und manchmal auch darum, mit Hilfe dieser Kenntnisse selbst ein wenig an der Liebe ‚drehen' zu können).

Conny Thaler trägt das zusammen, was es über Liebe zu wissen gibt und was sich (heute) zu wissen lohnt. Sie fragt, warum wir lieben, küssen, Sex haben, uns vor der Liebe fürchten und doch so sehr danach sehnen und weshalb ohne Liebe alles nichts ist. Auf der Suche nach Antworten befragt sie ebenso Gehirnforscher wie Soziologen, Dichter, Psychologen, Biologen und Philosophen. Man begegnet Darwin, Gehlen, Damasio, Luhmann, Tomasello und immer wieder: Shakespeare. Man erfährt viel über Spielgelneuronen, Gerüche, Reize, soziale Bräuche – und dass Paris und Düsseldorf gute Rahmenbedingungen für eine *amour fou* sind.

Liebe ist vor allem „Damenwahl" – auch wenn die Männer das nicht einsehen, sondern hartnäckig daran festhalten, dass sie die Welt der Liebe bewegen. Moderne Frauen warten nicht mehr auf Mr. Right. Frauen sind in Conny Thalers Augen immer auch Täterinnen, die aktiv vorantreiben: die Liebe wie die Trennung. Frauen wollen alles: Liebe, Sex – auch ohne Kinderwunsch, einfach nur so, aus Lust. Die Autorin schreibt als bekennende Romantikerin geistreich, mit Witz und Geist, aber ohne Ironie oder Zynismus. Sie will zwar alles über die Liebe wissen, sich aber dabei nicht die Lust an der Liebe nehmen lassen. Wir erfahren, was es für eine Frau heute bedeutet, die Liebe in ihr Leben einpassen zu müssen, sich von alten Gewissheiten zu verabschieden und angesichts der Männer weder am Leben noch an der Liebe zu verzweifeln.

Das Buch ist – weit entfernt von den Feuchtgebieten – nicht nur ein Stück Selbstaufklärung. Es lässt sich auch als Zeichen der Zeit lesen: Eine Generation will ganz rational wissen, was sie bewegt und sich trotzdem fallen lassen, und das immer wieder aufs Neue.

Prof. Dr. Jo Reichertz
Soziologe und Kommunikationswissenschaftler

* * *

In der leichtfüßigen und sprühend intelligenten Diktion aktueller Frauenbestseller kommt hier eine profunde Auseinandersetzung mit dem Thema Liebe daher. Glückwunsch zu dieser gelungenen Kombination – ein fundiertes Fachbuch in genial elegant geschriebener Form! Der Zirkus, der zunächst nur als origineller Aufhänger erscheint, wird mehr und mehr zu einer wirklich tragfähigen Metapher in Sachen Liebe und Erotik. Ja, genau wie im Zirkus ist das in einer Partnerschaft: bunt, zauberhaft, gefährlich, überraschend, mal poetisch leise, mal sensationell grell. Und: Was in der Manege für die Zuschauer so spielerisch daherkommt, ist hinter den Kulissen doch harte Arbeit. Dieses Buch erklärt uns Artisten der Zweisamkeit professionell die Regeln, die hinter all den Kunststücken stecken.

Partnerschaft ermüdet? Liebe eingerostet? Ich empfehle einen Besuch in Conny Thalers herrlich lebendigem, fulminanten und Mut machenden „Liebeszirkus“!

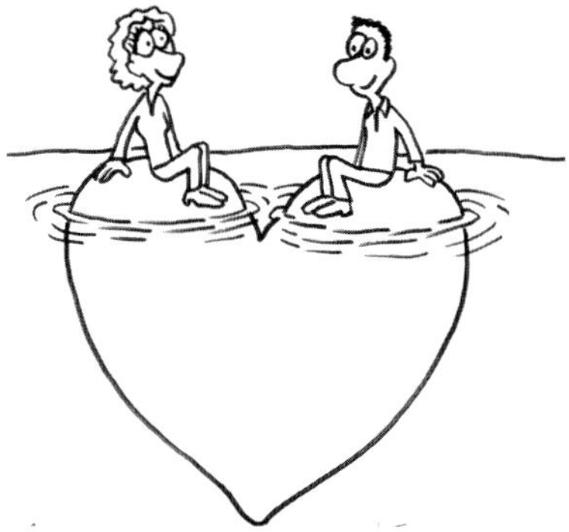

Werner Tiki Küstenmacher
Pfarrer, Karikaturist und Autor

* * *

Liebe ist doch Herzenssache! – Offensichtlich nicht. Cornelia Thaler ist mit diesem Buch ein ganz besonderes Werk gelungen. Wissenschaftlich-informativ und unterhaltsam zugleich wird die Liebe in allen Facetten erklärt und beschrieben. Ein Buch, sicher nicht nur für Frauen.

Uwe Bossert, Gitarrist der Band Reamonn

1. Einstimmung in die Zirkusluft

Kleine Ursache, große Wirkung: Der Flügelschlag eines Schmetterlings

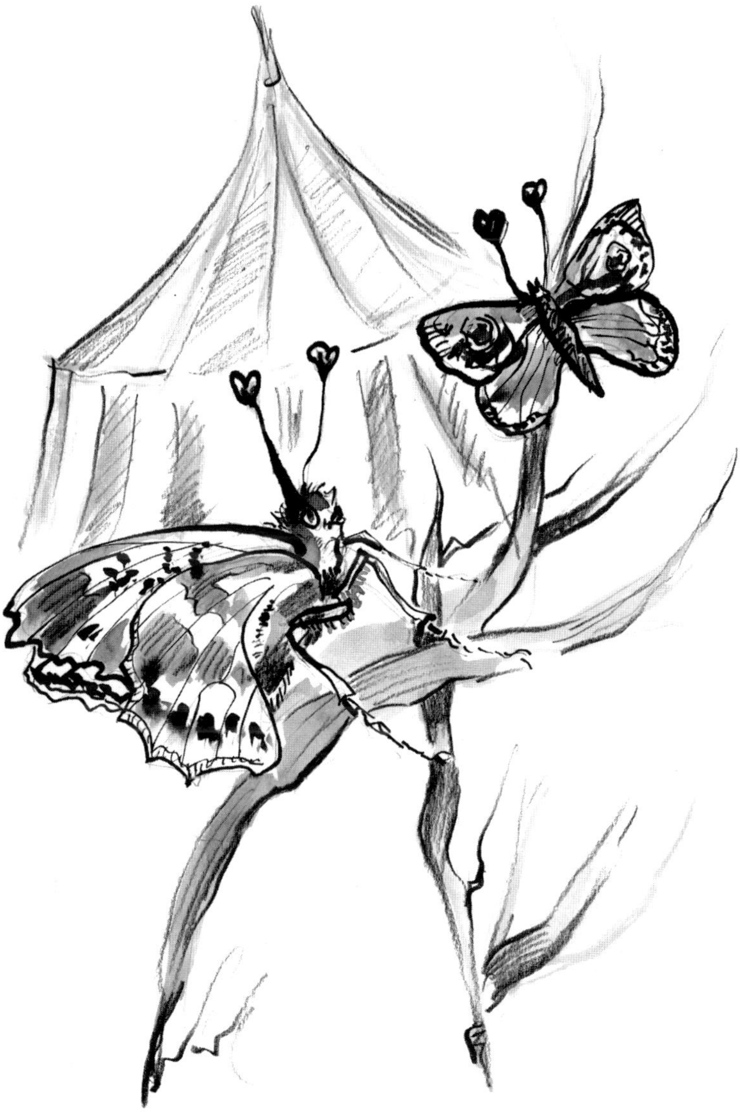

Haben Sie sich schon einmal mit der Chaos-Theorie beschäftigt? Der Entdecker des so genannten „Schmetterlingseffekts", der Meteorologe und Mathematiker Edward Norton Lorenz (1917–2008), bemerkte bei Wetterberechnungen, dass kleine Ursachen aufgrund komplexer Zusammenhänge große Wirkungen erzielen können. Bildlich gesprochen könnte demnach also ein Schmetterling in Hamburg mit seinem Flügelschlag einen Wirbelsturm in San Francisco auslösen.

Wie oft haben wir schon am eigenen Leibe erfahren, dass in unserem Alltag verbindliche Aussagen über die Zukunft nicht möglich sind! Immerfort und überall begegnet uns das kleine Chaos: der tropfende Wasserhahn, bei dem das nächste Plopp unberechenbar ist, das Entstehen von Autobahnstaus („Verkehrschaos"), das Auf und Ab von Börsenkursen. Treffen Menschen mit ihren vielschichtigen individuellen Charakteren aufeinander, sind Prognosen erst recht wagemutig bis halsbrecherisch. Die Liebe ist wohl das gesetzloseste Phänomen unseres Lebens. Sicher scheint hier nur zu sein, dass alles eben doch völlig anders wird als erwartet!

Volltreffer. Verklärt und zwanghaft kreisen meine Gedanken immerzu um diesen einen nahezu fremden Menschen, der etwas ganz Besonderes zu sein scheint. Von dem Moment unserer ersten Begegnung an war für mich alles anders, das spürte ich genau. Ich wusste weder, wer er eigentlich ist noch woher er kommt oder wie er denkt und fühlt. Das Einzige, was ich wusste, war, dass er mein Herz berührt und meinen Körper vibrieren lässt. Ich wollte alles über ihn erfahren. Ja, so ist es wohl, es hat mich erwischt! Ist Ihnen dieses mitreißende Gefühl vertraut?

Als Redakteurin führe ich Interviews mit prominenten Menschen. Hier und da geschieht es, dass mir ganz tief greifende Liebesgeschichten zu Ohren kommen, die mich nachhaltig beeindrucken. Wie viel davon ist Dichtung und wie viel ist Wahrheit, frage ich mich manchmal. Kann das Leben wirklich derart Schicksal spielen? Gibt es möglicherweise ein Lebens-Drehbuch, einen verborgenen Liebesjackpot oder doch eine Art (göttliche) Fügung?

Dass der ganze Zirkus auch bei mir einmal Halt macht – ganz ehrlich, ich hätte es nicht zu träumen gewagt. Schließlich sieht man sich von klein auf immerzu mit hypothetischen „Liebestötern“ konfrontiert. Meine Eltern haben mir früher einen imaginären Märchenprinzen gebacken, doch vermutlich haben sie ein paar entscheidende Zutaten vergessen. Entweder war der Beziehungsofen überhitzt oder auf Sparflamme, unterkühlt oder ganz aus. Sind die Ansprüche, die die Liebe an mich stellt, so groß, dass ich ihnen nicht gewachsen bin? Oder stelle ich umgekehrt zu hohe Erwartungen an die Liebe?

Dabei pfeife ich sowohl auf den Prinzen mit Pferd als auch auf den Pascha im Porsche! Dennoch sehne ich mich nach einer Antwort: Wie muss er sein, um mein Herz zu entflammen wie ein loderndes Feuer? Gibt es sie überhaupt, die große Liebe, oder ist sie schlicht und ergreifend eine Legende?

Eines weiß ich nun ganz sicher: Liebe ist schnell wie ein Blitzschlag. Wagen wir uns offensiv ins Leben, dann irgendwann, ganz unvermutet, werden wir von ihm getroffen und sind durch und durch elektrisiert. Der „Liebeszirkus“ ist ein Spiel mit offenem Ausgang: impulsiv, überbordend – und definitiv nicht steuerbar! Es bleibt die latente Angst, dass einer „aussteigt“ oder zum Spielverderber wird. Das gehört zu den unbarmherzigen Regeln. Und dennoch: Wenn wir die Chance erhalten teilzunehmen, sollten wir sie auch nutzen. Was haben wir schon zu verlieren – außer Herz und Verstand? Wie sagte der deutsche „Misanthropen-Philosoph“ Arthur Schopenhauer (1788–1860): *„Das Schicksal mischt die Karten, und wir spielen“*. Also pokere ich hoch. Wer nicht wagt, der nicht gewinnt, und ich bin sicher: Die Herz-Dame und der Herz-König übertrumpfen jeden Bluff! Zum Einstieg erzähle ich Ihnen meine Geschichte vom Spiel der Liebe…

Eigentlich kannte ich ihn ja schon, zumindest aus Erzählungen. Seltsamerweise hatte ich bereits damals ein Gefühl von Verbundenheit, ohne ihn jemals getroffen zu haben. Sobald sein Name fiel, waren all meine Sinne zugegen. Mit seiner originellen Art schien er anders zu sein als andere Männer. Das gefiel mir. Der erste offizielle Kontakt, den ich zu ihm hatte, war ein Telefongespräch. Meine Vorahnung sollte sich bestätigen – all das, was ich eigentlich mit ihm besprechen wollte, geriet unversehens in den Hintergrund. Ich ließ mich auf etwas Neues, Unbekanntes ein. Mein Verhalten war mir fremd, der andere Mensch wirkte mir vertraut. Es schien, als würde ich mich in ihm wiederfinden. Doch da war noch mehr. Etwas, das meine Sehnsucht stillte, ohne dass mir ein Verlangen danach je bewusst gewesen wäre. Dieses Gefühl war unglaublich belebend, ja bereichernd. Bis zu unserem ersten Treffen erstrahlten vor meinem geistigen Auge immer wieder Fragmente unseres Gesprächs und ließen meine Neugier auf ihn wachsen.

Als er an jenem Tag im Mai durch die Tür schritt, durchfuhr mich ein Schauer. Ich war berauscht (mitunter Relikte vom Vorabend, das berühmt-berüchtigte letzte Glas übertraf wohl das angepeilte Maß!) und begegnete ihm quasi grauburgundisch kokett. Es war wie ein Frühlingserwachen! Er war mein Waldmeister und ich die Weinkönigin, verquirlt zu einer stimulierenden Bowle. Prickelnd, überschäumend, hochprozentig. Im magischen Moment dieser ersten Begegnung stand er vor mir, schaute mich an, vertraut und unergründlich zugleich. Was spürte ich denn da urplötzlich? Ich konnte und kann es kaum in Worte fassen. Der Volksmund spricht missverständlich von *„Liebe auf den ersten Blick“*, in und mit mir ereignete sich jedoch etwas geistig und körperlich so Existenzielles, dass es mir schlicht unbegreiflich schien.

Um den Moment meiner Verwirrung zu überspielen, plauderte ich ungestüm drauf los. Himmel noch mal, was redete ich denn da? Im Normalzustand eine Kommunikationsvirtuosin, regredierte ich nun unaufhaltsam auf ein vorsprachliches Entwicklungsniveau. Warum verhält man sich in solchen Momenten, in denen es drauf ankommt, so unsagbar dilettantisch? Mein Selbstverlust hatte begonnen. Ich musste mich erstmal in Sicherheit bringen, um wieder einen klaren Gedanken (in Worte) fassen zu können. Doch was tat dieser Mann? Er setzte sich – und zog seinen Stuhl direkt neben meinen! Jede Distanzschwelle war damit von ihm elegant umschifft worden.

Was im einen Moment die Titanic ist, kann im nächsten schon das Traumschiff sein – und umgekehrt. Kann ich dem Schicksal, meinem Schicksal, vertrauen? Ich spüre heute noch genau das Gefühl, das mich bezwang. Als er neben mir saß und ich ihm direkt in seine melancholischen Augen blickte, fühlte ich mein Herz heftig schlagen, meinen verengten Brustkorb, meine glühenden Wangen, meine feuchten Hände und die flatternden Schmetterlinge in meinem Bauch, die alles durcheinander wirbelten. Ein Tanz der Hormone überzog diesen Raum, ich sah sie förmlich vor mir hin und her schweifen. Ich hatte gar keine Wahl.

2. Abrakadabra: Hereinspaziert in den Liebeszirkus!

Die Liebe als Balanceakt

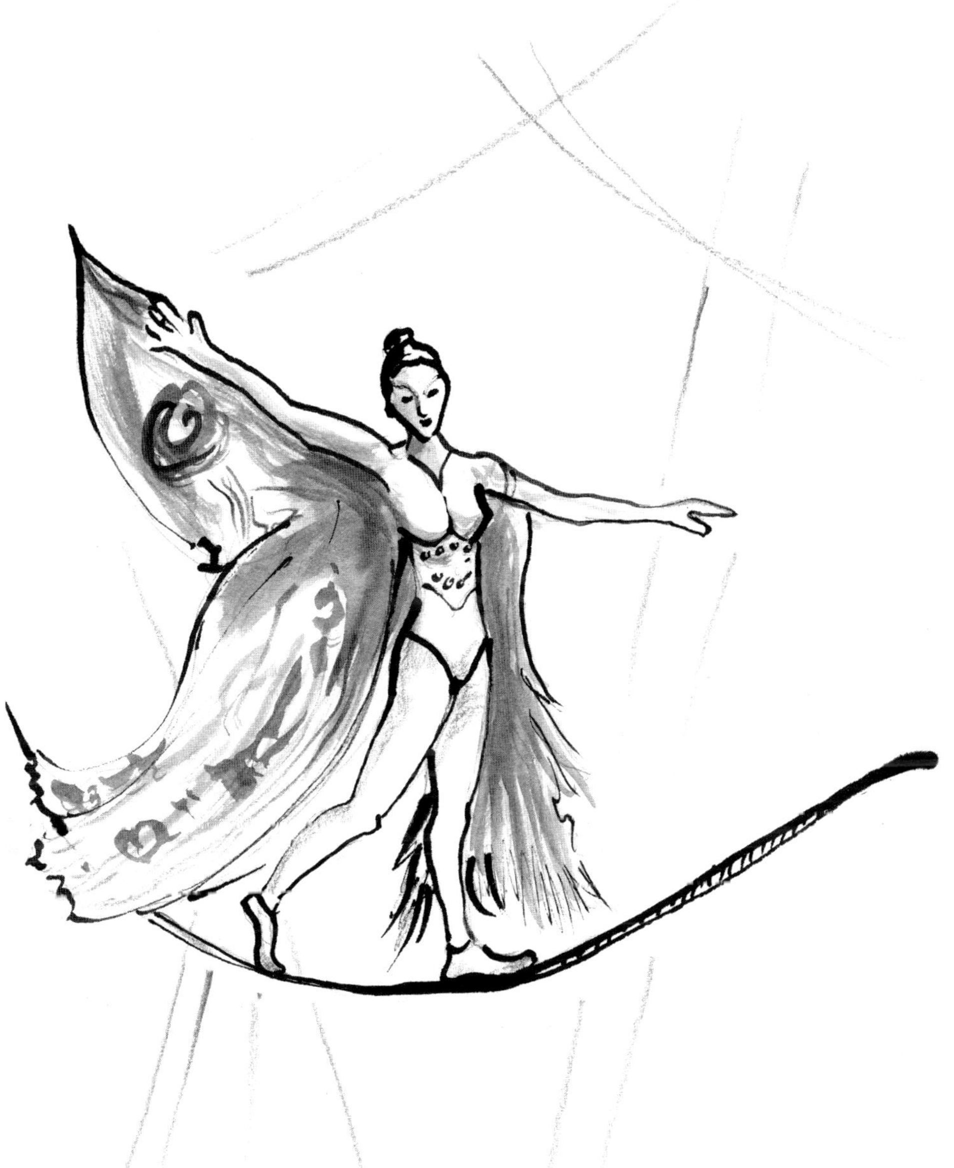

2.1 Spektakuläres Gedränge in der Manege: Der neue Forschungsboom!

Liebe zwischen Kristallisation und wissenschaftlicher Objektivierung

In seinem Buch „*Über die Liebe*" schildert der französische Novellist Marie Henri Beyle, bekannt unter seinem Pseudonym Stendhal (1783–1842), eine alte Tradition der Salzburger. Sie warfen entblätterte Zweige in einen verlassenen solegefüllten Schacht der Salzburger Salzgruben. Einige Monate später holten sie die Äste wieder herauf, die in der Zwischenzeit eine Verwandlung erfahren hatten – sie waren nun über und über mit funkelnden Kristallen bedeckt. Folgt man Stendhal, so geschieht das gleiche mit der Person, in die wir uns verlieben: Sie „kristallisiert" in unserem Kopf. Eingetaucht in das tiefe Gefühl beginnen vermeintlich belanglose Merkmale vor unserem Geist zu funkeln wie die Salzburger Zweige, während unschöne Merkmale gar nicht wahrgenommen werden. Stendhal verlieh daher dem Prozess, durch den das Gefühl leidenschaftlicher Liebe hervorgerufen wird, die metaphorische Bezeichnung „*Kristallisation*".

Wie entsteht nun diese Kristallisation in unserem Kopf? Was regt den Geburtsprozess der Liebe in uns an? Was lässt uns sagen: „Ich liebe dich!"? Was genau ist Liebe und warum gibt es sie überhaupt? Seit Jahrtausenden forscht die Wissenschaft nach dem Ursprung des Menschen, doch das Mysterium der Liebe blieb dabei weitgehend ausgeklammert – diese „Fachrichtung" wurde schlichtweg an die schönen Künste delegiert. Dabei ist sie es, die die Menschheitsgeschichte spätestens seit der Überlieferung von Adam und Evas verhängnisvollem „Apfel-Komplott" in ihren Bann zieht. Erst seit wenigen Jahrzehnten wird die Liebe wissenschaftlich erforscht. Einen möglichen Grund für diese Spätzündung sieht der Schweizer Psychiater und Paartherapeut Jürg Willi in der „*Scheu vor der Entzauberung der Liebe durch wissenschaftliche Objektivierung*".

Schließlich gilt die Liebe zwischen zwei Menschen als einer der letzten Fluchtpunkte, der noch nicht vom logischen Denken eingeholt worden ist. Als die moderne Forschung in den 1980er-Jahren begann, sich intensiver mit dem Thema zu beschäftigen, fürchteten viele das Ende der Romantik. Doch lässt sich eine so persönliche und emotionale Erfahrung überhaupt methodisch ergründen? Unterliegt sie definierbaren Gesetzmäßigkeiten? Ist Liebe berechenbar?

Je mehr wir uns in den „Zirkus der Liebe" mit all seinen Mutproben, Gefahren und Wagnissen hineinbegeben, selbst erlebte Liebesabenteuer sowie Eindrücke unserer Mitmenschen auf uns wirken lassen, desto fraglicher wird jede Gewissheit. Spätestens nach der ersten schmerzhaften „Ent-Täuschung" müssen wir uns selbst eingestehen, märchenhaften Idealvorstellungen auf den Leim gegangen und vom wahren Leben eines Besseren belehrt worden zu sein. Diese Zwickmühle ist nicht weiter verwunderlich. Unser Idealbild ist überzuckert mit Fantasien von absoluter Erfüllung und bedingungsloser Harmonie, die uns durch Fernsehen, Internet, Presse und Rundfunk mit Sahnehäubchen präsentiert werden: Hollywoods Traumpaare wie Angelina Jolie und Brad Pitt scheinen Honeymoon und Babyboom auf Lebenszeit gebucht zu haben; „Die Beckhams" lassen ihre Hüllen am liebsten im Doppelpack und mit medialer Begleitung fallen; und auch Model-Mama Heidi Klum inszeniert sich in zyklischen Intervallen erotisch-ausgelassen mit Ehemann Seal und Kinderschar.

Doch nicht nur Celebrities haben sich der freien Markterotik verschrieben. Neben den Agrarwirtschaftlern, allein erziehenden Müttern und potenziellen Schwiegertöchtern gibt sich auch der deutsche Adel via TV-Kuppel-Sendung ein „Brautschau-Stelldichein". Die Botschaft der Show und die Hoffnung des Paares verschmelzen hier zum Romantikversprechen – garantiertes Happy End durch Bildschirmübertragung! Willkommen im Zirkus der Lachnummern.

Doch damit nicht genug. Geschäftstüchtige Computerkuppler betreiben mit trivialen Persönlichkeitstests für zeitgebeutelte Suchende im Eilverfahren eine Vorselektion: Byteschnell werden die Top 10 des Fahndungsprofils nach Kompatibilität abgehakt. Der oder die Nächste ist nur ein paar Klicks entfernt für ein Zwischennetz-Dating zur Stelle. Auf dem digitalen Liebeshighway wird sogar eine Partnervermittlung für Christen angepriesen, in der Herzensmakler eine gottgefällige Vorselektion treffen. Mittlerweile werden gar „im Namen des Vaters“ christliche Liebes-Pilgerreisen zum Grab von St. Antonius in Padua veranstaltet. Der italienische Heilige, Patron der Schlamperten und der Liebenden, soll angeblich nachhelfen, wenn Not am Mann ist. Um Himmels Willen!

Liebesforscher unterschiedlicher Denktraditionen teilen heute die Überzeugung, dass Liebe in der Beziehung eine begrenzte Haltbarkeitsdauer hat – sie lässt sich nicht einfach konservieren. Menschen verändern sich und mit ihnen ihre Gefühle. Oder kennen Sie ein Paar, das bis an sein Lebensende so unsterblich verliebt wie zu Beginn seiner Verbindung war? Leinwandlustig wie ich bin, interessiere ich mich seit jeher brennend dafür, wie das Liebes-Drehbuch nach dem Happy End eigentlich weitergeht: Welche Dramen ereignen sich nach erster ekstatischer Zweisamkeit zwischen Hochzeit und Tod? Was passiert, nachdem der Prinz die Königstochter aus ihrem Turm gerettet und sie zur glücklichsten Frau der Welt gemacht hat? Und wer oder was führt Regie?

Glücklicherweise sind unsere Idealvorstellungen äußerst belastbar. Trotz noch so schmerzlicher Erfahrungswerte halten wir hartnäckig an unseren Sehnsüchten fest und vertreten weiterhin eine Auffassung von Liebe, die auf Beständigkeit großer Gefühle setzt. Wir reden salopp vom Lebensabschnittsgefährten, doch insgeheim bleiben wir Liebesakrobaten und Gefühlsjongleure – und hoffen auf den erfüllenden Bund fürs Leben.

Die allgegenwärtige Vorstellung von der vollkommenen Liebe ist ein relativ junges Produkt der Kulturgeschichte, hervorgegangen aus der Literatur der Romantik des ausgehenden 18. Jahrhunderts. Als Urbild romantischer Liebe gilt Friedrich Schlegels (1772–1829) revolutionärer Roman „*Lucinde*" (1799). Zum ersten Mal in der neuzeitlichen Geschichte der Liebe wird hier die Forderung gestellt, wilde Leidenschaft und konventionelle Ehe miteinander zu vereinen. Liebe bedeutete für den Frühromantiker die vollkommene Verschmelzung zweier Menschen, die ihre Seelen einander bedingungslos ausliefern. Voilà – ein wohl einmaliges Erfolgsrezept war geboren, wie sich an unserer heutigen Medienlandschaft täglich belegen lässt. Und natürlich möchte ich beim großen Liebesepos weder nur in die Ferne blicken, noch teilnahmslos in der ersten Reihe sitzen. Ich will aktiv an der Vorstellung mitwirken und zwar als Glanznummer in der Hauptbesetzung! Nein, ich will mich der Liebesdroge gar nicht mehr entziehen – ich bin bekennender Liebesjunkie, Sie auch?

Braucht der Mensch die Liebe und den Glauben an ihre Ewigkeit etwa zum Mensch- und Glücklichsein? Aktuelle empirische Untersuchungen illustrieren, dass sich in der Postmoderne mit Aufkündigung des überalterten Geschlechtervertrags eine neue Sehnsucht nach Leidenschaft, Liebe und Bindung durchsetzt. Für den Soziologen Horst Herrmann nimmt die Liebe „*als seelige Insel der Emotion im stürmischen Meer*" einen hohen gesellschaftlichen Stellenwert ein. Nach dem erotischen „*Anything goes*" (das Schlagwort geht auf den österreichischen Wissenschaftstheoretiker Paul Karl Feyerabend zurück) der 1990er-Jahre mit Betonung der Sexualität kehrt in post-feministischer und neo-väterlicher Manier die leidenschaftliche Liebe (wenn auch in abgewandelter Form) zurück in die angestrengten Herzen der „Ich-AGs" und Patchworkfamilien, um eine „Wir-GmbH", eine Gesellschaft mit beschränkter Haftung, zu gründen.

Das Gefühl Liebe hat in unseren Lebenskonzepten eine wesentliche, vermutlich sogar die essentiellste Bedeutung. Sämtliche Studien legen offen, dass die feste Partnerschaft einen wichtigen Glücksfaktor für das eigene Wohlbefinden darstellt (Seligmann, 2003; Klein, 2002). Dennoch leben rund elf Millionen Menschen in Deutschland, also fast 20 %, ohne festen Partner. Trotz Lobhudelei auf das unverbindliche Singledasein empfindet die Mehrheit die Solistennummer als nachteilige Lebensform. Nur am Rande: 60-jährige verheiratete Frauen haben im Durchschnitt häufiger Sex als 30-jährige Singlemänner (Quelle ist die durch den Sexualwissenschaftler Gunter Schmidt im Jahr 2006 veröffentlichte Studie „*Spätmoderne Beziehungswelten*“, für die 776 Teilnehmer aus Ost und West Rede und Antwort standen). Hohen Scheidungs- und Singlehaushaltstatistiken zum Trotz ist der Wunsch nach romantischer Liebe allseits gegenwärtig. Inspiriert wurde dieser Liebesentwurf durch den französischen Freiheitsphilosophen Jean-Jacques Rousseau (1712–1778), der das Gefühl als das Ursprüngliche im Menschen zum Prinzip seines ethisch-egozentrischen Denkentwurfs erhob. Bis heute bildet die romantische Liebe unser zentrales gesellschaftliches Leitbild von Beziehung.

Auswertungen einer repräsentativen Umfrage, veröffentlicht in der Maiausgabe 2008 der Zeitung FOCUS, ergaben folgende Bilanz: 69 % der Deutschen glauben – trotz stetig sinkender Heiratsrate bei gleichzeitiger Zunahme der Scheidungsrate – , dass die ganz große Liebe irgendwo auf sie wartet. Bei den 18–34-Jährigen sind sogar 72 % davon überzeugt (Quelle: polis/USUMA für FOCUS im Mai 2008). Stellt sich die Frage, wann, wie, wo und ob wir ihr begegnen werden. Und wenn ja, wie viele Male? Die Kluft zwischen Wunschdenken und Realität ist zwar nicht zu leugnen, dennoch scheint für die überfrachtete Liebesromantik bislang noch keine überzeugende Alternative gefunden zu sein.

Warum ist die Liebe das glückseligste, zugleich aber auch das betrüblichste menschliche Gefühl? Einerseits nährt sie uns, andererseits kann sie eine unerbittliche Dürre in uns verursachen, die geradezu Entzugssymptome hervorruft. Unser Bestreben, Leidenschaft und Dauer zu vereinbaren, benennt der Soziologe Günter Burkart als „*die Quadratur des Kreises*“.

Dieser Trommelwirbel aus unterschiedlichen, extrem widersprüchlichen Gefühlen zwischen Langzeitliebe und Kurzzeitliebschaft schlägt sich in Form von Sehnsucht nach Nähe versus Anspruch auf Unabhängigkeit, Wunsch nach ewiger Liebe versus modernem Individualitätsprinzip nieder. Die Semantik zeitgenössischer Liebesvokabeln wie „Lebensabschnittsgefährte“, „Etappenpartner“, „Teilzeittraumfrau“, „Mr. Maybe Right“, „Mono-Reptilie“, „Beziehungshüpfer“, „Swinging Single“, „Fast-Food-Liebe“ legen nahe: Je mehr wir das kulturgeschichtliche Ideal der romantischen Liebe erstreben, desto unfähiger werden wir, Liebe dauerhaft zu (er-)leben. Das vermeintlich Perfekte scheint nicht alltagstauglich zu sein. In Anbetracht dieser vertrackten Ausgangslage fordere ich Sie als liebesbegeisterte Leser(-innen) zu mehr Offenheit gegenüber möglicher Desillusionierung auf. Die Entmystifizierung unserer Vorstellungen könnte uns bei der Suche nach „der“ Liebe helfen und dazu beitragen, dass wir den Liebesrausch ohne böses Kater-Erwachen länger genießen und lebendig halten können. Schlussendlich liegt der besondere Charme der eingangs erwähnten Chaostheorie darin, dass selbst in chaotischen Systemen manche Aus- und Vorhersagen getroffen werden können. Möglicherweise lassen sich also auch in der Liebe verborgene Strukturen erkennen?

Zum Thema Liebe ist aktuell ein regelrechter Forschungsboom zu verzeichnen – das „verliebte Gehirn“ gerät in den Fokus wissenschaftlicher Betrachtungen. Evolutionsbiologen, Psychologen, Soziologen, Anthropologen, Gehirnforscher und Wissenschaftsjournalisten haben sich mit dem „Liebesvirus“ infiziert. Traditionell den Künstlern, Geisteswissenschaftlern und Historikern vorbehalten, stellt das Liebesthema nun zunehmend eine lustvolle Herausforderung für die exakten Wissenschaftsdisziplinen dar. Besonders im Zuge der aktuellen Neuro-Revolution entdecken Naturwissenschaftler die Manege des Liebeszirkus für sich. Neurobiologen, Gehirnforscher und Evolutionspsychologen liefern mit Hilfe fortschrittlicher High-Tech-Methoden verblüffende Einsichten darüber, was sich in den Köpfen von Verliebten ereignet. Sämtliche „Liebesanalysten“ vertreten den Standpunkt, dass Liebe wissenschaftlich fassbar, ja sogar messbar ist.

Dieses Buch ist mein persönlicher Versuch, dem Mysterium Liebe und Partnerwahl auf die Spur zu kommen. Warum „*Liebeszirkus*“? Weil Liebe alles beinhaltet, was im Zirkus (von griech. *kirkos* oder lat. *circus* = *Kreis* bzw. *Kreisbahn*) auf dem Programm steht: Faszination, Vision, Illusion, Magie, Abenteuer, Besessenheit, Risikobereitschaft, Verletzlichkeit, das Sich-Verlieren in Hochgefühlen und die Konfrontation mit Abgründen, Einsamkeit und Gemeinschaft.

In meiner Manege präsentiere ich eine Auswahl verblüffender wissenschaftlicher Forschungsergebnisse sowie persönliche Begegnungen mit der Liebe. „Liebesgöttin in der Theorie" nannte mich vor einiger Zeit humorvoll mein zu Kunstfehlern neigender „persönlicher Herzspezialist". Der umstrittene große amerikanische Sexualforscher Alfred Charles Kinsey (1894–1956) behauptete: „*Das Letzte, was eine Frau an der Liebe interessiert, ist die Theorie*". Nun, ich als Frau halte es vorzugsweise mit den Worten des Königsberger Aufklärungsphilosophen Immanuel Kant (1724–1804): „*Es gibt nichts Praktischeres als eine gute Theorie*".

Auf die Tribüne lade ich Sie, verehrtes Lesepublikum, in der Hoffnung, dass Sie sich in dieser Vorstellung amüsieren und Sie zu Ihrem persönlichen Liebeszirkus, bestehend aus kunstvollen Programmnummern, inspiriert werden!

2.2 Logenplatz für den Kugelmenschen

Eros und unsere Sehnsucht nach Ganzheit

„*Ja, liebe Lotte, ietzt wird es mir erst deutlich, wie du meine eigene Hälfte bist und bleibst. Ich bin kein einzelnes, kein selbständiges Wesen*", schrieb Johann Wolfgang von Goethe (1749–1832) am 28. Juni 1784 an seine „*Seelenführerin*" Charlotte von Stein in einem seiner 1800 (!) an sie gerichteten Briefe und Billets. Die neun Jahre ältere Hofdame Charlotte, um deren Gunst Goethe verzweifelt rang, war die Gattin des herzoglichen Oberstallmeisters Freiherr von Stein, dem sie bereits sieben Kinder geschenkt hatte. Die Briefe Goethes an seine „*liebe Kometenbewohnerin*" kamen erst Mitte des 19. Jahrhunderts ans Tageslicht. Seitdem spekulieren Forscher, ob ihre Liebe tatsächlich nur „platonischer Art" war oder doch leibhaftige Erfüllung fand. Einigkeit besteht darin, dass diese Liebesbeziehung für beide von lebensgeschichtlicher Bedeutsamkeit war.

Der Mythos von den Kugelmenschen ist zwar in der Tat antiquiert, dennoch bekommen die kreisrunden Gestalten auch in meiner Liebesvorführung einen Logenplatz zugeteilt. In der Antike galt die Liebe als Werk eines Gottes und somit als höhere Gewalt. In seinem „*Symposion*" erzählt der griechische Ideenphilosoph Platon (427–347 v. Chr.) von einem feucht-fröhlichen Trinkgelage, bei dem es um den Eros, die Liebe, geht. Im Athen des Jahres 380 v. Chr. saßen einige der berühmtesten Köpfe des klassischen Griechenland gesellig zum Gastmahl beisammen. Die trinkfreudige Gemeinschaft suchte zur angemessenen Würdigung des großen Gottes Eros, das Mysterium der Liebe zu enträtseln, das Geheimnis der Leidenschaft und der Sehnsucht nach „dem Ganzen". Mit Aristophanes' (zwischen 450 v. Chr. und 444 v. Chr. – um 380 v. Chr.) Mythos der Kugelmenschen legte Platon dem Komödiendichter wohl die legendärste Erklärung auf die Frage aller Fragen in den Mund:

Einst soll es drei Geschlechter von Menschen gegeben haben. Das männliche Geschlecht stammt von der Sonne ab, das weibliche von der Erde und das aus beiden zusammengesetzte vom Mond. Kurz und knapp: Es gab Mann-Männer, Frau-Frauen und Frau-Männer. Diese drei Geschlechter sollen zu einer Kugel verwachsen gewesen sein mit vier Händen und vier Füßen, zwei zueinander entgegengesetzten Gesichtern, ferner vier Ohren und einem gemeinsamen Geschlecht. Der Mensch war ein Hermaphrodit.

Hermaphroditos (Hermaphrodit, ein „zweigeschlechtliches Wesen") ist eine Gestalt der Griechischen Mythologie, die durch Wirken der Götter zum Zwitter mit männlicher und weiblicher Geschlechtsausprägung wurde. Ovid (43 v. Chr.–17 n. Chr.) beschrieb in seinen Metamorphosen (lateinischer Originaltitel Metamorphoseon libri: „Bücher der Verwandlungen", geschrieben vermutlich ab dem Jahr 1 oder 3 n. Chr. bis um 8 n. Chr.), wie sich aus dem fünfzehnjährigen Sohn Aphrodites und Hermes' durch die aufdringliche Umarmung der Nymphe Salmakis, die ihn für Amor hielt und sich rettungslos in ihn verliebte, ein zweigeschlechtliches Wesen formierte und deutet dies als Ätiologie der Zwitterbildung. In der griechischen Antike sprach man Hermaphroditen magische Kräfte zu. Sie verkörperten die perfekte Verschmelzung des Männlichen mit dem Weiblichen *(Ovid, 1989)*.

Er war vollständig, nichts fehlte ihm. Diese vollkommenen Gestalten waren so mächtig und zügellos, dass sie in ihrem himmelstürmenden Hochmut selbst den Göttern zu gefährlich wurden. Davon beängstigt, machte Götterchef Zeus kurzen Prozess. Er zerteilte jede von ihnen in zwei Hälften, um sie schwächer werden zu lassen. Seither ist jeder Mensch nur eine „Halbmarke". Beide Teile gehen getrennt aufrecht auf zwei Beinen und beide trachten danach, sich mit dem jeweils anderen Teil wieder zu vereinen. Das Schicksal des Menschen ist es, beständig seine andere Hälfte, sein Gegenstück, zu suchen.

„Der Grund hiervon nämlich liegt darin, daß dies unsere ursprüngliche Naturbeschaffenheit ist, und daß wir einst ungeteilte Ganze waren. Und so führt die Begierde und das Streben nach dem Ganzen den Namen Liebe. Und vor Zeiten, wie gesagt, waren wir eins; nun aber sind wir um unserer Ungerechtigkeit willen getrennt worden von dem Gott …" (Platon, Symposium, 192e–193a).

Aristophanes erklärt Eros als die sexuelle Anziehung zwischen zwei Menschen. Dieser Urtrieb erotischer Sehnsucht nach Vereinigung ist die anthropologische Grundvoraussetzung, um unsere Zweiteilung aufzuheben und die ursprüngliche Einheit wieder herzustellen: die heterosexuelle zwischen Mann und Frau (Mondgeschlecht), die homosexuelle Ganzheit zwischen zwei Männern (Sonnengeschlecht) wie auch zwischen zwei Frauen (Erdgeschlecht). Die sinnliche Liebe führt das ursprüngliche Geschöpf wieder zusammen und versucht, aus *„Zweien Eins zu machen und die menschliche Natur zu heilen"*.

Poetischer lässt sich unser Liebesschicksal wohl kaum beschreiben. Wir verzehren uns nach dem passenden Gegenstück, das unser Selbst erweitert. Befriedigung finden wir erst in der *„Individualität zu zweit"* (Ortega y Gasset, 1993).

(Übrigens: Fassen Sie die mythische Geschichte von den Kugelmenschen bitte im übertragenen Sinne auf! Auch wenn es angesichts runder Körpermasse manchmal den Anschein erwecken mag, stammen wir Menschen nicht wirklich von einer Kugel ab!)

Platon leitete mit seiner Ideenlehre die Wahrheit der stets wandelbaren, vergänglichen Dinge nicht aus den Dingen selbst her, sondern aus deren unvergänglichen Urbildern, aus der rein geistigen übergreifenden Welt der Ideen, die für ihn das wahre Sein bildete. Der Clou der Platonischen Liebe liegt nun darin, das sinnliche Begehren von der körperlichen Besetzung zu abstrahieren und über eine Abfolge von Stufen in eine höhere Form des Verlangens zu überführen. Der philosophische Eros war für Platon nicht die vergängliche körperliche Liebe, sondern das sehnsüchtige Streben nach dem unvergänglichen Urbild des Schönen, sprich: zur immerwährenden Weisheit. Platon hat das erotische Verlangen zugunsten von etwas Höherem, der philosophischen Liebe, überwunden.

Die *Platonische Liebe* ist die Leidenschaft des Grübelnden in seiner Suche nach dem Ewigen, die sich unter gleich gesinnten Seelenverwandten vollzieht. Diese höhere Ebene geistiger Liebe erreicht bekanntlich nur eine Minderheit, weshalb Platon diese weise Liebeselite „Philosophen" nennt. Aus dieser „platonischen" Betrachtung könnte das im Mythos vom Kugelmenschen beschriebene lebenslange Verlangen die Sehnsucht des Menschen nach dem Ursprünglichen sein, das er als Urbild in seiner Seele trägt. Platon mag die Fähigkeit zur Erkenntnis anziehend gefunden haben. Wir „normalsterblichen" Liebenden im Hier und Jetzt fühlen uns gewöhnlich von unserer „besseren" Hälfte besonders angezogen, wenn wir uns ausziehen.

Heute wie damals stehen wir vor dem gleichen Problem: Hat der Philosoph Recht? Ist uns die gefühlte Sehnsucht nach dem Ganzen angeboren, ist sie Teil unserer Natur? Müssen wir uns nicht trotz oder gerade wegen dieses starken Bedürfnisses nach Zweisamkeit eingestehen, in der Liebe ganz allein zu sein? Goethes glühende Leidenschaft für Charlotte von Stein kühlte ab, nachdem er 1786 nach Italien aufgebrochen war. Entgegen seinen lyrischen Liebesbekundungen konnte er das Leben sehr wohl ohne seinen „*Anker zwischen den Klippen*", der sie für ihn zeitweilig war, bestehen.

Im 21. Jahrhundert n. Chr. haben Götter als Erklärungsstütze größtenteils abgedankt. Nach Kopernikanischer Wende und Charles Darwins Evolutionstheorie halten an der göttlichen Vorsehung als Ursprung und Legitimation von Liebe nur mehr spirituell Gläubige, Esoteriker und – natürlich – der konservative Kleriker fest. Die wissenschaftliche Forschung dagegen fragt heute unverblümt nach den Entstehungsbedingungen von Liebe, um den seit Jahrtausenden bestehenden Schleier von Mystik, Undeutlichkeit und Fantasie zu lüften.

2.3 Willkommen im abgrundtief himmlischen Liebeszirkus!

Annäherungsversuch: Was mag Liebe sein?

„*Was ist die Liebe anderes als eine Art Neugier, die stärkste, die man in der Natur finden kann?*" fragte kein geringerer als der venezianische Verführungskünstler Giacomo Casanova (1725–1798). Von diesem unstillbaren Durst getrieben, eroberte der rastlos reisende Abenteurer die Herzen unzähliger Frauen, ohne sich jemals selbst längerfristig gebunden zu haben (In seinen Memoiren sind „nur" 116 verführte Damen namentlich erwähnt, Biografen gehen von einigen Tausend aus). Lässt sich die Liebe auf nimmersatte „Neu-Gier" reduzieren? Im Alten Testament heißt es im Hohelied Salomos (Hohes Lied 8,6): „*Denn stark wie der Tod ist die Liebe, die Leidenschaft hart wie die Unterwelt. Ihre Gluten sind Feuergluten, lodernde Blitze.*" Der Apostel Paulus schrieb (1. Korinther 13,2): „*Und wenn ich Prophetengabe besitze und um alle Geheimnisse weiß und alle Erkenntnis, und wenn ich allen Glauben habe, daß ich Berge versetze, doch Liebe nicht habe, so bin ich nichts.*" Brauchen wir die Liebe zum Menschsein?

Die Liebe lässt sich schlecht fassen – weder gefühlsmäßig, noch sprachlich. Bis heute gibt es keine allgemeingültige Definition. Vielmehr ließe sich beschreiben, was Liebe nicht ist, und zwar „*bloße Zärtlichkeit, bloße Erotik, bloße Fürsorge – Liebe ist nicht einfach nur eine Bindung und auch nicht nur Sympathie*", erläutert Gerald Hüther, Neurobiologe an der psychiatrischen Klinik der Universität Göttingen. Ebenso wenig lässt sich das Gegenteil von Liebe auf Hass und Gewalt reduzieren. Der deutsche Journalist Franz Alt differenziert beispielsweise: „*das Gegenteil von Liebe ist die Gleichgültigkeit und die Illusion über die Liebe*" (in: C.G. Jung, 1992).

Lässt sich Liebe überhaupt definieren oder definiert sie sich ständig neu? Im Laufe der uns überlieferten Geschichte ist tausendfach versucht worden, die Liebe mit Worten zu beschreiben. Resultat ist die Einsicht, dass sich Liebe einer universellen Erklärung entzieht. Die Bedeutung von Liebe ist so wandlungsfähig wie Haute Couture. Apropos, vom großen französischen Modeschöpfer Yves Saint Laurent (1936–2008), stammt folgendes wundervolle Statement: „*Das schönste Kleidungsstück, das eine Frau tragen kann, ist die Umarmung des Mannes, der sie liebt. Für die, die dieses Glück nicht finden, bin ich da!*" Worte, die mich allerdings umso mehr bestürzen, je länger ich auf der Düsseldorfer Königsallee empirische Feldforschung betreibe – dem großen Laufsteg für unzählige ersatzbefriedigte Damen, die von toten Tieren umarmt werden!

Wir benutzen das Wort Liebe (von mittelhochdeutsch liebe: „*Gutes, Angenehmes, Wertes*") als Bezeichnung für die stärkste Zuneigung, die ein Mensch für einen anderen Menschen zu empfinden fähig ist. Der Psychoanalytiker Fritz Riemann beschreibt das Lieben gekonnt als ausübende Handlung: „*Lieben ist ein Tun, eine Tätigkeit, kein Zustand*". Menschen lieben verschieden, denn die „*Liebe (ist) Ausdruck unserer Gesamtpersönlichkeit und hängt von deren Dimension, Reife und Tiefe ab, nicht von der Häufigkeit sexueller Akte oder der Anzahl von Liebeserlebnissen*" (Riemann, 2008). Diese Erläuterung beinhaltet etwas ganz Wesentliches, nämlich, dass der Liebende *aktiv* ist. Lieben zu können ist eine *Fähigkeit*.

Im Zeitalter der „verbindlichen Unverbindlichkeit" gehen Frauen und Männer in der Liebe neue und unterschiedliche Wege. In der Familienforschung wird seit über 25 Jahren eine Pluralisierung der Lebensformen beobachtet. Auf Grundlage erweiterter Entscheidungsspielräume wandelt sich der Trend von der einstigen „Normalfamilie", bestehend aus Vater, Mutter und zwei Kindern, hin zu einer größeren Vielfalt der Lebensformen. Der Hamburger Trendforscher Peter Wippermann weist darauf hin, dass sich der Lebensstil von Singles und Paaren deutlich vermischt. Die zunehmende wirtschaftliche Unabhängigkeit der Frau verstärkt vermutlich den Trend, sich mit einem Partner, aber zwei Haustüren am wohlsten zu fühlen. Schillernde Etiketten wie „Mingles" („mixed singles"), „Lats" („Living apart together" – zusammen sein, getrennt wohnen) und „Cohabs" (von „cohabere", lat. für „zusammenwohnen", hier: ohne Trauschein zusammenwohnen) sind Paradebeispiele dafür, dass eine Großzahl von Autonomen mittlerweile die Liebesform nach der aktuellen Lebensphase auswählen. Sobald es jedoch unbequem, zu beengend, zu lässig oder zu old fashioned wird, streift man das Beziehungsmodell ab und sucht nach „etwas Passenderem".

Zwischen all den Mingles, Lats und Cohabs etabliert sich zunehmend ein weiteres denkwürdiges Singlephänomen, das der „Absolute Beginners". In einer übersexualisierten Welt zeichnet sich die Randgruppe der „ABs", Singles im Erwachsenenalter, durch totale Beziehungsunerfahrenheit aus. Hintergründe für diesen unfreiwillig gewählten Mangel an Liebeserfahrungen sind unter anderem soziale Angst, Schüchternheit, Minderwertigkeitsgefühle und Depressionen.

Der Soziologe Ulrich Beck visionierte den aktuellen Zeitgeist schon zu Beginn der 1990er-Jahre mit gebührenden Worten: „*Was [...] Liebe ist, meint, sein sollte oder sein könnte, kann nicht mehr vorausgesetzt, abgefragt, verbindlich verkündet werden, sondern variiert in Inhalten, Ausgrenzungen, Normen, Moral, Möglichkeiten am Ende eventuell von Individuum zu Individuum, Beziehung zu Beziehung, muß in allen Einzelheiten des Wie, Was, Warum, Warum-Nicht enträtselt, verhandelt, abgesprochen, begründet werden [...]*".

Ohne die Liebe gäbe es kein Überleben. Sie ist es, die das Fortbestehen der Menschheit garantiert. Die Liebessehnsucht des Menschen sowie die Bedeutung von Nähe und Zuneigung zeigen sich bereits beim Säugling, der ohne die Mutterliebe verkümmern würde. Der Londoner Psychiater John Bowlby (1907–1990) rückte mit seiner klassischen Bindungstheorie die Bedeutung der frühen Kindheit für das spätere Liebesglück in den Vordergrund. In dieser

Zeit nämlich wird die Bindungsfähigkeit eines Kindes vor allem in der Interaktion mit seinen engsten Bezugspersonen entwickelt. Die Eltern-Kind-Beziehung und das darauf gründende Urvertrauen beeinflussen unsere spätere Fähigkeit, emotionale Bindungen einzugehen, in entscheidendem Maße.

Die Evolution der Liebe begann vermutlich vor rund zwei Millionen Jahren, als der *Homo rudolfensis* über die offenen Savannen des heutigen Kenia streifte. Da sich die Intelligenz als Überlebensvorteil erwies, vergrößerte sich das Gehirnvolumen unserer Hominiden. Seither entwickelt sich der größere Teil unseres Denkorgans erst nach der Geburt. Je intelligenter die Gattung Mensch wurde, desto notwendiger erwies sich die Liebe. Einzig die vertrauliche Bindung zwischen Kind und Eltern sichern das Überleben des hilflosen Sprösslings. Dieses Prinzip verlässlicher Unterstützung der persönlichen Entwicklung bildet zugleich auch das wesentliche Motiv moderner Liebesbeziehungen. Für den Hamburger Paartherapeuten Wolfgang Hantel-Quitmann ist eine Beziehung *„ein Versprechen auf Vervollständigung der eigenen Person"* (Hantel-Quitmann, 2007).

Da der Mensch nicht *„in sich selbst versunken Identität entwickeln"* kann, wollen beide Volksweisheiten, *„Gleich und gleich gesellt sich gern"* und *„Gegensätze ziehen sich an"*, in der Liebe unter einen Hut gebracht sein. Einerseits suchen wir einen Seelenverwandten, andererseits die Herausforderung durch den anderen. *„Das Gegensätzliche von Gleichen"* führe sich in Versuchung, resümiert Jürg Willi. Das *Ich* scheint intuitiv ein *Du* nach eigenem Vorbild zu suchen. Dahinter verbirgt sich unser tiefes Bedürfnis, unsere Sicht auf die wichtigen Dinge des Lebens bestätigt zu sehen. Gleichermaßen können Gegensätze eine unwiderstehliche Anziehungskraft auf uns ausüben, da uns die körperliche und geistige Andersartigkeit fasziniert und das Unmögliche möglich zu werden scheint.

Unserer Neueroberung schreiben wir unbewusst ähnliche Eigenschaften zu wie uns selbst. Wir idealisieren den erlesenen Menschen, überziehen ihn dadurch gleichsam mit „Stendhal'schen Salzkristallen", die ihn erstrahlen, zugleich aber auch erstarren lassen. Irgendwann enttarnt sich die Projektion unseres Wunschdenkens jedoch als Illusion. Kein Anlass zur Panik im Liebeszirkus – die Seifenblase muss nicht zerplatzen! Denn dieses mentale Ideal, das kein Mensch erfüllen kann, hat durchaus seine Berechtigung. Voraussetzung für eine „gelingende" Liebe ist nämlich, dass das Ich daran *glaubt*, den vollkommenen Liebespartner erbeutet zu haben.

Diese „*positiven Illusionen*" sind das Lebenselixier der Liebe. Sie bereichern nicht nur die gegenseitige Hingabe, sondern darüber hinaus auch das Selbst: „*In den Personen, die wir lieben, ruht, durch uns ihnen fest verhaftet, ein bestimmter Traum, den wir nicht immer heraus erkennen, den wir aber verfolgen*" heißt es in Marcel Prousts „*Auf der Suche nach der verlorenen Zeit*" (geschrieben zwischen 1908–1909). In Untersuchungen zum Thema stellte der New Yorker Sozialpsychologe Arthur Aron fest, dass wir uns nicht nur im anderen spiegeln, wir erweitern uns auch selbst, indem wir das Bild des anderen ins eigene Selbstbild einbauen. Die fruchtbaren Folgen dieses Vabanquespiels liegen auf der Hand, Selbstvertrauen und begonnene Liebe haben ein großes Wachstumspotenzial. Der Religionsphilosoph Martin Buber (1878–1965) beschrieb diese Steigerungsfähigkeit des Ich durch den anderen passend: „*Der Mensch wird am Du zum Ich*".

Die US-amerikanische Anthropologin Helen Fisher war eine der Ersten, die die Biologie der romantischen Liebe erforschte. Gemeinsam mit dem Psychologen Arthur Aron untersuchte sie per funktioneller Magnetresonanztomographie (fMRT) die Gehirnaktivität Liebender. Aus ihrer Forschungsreise ins geistige „Ich" bilanzierte sie, dass romantische Liebe ähnlich wie eine Droge wirkt, die – angetrieben durch körpereigene Aphrodisiaka – als Beziehungskitt zum Zweck der Fortpflanzung fungiert. Liebe unterteilt sie in drei Gefühlssysteme: Lust, romantische Verliebtheit und Bindung. Zeitgleich, dennoch unabhängig zur US-amerikanischen Forschergruppe, stellten auch die Neurologen Andreas Bartels und Semir Zeki vom Londoner University College in ihrem Liebeslabor fest, dass beim Gedanken an die Herzdame oder den Herzbuben die gleichen Gehirnareale aktiviert werden, wie beim Genuss von Heroin oder anderen Opiaten. Dieser geistige Ausnahmezustand lässt uns Ängste überwinden mit dem zauberhaften Effekt, dass wir uns einer fremden Person gegenüber öffnen.

„*Wer verliebt ist, der ist auch ein bisschen ver-rückt*", stellt die italienische Psychiaterin Donatella Marazziti in ihren Untersuchungen an Verliebten fest. Neurobiologisch betrachtet ist der verliebte Mensch eher mit einem Suchtabhängigen verwandt als mit einem vernunftbegabten Wesen. Verliebte fühlen sich nicht nur high, sie sind es! Die unermessliche Bandbreite des chaotischen Gefühlsspektrums fasst der Schweizer Psychoanalytiker Carl Gustav Jung (1875–1961) in folgende Worte – die ich nur bestätigen kann: „*Die Liebe ist eine der großen Schicksalsmächte, die vom Himmel bis in die Hölle reichen*" (C. G. Jung, 1992).

Willkommen im abgrundtief himmlischen Liebeszirkus! Ob und inwieweit Liebe nun zähmbar ist oder sich für eine Abrichtung doch als zu widerspenstig erweist, werden wir im Verlauf des folgenden Lustspiels erleben.

3. Manege frei!

Das verliebte Gehirn im Fokus wissenschaftlicher Betrachtung: Liebe ist nicht Herzenssache, sondern Gehirnarbeit

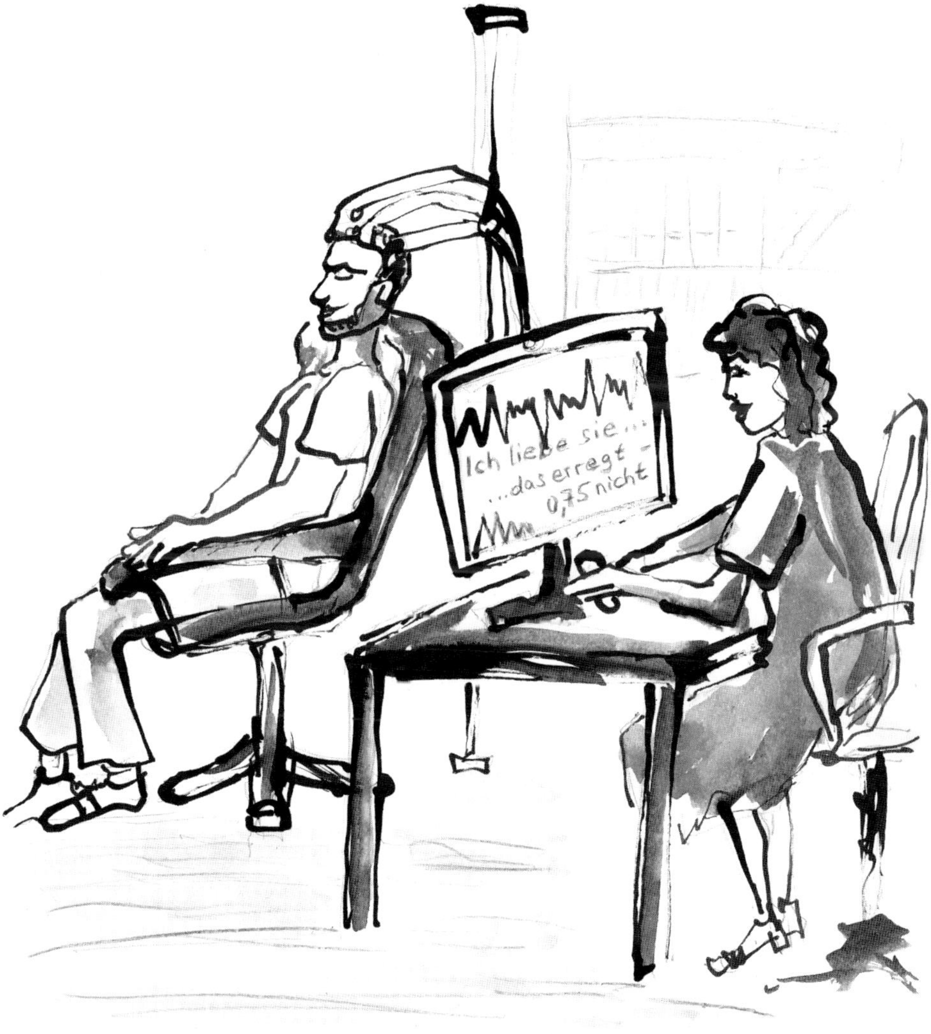

3.1 Hinter den Kulissen – Was passiert im Kopf, wenn wir unser Herz verlieren?

Das größte Sexualorgan ist das Gehirn

Liebe ist doch Herzenssache! Was hat das mit unserem Gehirn zu tun? Die Anschauung, dass die Liebe (wie alle anderen geistigen Empfindungen) im Herzen zu Hause ist, geht auf den griechischen Philosophen Aristoteles (384–322 v. Chr.) zurück und ist auch gut 2300 Jahre nach seinem Ableben noch immer in unseren Köpfen verhaftet. Das ist nicht weiter verwunderlich. Emotionen werden zwar in unserem Gehirn verarbeitet, die Wirkungen dieser Kopfleistung spüren wir gleichwohl massiv auf körperlicher Ebene. Das Gehirn agiert hinter den Kulissen – wir Liebesartisten in der Manege bekommen wissentlich davon nichts mit. So wird bei akuter Verliebtheit mitunter Adrenalin im Gehirn ausgeschüttet, in der Folge klopft uns das Herz deutlich spürbar bis zum Halse. Es ist im Rahmen dieser Befindlichkeit lediglich ein „peripheres Effektorgan“. Der Psychologe Manfred Spitzer, ärztlicher Direktor der Psychiatrischen Universitätsklinik in Ulm, folgert daraus beherzt, dass nicht das Herz das Organ der Liebe ist, sondern das Gehirn (Spitzer, 2009).

In jüngster Zeit hat sich die Liebe auch als Untersuchungsfeld der Neurowissenschaft etabliert. Seit ca. 15 Jahren hat sich die Forschung den kognitiven Leistungen des Gehirns verschrieben und erkundet unsere Emotionen. Hirnforscher machen für Schmetterlinge im Bauch und rasendes Herzklopfen den Entstehungsort unserer Gedanken und Gefühle verantwortlich. Sie gehen davon aus, dass die Liebe wie alle anderen Gefühle unbewusst im Gehirn entsteht und den Verstand beherrscht. Dieser Deutung folgend, geht dem bewusst empfundenen Gefühl des Verliebtseins ein Entscheidungsprozess im Unbewussten voraus. Trifft diese Vermutung zu, so beruht unser subjektiv empfundenes Gefühl von Entscheidungs- und Willensfreiheit hinsichtlich unserer Partnerwahl auf einer Illusion. Unser Ich gaukelt uns lediglich vor, Herr oder Herrin in der eigenen (Liebes-) Manege zu sein! Dieser Determinationshypothese folgend, „*tun wir nicht, was wir wollen, sondern wir wollen, was wir tun*" (Engelen und Röttger-Rössler, 2006). Das klingt extrem befremdlich, ist doch das gefühlte Ich Dreh- und Angelpunkt unserer Welt.

Bereits Anfang der 1980er-Jahre äußerte der amerikanische Psychiater Michael Liebowitz die damals abenteuerlich anmutende Spekulation, dass die empfundene Anziehung zweier Menschen durch natürliche Amphetamine ausgelöst werde, die im Gehirn ausgeschüttet werden und zu den emotionalen Zentren vordringen. Die „*Chemie der Liebe*" (so der damalige Titel seiner 1983 erschienenen Veröffentlichung) wurde damals zum Forschungsgegenstand erhoben. Der Tenor jüngster neurologischer Einsichten lautet tatsächlich, dass unser Gehirn gleich einem Zirkusdompteur Emotionen wie Begehren, Erregung, Lust und Treue dirigiert. Im komplexen Zusammenspiel zahlreicher Hormone, Botenstoffe und Signalmoleküle arrangiert sich ein unwiderstehliches Crescendo, das wir Liebe nennen. Ausgestattet mit einem Netzwerk von 100 Milliarden Nervenzellen, die sich ein Leben lang ständig neu organisieren und die „Hardware" für alles Denken und Fühlen bilden, ist das menschliche Gehirn als Schaltzentrale für Botenstoffe unser „*größtes Sexualorgan*", so der deutsch-amerikanische Wissenschaftler Erwin Haeberle (Haeberle, 1983). Doch ist Liebe nicht weitaus mehr als ein Instrumentensemble von Substanzen und biochemischen Reaktionen?

Mit Beginn des 21. Jahrhunderts verfügen die Naturwissenschaften allem Anschein nach über technisch geeignete Untersuchungsmethoden, um das Geheimnis der Liebe im Gehirn zu entzaubern. „Neuroimaging" oder „Neurobildgebung" ist ein junger Zweig der Neurowissenschaft, der es ermöglicht, Struktur und Wirkungsbereich des Gehirns in anschaulichen Bildern sichtbar zu machen. Lassen sich Verliebtheit und Liebe per Hirnscan sichtbar aufspüren? Es klingt de facto unromantisch, doch nicht unlogisch. Wenn Gefühlsregungen wie Aggression, Angst und Depression über bildgebende Verfahren mit hoher räumlicher Auflösung wie die funktionelle Magnetresonanztomographie (fMRT) oder Positronen-Emissions-Tomographie (PET) nachgewiesen werden können, warum nicht auch die Liebe?

Wie die Liebe unser Gefühlsleben „auf den Kopf stellt", erforschten ab Mitte der 1990er-Jahre einerseits die Neurologen Andreas Bartels und Semir Zeki vom Londoner University College, andererseits die Liebesforscherin Helen Fisher gemeinsam mit der Neurowissenschaftlerin Lucy Brown und dem Psychologen Arthur Aron an der Rutgers-Universität in New Jersey. In beiden Studien wurden die Gehirnaktivitäten von Verliebten mit Hilfe der funktionellen Magnetresonanztomographie (fMRT) untersucht. Da regsame Hirnregionen aufgrund eines höheren Sauerstoffverbrauchs mehr Blut benötigen als ruhende, werden mit Hilfe dieser Apparatur stimulierte Hirnareale über den Sauerstoff- und damit über den Energiefluss sichtbar gemacht. Gewissermaßen ein Spotlight auf die Arbeiten hinter den Kulissen des Bewusstseins!

Während die in der Magnetröhre liegende Testperson dazu aufgefordert war, an ihr Herzblatt zu denken, wurde ihr ein Foto desselben präsentiert. Als Kontrollbedingung zeigte man dem Versuchsteilnehmer im Wechsel ein Bild einer neutralen Person. In praxi scheinen die Forscher die neurobiologische Entsprechung des Kribbelns im Bauch gefunden zu haben. Beim Anblick des Geliebtenbildes blitzten (im Vergleich zum Kontrollfoto) zwei eng begrenzte Hirnregionen auf, die für das quirlige Gefühl der Verliebtheit verantwortlich gemacht werden: das den Botenstoff Dopamin ausschüttende ventrale tegmentale Areal (VTA) und Teile des Nucleus caudatus. Beide Bereiche gehören zum so genannten „Belohnungs- oder Motivationssystem" unseres Gehirns. Hierbei handelt es sich um ein neuronales Netz, das für Erregungs- und Lustempfindungen zuständig ist und zum evolutionsgeschichtlich ältesten Teil unseres Gehirns zählt. Vergleichbar mit dem tösenden Applaus nach einer gelungenen Zirkusnummer, verwöhnt uns das Belohnungssystem im Liebesakt mit guten Gefühlen.

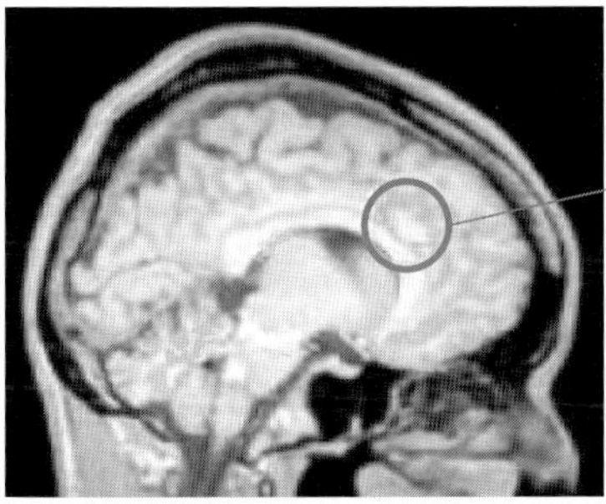
Schädelschnittbild (vertikal, von der Seite)

Cingulärer Cortex:
Er hilft beim Erkennen eigener Gefühle als auch der Gefühle anderer. Hier wird das momentane Erleben als angenehm und schön beurteilt.

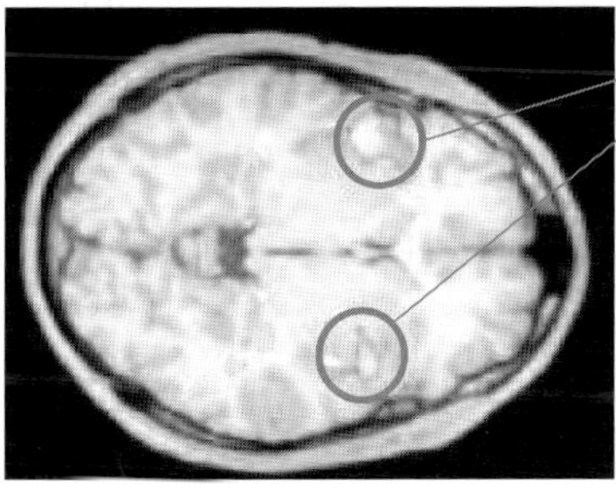
Schädelschnittbild (horizontal)

Insellappen (Insulärer Cortex):
Er integriert Sinneseindrücke und Informationen von den Sinnesorganen in unsere Gefühlswelt und ist umso aktiver, je attraktiver wir einen Menschen beurteilen.

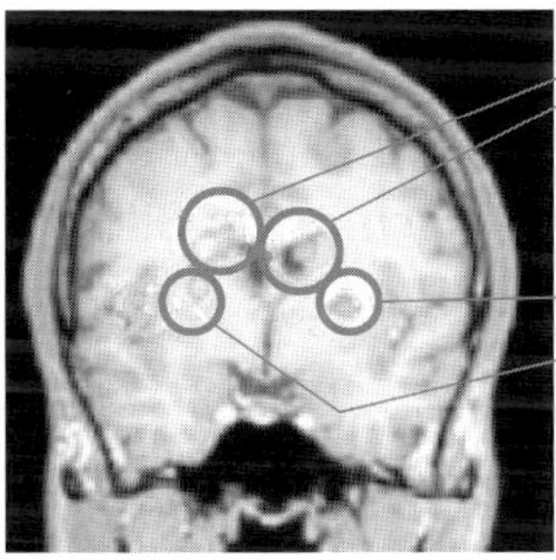
Schädelschnittbild (vertikal, frontal)

Nucleus caudatus:
Er ist bei sexueller Erregung aktiv, schüttet dabei den Botenstoff Dopamin aus und verwöhnt die Liebenden mit guten Gefühlen.

Putamen:
Auch das Putamen zählt zum Belohnungssystems des Gehirns. Besonders aktiv verhält es sich bei sexueller Erregung.

Diejenigen Studienteilnehmer, die sich zum Untersuchungszeitpunkt bereits seit längerer Zeit in einer Liebesbeziehung befanden, zeigten darüber hinaus Regungen in drei weiteren Regionen: dem „cingulären Cortex“ der Großhirnrinde, dem Insellappen („insulärer Cortex“), sowie dem „Putamen“. Offenbar reagieren in einer fortgeschrittenen Liebe Hirnteile, die mit Emotionen und dem Gedächtnis zusammenhängen, anders. Der cinguläre Cortex ist unser Gehilfe beim Erkennen sowohl eigener Gefühle wie auch der anderer – eine für das Lieben und Geliebtwerden unverzichtbare Fähigkeit. Der tief im Großhirn liegende Insellappen verarbeitet Sinneseindrücke. So integriert er den visuellen Input in unsere Gefühlswelt. Er ist umso aktiver, je attraktiver wir einen Menschen beurteilen. Die berühmt-berüchtigten Schmetterlinge, die bei akuter Verliebtheit fühlbar in unseren Bäuchen herumschwirren, und das Herzklopfen sind ebenfalls auf die Aktivität des Insellappens zurückzuführen. Das Putamen zählt wie der Nucleus caudatus zum Belohnungssystem unseres Gehirns und ist bei sexueller Erregung in Betrieb.

Was sagen diese Studien nun in Bezug auf die Liebe aus? Hohe Konzentrationen der chemischen Liebesbotenstoffe Phenylethylamin, Dopamin und Noradrenalin sowie ein niedriger Serotonin-Spiegel charakterisieren das verliebte Gehirn. Folge des lampenfiebrig anmutenden Hormonrauschs sind ungestüme Energie, euphorische Erregung bis hin zu Besessenheit und Ekstase. Das Aktivitätsmuster in unserem verdrehten Kopf ist ganz ähnlich wie unter Drogeneinfluss. Beim Gedanken an unsere(n) Liebste(n) werden die gleichen Gehirnbezirke angeregt wie beim Genuss von Kokain und anderen Opiaten. Kurz und gut: Sind wir verliebt, so sind wir „auf Droge"! Ist es da noch verwunderlich, dass wir dem Gefühl des Verliebtseins geradezu verfallen sind?

Da dieselben Gehirnareale und das Dopamin überdies für Lernprozesse zuständig sind, springt unser Belohnungssystem in gleicher Weise bei imposanten Entdeckungen sowie beim erfolgreichen Lösen von bislang unbekannten Problemstellungen an (weshalb Manfred Spitzer die Bezeichnung „Lernsystem" favorisiert). Aus Sicht des Gehirns sind sich verlieben und lernen quasi identisch (was unser „gefühltes Ich" selbstredend völlig anders sieht!). Sind wir verliebt, so lernen wir eine neue Gefühlswelt kennen. Nicht nur für den umtriebigen Abenteurer Casanova bestand die Liebe zu einem Großteil aus Neugier, durch die Unsichtbares sichtbar wird!

Die aktivierten Hirnsegmente sind darüber hinaus reich an Rezeptoren, d. h. großzügig bestückt mit Andockstellen für Oxytocin und Vasopressin. Das sind jene Hormone, die sowohl Ursache als auch Wirkung von Bindung und Zärtlichkeit sind. Wie wir später noch ausführlicher erfahren werden, spielen beide Peptidhormone eine wichtige Rolle beim Aufbau zwischenmenschlicher Beziehungen, sowohl zwischen Müttern und ihren Kindern als auch zwischen erwachsenen Partnern.

Wenn bei allen verliebten Menschen dieselben Hirnregionen aktiviert sind, wieso nehmen wir jede einzelne Liebe als etwas Außergewöhnliches wahr? Eine Frage, die uns diese Untersuchungsmethoden nicht beantworten können. Der geistige Inhalt unserer Gedanken ist nicht mit objektiven Methoden darstellbar und erst recht nicht messbar. In der Medizin ging man über Jahrzehnte hinweg davon aus, dass biologische Prozesse dogmatisch unser psychisches Erleben beeinflussen. Einer der Meilensteine der modernen Neurobiologie ist die Erkenntnis, dass unsere (Beziehungs-) Erfahrungen auch umgekehrt die neuronale Architektur unseres Gehirns verändern. Unser Gehirn ist flexibel wie die Seele. Diese *Neuroplastizität* erklärt, warum die Empfindung von Mensch zu Mensch und von Liebe zu Liebe unterschiedlich ist.

Wir sehen: Neurobiologische Untersuchungen allein reichen nicht aus, um herauszufinden, was Liebe ist. Selbst bildliche Darstellungen aus einer zugegeben beeindruckenden technischen Apparatur können ihrer Faszination nichts anhaben. Nichtsdestotrotz sollten wir uns den Möglichkeiten der modernen Hirnforschung nicht verschließen. Ein umfassenderes Verständnis des Liebes-Tohuwabohu liefert uns möglicherweise Inspirationen beim Suchen, Finden und Erhalten unserer Liebe und Leidenschaft.

Neben den aktivierten Hirnregionen entdeckten Andreas Bartels und Semir Zeki mehrere stillgelegte Areale. Romantische Glücksgefühle deaktivieren offenbar Gehirnregionen, die für negative Emotionen zuständig sind. Das ist im rechten vorderen Schläfenlappen (Präfontaler Cortex) und im Mandelkern, dem so genannten Angst- und Aggressionszentrum (Ort der Angst, Trauer und Aggressionen), der Fall. „*Liebe*", so das Fazit der Forscher, „*macht nicht nur glücklich, sondern auch mutig und sanft*". Zudem waren diejenigen Stirnregionen stillgelegt, die wir zur kritischen Beurteilung von Mitmenschen benötigen. Das bedeutet im Klartext, dass wir die Person unseres Begehrens mit anderen Augen wahrnehmen als andere Mitmenschen. Aufgrund dieser Wahrnehmungsverzerrung neigen wir im Verliebtheitswahn dazu, unsere erste Wahl zu idealisieren. Sein Schnarchen klingt wie liebliche Musik, ihr Hüftgold ist einfach goldig. Er versteht sie blind. Sie weiß intuitiv, was ihm gut tut. Dieses Selbsttäuschungsphänomen verpackte der deutsche Schriftsteller Oliver Hassencamp (1921–1988) in folgende vergnüglichen Worte: „*Liebe macht nicht blind. Der Liebende sieht nur weit mehr als da ist*".

Die sprichwörtliche „rosarote Brille" der Verliebten macht in den Augen der Amorologen durchaus Sinn. Unter ihrem Einfluss überwinden wir die natürliche Distanz zu Mitmenschen. Wir vertrauen unserem inneren Bauchredner und entwickeln den Mut, den wir benötigen, um Beziehungen einzugehen. „*Die Liebe ist vielleicht der höchste Versuch, den die Natur macht, um das Individuum aus sich heraus und zu dem anderen hinzuführen*", wähnte der spanische Kulturphilosoph José Ortega y Gasset (1883–1955). Die gefühlsmäßige Idealisierung des/der Angebeteten ist eine notwendige Voraussetzung für das Zustandekommen von Liebesbeziehungen. Sie bestärkt uns in unserem Ikarischen Kontaktspiel, trotz Herzklopfen und Hochspannung auf den angesagten Schwarm zuzugehen, ihn intensiv kennenzulernen und viel Zeit mit ihm zu verbringen. Sobald sich einmal Vertrauen und infolgedessen eine Bindung aufgebaut haben, akzeptieren wir darüber hinaus auch zuvor unbemerkte Makel – zumindest vorübergehend. Die Liebe vermag in unserem Gehirn also zwei entscheidende Vorgänge auszulösen: ein Plus an Wohlgefühl und ein Minus an Kritikvermögen. Der französische Universalgelehrte Blaise Pascal (1623–1662) verwandelte dieses Plusminus an Urteilsvermögen in folgende Worte: „*Ein Tropfen Liebe ist mehr als ein Ozean Verstand*". Ich fasse es etwas geerdeter: Herz über Kopf findet Deckel zu Topf!

3.2 Das Spiegelkabinett – Eintrittskarte zur Sonder-Vorstellung

Ich fühle, was Du fühlst: Emotionale Ansteckung durch Spiegelneuronen

Mit der Entdeckung der Spiegelnervenzellen oder Spiegelneuronen („Mirror Neurons") erhält die Diskussion über die Frage nach dem kosmischen Liebesstartschuss zwischen zwei Menschen möglicherweise eine völlig neue Dimension. Die Initialzündung in der Geschichte der Spiegelnervenzellen ereignete sich 1996 in einem Versuchslabor an der Universität Parma. Dort identifizierte das Forscherteam um den Neurophysiologen und Mediziner Giacomo Rizzolatti zufällig diesen bislang unbekannten Nervenzelltyp in der prämotorischen Großhirnrinde eines Makaken-Äffchens, wo zielgerichtete Handlungen geplant und gesteuert werden.

In einem Routineversuch wollten die Wissenschaftler die Arbeitsweise des Affenhirns testen, wenn das Tier nach einer Erdnuss greift. Die Pioniere kamen bei ihren experimentellen Studien einer kleinen Sensation auf die Spur. Ein handlungssteuernder Nervenzelltyp im Affenhirn reagierte nicht nur dann, wenn der Makake selbst nach einer Erdnuss langte, sondern auch, wenn das Tier lediglich *beobachtete*, wie einer der Forscher (oder ein affiger Artgenosse) die Hand nach der Erdnuss ausstreckte. „*Mentale Simulation*" heißt der Fachbegriff für diese Attraktion. Allein die Beobachtung der Handlung aktiviert im Gehirn des zuschauenden Affen dasselbe Erregungsmuster, wie wenn er die Handlung selbst ausführt. Kurzum: Die Nervenzellen mit der Doppelfunktion „spiegeln" die Handlung des Gegenübers im Gehirn. Aus diesem Grund benannte man diesen Neuronentyp der extravaganten Art schlicht und ergreifend „Spiegelneuronen".

Einen Hinweis für die Existenz von Spiegelneuronen beim Menschen erbrachte 1999 der kanadische Neurophysiologe William Hutchinson. Während eines chirurgischen Eingriffs an einer unter schweren Depressionen leidenden Frau führte er zur Beobachtung der Operation Mikroelektroden in das Gehirn der Patientin ein. Die Elektroden meldeten sowohl ein Feuern von Neuronen, wenn er mit einer Nadel in die Fingerkuppe der Patientin stach, als auch dann, wenn er sich selbst in den Finger piekste.

Inzwischen haben Wissenschaftler ein ganzes Netzwerk an Spiegelzellen in allen Zentren des Gehirns aufgespürt, in denen Erleben und Verhalten animiert werden. Dem Biopsychologen Christian Keysers vom Neuro-Imaging Center im niederländischen Groningen gelang der Nachweis, dass wir nicht nur im Besitz von Spiegelnervenzellen für Bewegungssteuerung sind, sondern auch für Mitgefühl. Die Spiegelneuronen feuern auch dann, wenn Berührungen oder menschliche Emotionen beobachtet werden. Registrieren wir einen erheiterten Menschen, werden bei uns dieselben Gehirnstrukturen animiert wie bei selbst empfundener Freude. Aus diesem Grund tun uns Menschen gut, die mit einem strahlenden Lächeln durch die Welt gehen!

Tagtäglich lassen wir uns von Spiegelneuronen vorgaukeln, beispielsweise fiktive Leinwandszenen tatsächlich selbst zu erleben. Wenn „Pretty Woman" Julia Roberts vom höhenangstgeplagten Richard Gere über die Feuerleiter erobert wird, schmilzt augenblicklich unser rührseliges Zuschauerherz. Beobachten wir ein sinnliches Tanzpaar, so wippt unser eigenes Bein zum erotischen Beat. Die Nachahmerzellen werden nicht nur aktiv, wenn wir selbst jemanden küssen, sondern auch, wenn wir andere küssen sehen. Uns allen ist die Situation vertraut, in der wir uns von einem herzhaft gähnenden Menschen selbst zum Gähnen animieren lassen. All diese Beispiele verdeutlichen, dass wir unbewusst über Spiegelneuronen unsere Handlungen, Körperempfindungen und Gefühle gegenseitig beeinflussen.

Warum realisieren wir, dass ein anderer guter Laune ist oder Angst hat, dass er aufgeregt oder rettungslos verliebt ist? Indizien, die dafür sprechen, dass Spiegelungsprozesse die Grundlage für emotionales Verstehen bilden, brachte die Psychologin Tania Singer, Professorin am Center for the Study of Social and Neural Systems der Universität Zürich, zutage. In einem Experiment sahen in einem Kernspintomographen untergebrachte Versuchspersonen dabei zu, wie ihr Partner einen leichten Elektroschock erhält. Gesunde Versuchspersonen zeigten ein großes Maß an Empathie. In ihren Gehirnen wurde speziell der Teil ihrer Schmerzregion aktiv, der die Eigenschaft von Spiegelneuronen besitzt. Sie empfanden das Leid so intensiv, als hätten sie selbst den Elektroschock erhalten. Bei einer Kontrollgruppe von gefühlsblinden (unter Alexithymie leidenden) Menschen war das nicht der Fall. Das könnte bedeuten, dass die besagten Nervenzellen nicht nur die Bewegung des Gegenübers spiegeln, um daraus die Absicht fremder Aktionen herzuleiten, sondern auch dessen emotionales Befinden. Allem Anschein nach sind wir in der Lage zu „fühlen", was unser Gegenüber fühlt, können seine Gefühle mit*erleben*.

Für den Neurobiologen Joachim Bauer sind Spiegelnervenzellen, mit deren Hilfe wir intuitiv kommunizieren, das neurobiologische Equipment für Empathie und Bauchgefühl. Unsere Fähigkeit, die Gefühle unserer Mitmenschen einschätzen und nachvollziehen zu können, ist das Fundament sozialer Bindungen. Dass wir mit einer Grundausstattung von Spiegelzellen zur Welt kommen, die eine frühe Grundform der Kommunikation ermöglichen, enthüllten bereits vor Jahren der amerikanische Säuglingsforscher Andrew Meltzoff und die Psychobiologen Mechthild und Hanus Papousek. Ein Säugling ist bereits befähigt, bestimmte Gesichtsausdrücke nachzuahmen. So verschaffen ihm die Spiegelneuronen einen Zugang zur Welt.

Kann es sein, dass unbewusste Spiegelleistungen auch den Neuro-Nährboden für das „Höchste der Gefühle" konstituieren? Anders gefragt: Sind Spiegelneuronen die Eintrittskarte zur Liebeszirkus-Show? Die Liebe ist eine äußerst reizvolle Form der Spiegelung. Nicht nur, dass Spiegelzellen uns Beobachtetes nachempfinden lassen, sie lösen ebenso eine Tendenz in uns aus, das Gesehene zu imitieren. Bildlich gesprochen stecken uns die Gefühle anderer an. Wenn wir diesen Ansatz konsequent weiterspinnen, so ist eine verliebte Person in der Lage, in ihrem heiß geliebten Favoriten spontan und unwillkürlich allein durch Spiegelung ihrer ansprechenden Gefühlsregungen die gleiche Reaktion des Verzehrens auszulösen. Der Fachausdruck für dieses Übertragungsphänomen nennt sich „*emotionale Ansteckung*".

Sobald der „Götterfunken“ überspringt und sich Resonanz einstellt, kommt beim Auserwählten ein inneres „*Mitreaktions- und Simulationsprogramm*“ zum Schwingen. Die Spiegelnervenzellen lassen ihn die entgegengebrachten Gefühle in sich spüren. Mit Hilfe dieser internen Simulation scheint es möglich, sich „*mental und körperlich in den Liebsten oder die Liebste hineinzuversetzen und zu erleben, was der andere durchlebt*“ (Singer, 2004).

Gemach, gemach. Denn eines ist so sicher wie das Amen in der Kirche: Wäre Liebe „ansteckend“ oder mental übertragbar, gäbe es weder einen Massenmarkt an Liebesratgebern, noch überfüllte Liebeskummerpraxen. Lassen Sie uns, bevor wir auf voreilige Heilsversprechen setzen, das ganze Spiegelgeschehen en detail überprüfen.

Vornehmlich zu Beginn einer Romanze haben Spiegelungen eine wichtige Mission zu erfüllen. Spiegelzellen reagieren direkt und spontan, wodurch sie eine intuitive Kommunikation ganz ohne Worte ermöglichen. Im Flirtspiel, beginnend mit dem typischen Blickkontakt, schenken zwei miteinander „liebäugelnde“ Menschen einander ihre volle Aufmerksamkeit. Dieses gegenseitige Hauptaugenmerk wird in der Neurobiologie „joint attention“ genannt. Der Startschuss einer emotionalen Bindung ist gefeuert.

Nach Blickkontakt, Eröffnungsphrase und Gespräch geraten bei erhöhter Sympathie im vierten Akt des Flirts die Körper beider Liebesanwärter in einen harmonischen Gleichtakt. Der kommunikative Werbetanz ist eröffnet. Unbewusst übernehmen wir die Haltungen unseres Gegenübers und umgekehrt. Wenn wir die Beine übereinanderschlagen, zieht der andere nach. Kratzt sich unser Gegenüber am Kopf, tun wir es ebenso. Wir lehnen uns in den Stuhl zurück, so auch unsere Neueroberung. Unser Flirtgefährte greift nach seinem Glas, wir nehmen unseres. Wir neigen den Kopf, der andere tut es auch. Wenn er uns anlächelt, lächeln wir intuitiv zurück. Das Aktivitätsmuster der Spiegelneuronen verrät uns auch, ob unser Gegenüber seinen Kopf zu uns neigt, um uns zu küssen – oder einfach nur, weil er uns etwas ins Ohr flüstern will (Übrigens sollten Liebesschwüre möglichst in das linke Ohr gehaucht werden, da wir uns an gefühlsbetonte Mitteilungen besser erinnern können, wenn wir sie mit links vernehmen, so die Untersuchungsbilanz des Psychologen Teow-Chong Sim von der Houston State Universität in Huntsville!).

Auf diese Weise entwickelt jedes Paar seine eigene Liebeschoreographie, die selbst einem geschulten Beobachterauge in ihren Finessen verborgen bleibt. Mittels Computeranalysen inspizierte der Verhaltensforscher Karl Grammer sich stets wiederholende Interaktionsmuster zwischen Frau und Mann. Während sich zwei Flirtende scheinbar nur unterhalten, kommunizieren deren Körper non-verbal in einer intimen Geheimsprache. Je größer das Interesse am anderen ist, desto verwickelter und nachhaltiger werden die sich häufiger wiederholenden Muster des subtilen Zeichenaustauschs.

Schenken wir den eingeschworenen „Spiegelneurotikern" Glauben, so erleben wir die Liebe des Gegenübers mit unseren eigenen eingenisteten, für Liebe zuständigen Spiegelnervenzellen und umgekehrt. Der Biochemiker Friedrich Cramer (1923–2003), ehemaliger Direktor des Max-Planck-Instituts für Experimentelle Medizin in Göttingen, vertrat mit seiner Theorie der Resonanz die Position, dass alle Materie über Rückkoppelung miteinander schwingen und dementsprechend gegenseitigen Anklang finden kann. Aus solcherart wechselseitig geglückten Resonanzreaktionen entwickeln wir ein wachsendes Zusammengehörigkeitsgefühl, das den Ausstoß körpereigener Opioide wie Dopamin und Oxytocin mobilisiert. Diese Stimmungsbringer tun für den weiteren Annaherungsprozess wiederum ihr übriges. Die Situation sich gefühlsmäßig vertraut werdender Menschen lässt sich durchaus mit der ursprünglichsten aller zwischenmenschlichen Beziehungen vergleichen, derjenigen zwischen einem neugeborenen Kind und seiner Mutter.

Wenn Verliebte und Liebende im wortlosen Verstehen so grandios sind, wie kommt es nichtsdestotrotz andauernd zu Unstimmigkeiten, Milchmädchenrechnungen, unerwiderten Lieben und Beziehungskrisen? Können Spiegelneuronen versagen, überfordert oder stillgelegt sein? Die Neurobiologen sind um eine Antwort nicht verlegen, denn selbst die Spiegelung ist nicht unerschöpflich. Einerseits ist auch unsere Intuition vor bewussten Täuschungen nicht gefeit. Zur realistischen Bewertung der Situation müssen wir wohl neben unbewusster Reaktion ebenso auf Sachverstand und rationale Analyse setzen. Folglich sollte der Begriff des „Verstehens“ in diesem Zusammenhang nicht überbewertet werden. Zudem wären wir völlig überfordert, wenn wir uns ununterbrochen in den anderen einfühlen würden. Im Verlauf unserer Liebesgeschichte braucht selbst die Spiegelung eine Verschnaufpause, so dass wir uns wieder auf uns selbst besinnen können. Auch hier kommt es auf die ausgewogene Balance zwischen Selbst- und Fremdverstehen an. Das Spiegelgeschehen sorgt im Übrigen nicht spiegelglatt und selbsttätig für den Erhalt der Liebe. Der Untergang der Liebe steht dementsprechend in Relation zur nachlassenden Bereitschaft des spiegelnden Einschwingens – ersichtlich in unserer Körpersprache, die, am (Null-) Punkt der Beziehung angekommen, den Kontaktabbruch signalisiert.

Zwar gehört ein genetisches Startpaket an Spiegelzellen zur biologischen Grundausstattung eines jeden Menschen, jedoch wird Frauen allgemein eine höhere Anteilnahmefähigkeit und Intuition zugesprochen als Männern. Letztgenannte verweisen immer wieder gern und inbrünstig darauf, dass Frauengehirne 14 Prozent weniger wiegen, kehren aber die wesentliche Information unter den Tisch, dass die beiden weiblichen Gehirnhälften optimaler miteinander verbunden sind. So sind beim Lösen gleicher Aufgaben in Männergehirnen nur begrenzte Bereiche aktiv, wogegen Frauengehirne stärker vernetzt arbeiten. Bei Frauen finden sich im für Gefühle und Erinnerungen zuständigen Gehirnbereich 11 % mehr Nervenzellen. In der logischen Konsequenz verfügen sie über mehr Spiegelneuronen. Das, was wir alle seit jeher ahnten, wurde mittlerweile in wissenschaftlichen Studien verifiziert. Frauen sind Koryphäen in Netzwerkpflege. Sie können sich allgemein behutsamer als Männer in die Gefühle anderer hineinversetzen. Es ist nicht nur der Umstand, dass das weibliche Geschlecht sein halbes Leben damit verbringt, doppeldeutige Männerbotschaften zu dechiffrieren. Im Alltag zeigt sich dieser Befund beipielsweise sehr praxisnah anhand von SMS-Botschaften. Während Männer tendenziell gerne knappe, sarkastische Nachrichten an ihr Umfeld versenden, verschicken Frauen Gefühligeres und stellen sich stärker auf den Empfänger ein (wodurch sie dem Kerngedanken der „short message" eine völlig neue Bedeutung geben).

Ob unser genetisch bereitgestelltes Spiegelzelleninventar zur bestmöglichen Entfaltung kommt, ist freilich eine Sache des Trainings. Neuronale Schaltkreise müssen benutzt werden, um funktionsfähig bleiben zu können. „*Use it or lose it*" lautet die Devise unseres Denkapparates. Angeborene Spiegelsysteme kommen nur dann in Gang, wenn sie durch fördernde soziale Interaktionen animiert werden. Kinder, die von ihren Eltern Zuwendung erhalten und gespiegelt bekommen, sie seien liebenswert, verinnerlichen diese Botschaft, entwickeln daran anknüpfend eine gesunde Selbstliebe, die sie später wiederum anderen Menschen spiegeln können. Hingegen werden Kinder, die in ihrem familiären Nest Gewalt oder Lieblosigkeit erfahren, allzu oft um die Chance gebracht, ihre Spiegelsysteme konstruktiv zu nutzen und für die Empfindungen anderer Menschen sensibilisiert zu sein. Angstauslösende Reize und Stress bringen die Spiegelnervenzellen zum Verstummen.

Das System der Spiegelzellen ist äußerst plastisch und lernfähig. Abhängig von den Erfahrungen, die wir machen, unterliegen die Verschaltungen einem fortwährenden Umbau, bei dem neue Nervenzellen und -verbindungen entstehen bzw. bereits existierende verkümmern. Aus neurobiologischer Sicht steht somit fest, dass wir Menschen soziale Kreaturen sind, die stabiler zwischenmenschlicher Beziehungen bedürfen.

Wenn Sie sich nun fragen, warum ein anderer Mensch in Rückzug geht, während Sie sich doch zu ihm hingezogen fühlen, so scheint mit der emotionalen Spiegelungsfähigkeit die passende Antwort gefunden. Gefühle und ihr spiegelnder Austausch mit anderen Personen stellen Nähe her. Sollte der andere Probleme im Umgang mit Gefühlen haben oder die von Ihnen gewünschte Nähe nicht in seinen aktuellen Lebensplan passen, wird er ihre Annäherung weder erwidern noch verwerten.

Zuweilen erwecken Veröffentlichungen zum Spiegelgeschehen den Eindruck, das Phänomen hielte für jede zwischenmenschliche Angelegenheit die passende Antwort parat. Der Begriff Spiegelneuron lässt fälschlich vermuten, wir hätten es mit Eins-zu-eins-abbildenden Prozessen zu tun. Da wir keine Gefühlsmarionetten im Kasperletheater, sondern Artisten in einem großen Liebeszirkus sind, vermögen es auch Spiegelneuronen nicht, unser Wechselbad der Gefühle spiegelbildlich auszurichten. Wenn wir begehren, können wir uns aufgrund prägender Erfahrungen dazu entscheiden, Empfindungen zuzulassen oder abzuwehren.

Unser Gehirn verfügt offensichtlich über einen „Sperrmechanismus". Bei geringer Aktivierung des Nervenzellnetzwerks wirkt eine Art Signalbremse im Gehirn, die die tatsächliche Ausführung einer spontanen Handlung abblocken kann. Bei Aufregung und überbordendem Gefühl wird diese allerdings rapide ausgebremst. In solchen „Schwächemomenten" fallen intuitiv getroffene Entscheidungen entsprechend emotionsgesteuert irrational aus.

Sämtliche Untersuchungen zeigen auf, dass sich die Intuition bei starken Emotionen wie Liebe, Angst oder Wut nicht als hundertprozentig zuverlässiger Ratgeber erweist. Wer von uns kennt sie nicht, die bittere Erfahrung, ein Opfer „ent-täuschter" Gefühle geworden zu sein? Es wäre fatal, wenn wir uns als liebende Menschen einzig und allein auf unser Spiegelsystem verließen. Auch wenn es manchmal schwer fällt, sollten wir sowohl auf unser intuitives als auch auf unser rationales Urteil setzen, indem wir uns und unsere Beziehungen immer wieder kritisch hinterfragen. Je bewusster wir uns selbst sind, desto präsenter sind uns unsere Sehnsüchte. Spiegelneuronen tragen zur Erklärung bei, warum Flirt- und Liebessignale innerhalb einer Kultur allseits verstanden, also überhaupt wahrgenommen und entsprechend erwidert werden. Wir verfügen über ein gemeinsames intersubjektives Handlungs- und Interaktionsinventar, das wir als soziale Gemeinschaft leben und das im kreativen Liebesspiel immer wieder neu ausgehandelt wird.

Welchen Beitrag leistet nun die Gehirnforschung zum Thema Liebe? Im besten Fall hilft uns das Wissen über die Liebe, wie sie sich in unseren Köpfen zuträgt, uns und unsere Gefühle besser wahrzunehmen, zu verstehen und klarsichtiger zu handeln. Die Fähigkeit, sich in den anderen einfühlen zu können und umgekehrt Mitgefühl zu empfangen, ist Grundvoraussetzung für die Liebe sowie für alle anderen tiefen zwischenmenschlichen Bindungen.

Die Gehirnforschung kann uns nicht mitteilen, wie es sich *anfühlt*, verliebt zu sein. Liebe ist weitaus komplizierter als es uns die Wirkungsweise von Hormonen und spiegelnden Neuronen zu erklären vermögen. Kein so genanntes Expertenwissen versetzt uns in die Lage, die ungeahnten atemberaubenden und nervenaufreibenden Augenblicke der Liebe selbst zu erleben. Auch wenn wir noch so viel über die Effekte vom verliebten Gehirn wissen, ist jede Liebe eine letztlich individuelle Gefühlsregung, die auch die Neurowissenschaft nur in begrenztem Maße erklären kann. Um die Magie der Liebe in ihren Feinheiten zu genießen, rät der Gehirnforscher Manfred Spitzer Liebenden deshalb ganz romantisch, lieber ein Rilke-Gedicht zu zitieren, als über den eigenen Hormoncocktail zu referieren. Wer es lebendiger mag, der sollte lieber Zirkus inszenieren als Neuronen observieren! (s. Kapitel 3.3)

3.3 Nervenkitzel auf verschiedenen Schauplätzen

Emotionaler Quantensprung: unverbindliche Vorschläge

Wem das Referieren zu dröge, das Zitieren zu schmalzig und das Inszenieren zu anstrengend ist, der kann als Beweis seiner Liebe mit derselben auch bei Sonnenuntergang spazieren, in der Stadt flanieren oder einen Berg hinauf marschieren, über Gott und die Welt philosophieren, auf einem Baumstamm balancieren, beim Liebesspiel Körperfett reduzieren, ein Liebeslied komponieren und einen Lacher riskieren, eine Liebeserklärung in die Parkbank eingravieren, einen guten Wein dekantieren, sich mit Liebes-SMS bombardieren, sich gegenseitig an einem lauschigen Plätzchen ekstatisch stimulieren, beim Kuscheln harmonieren, Leckereien schnabulieren, unvergessliche Momente memorieren und Revue passieren, sich gegenseitig elektrisieren, dem anderen einen kulinarischen Leckerbissen servieren, die Anwesenheit des anderen zelebrieren, beim Barbecue terrassieren, das Schlafzimmer mit Kerzen dekorieren, sich gegenseitig durchmassieren, in der Stadt der Liebe französieren, Neurosen gegenseitig diagnostizieren und wegtherapieren, mit einem verführerischen Duft aphrodisieren, dem anderen die Haare shampoonieren und frisieren, sich in dem anderen verlieren, die Aufmerksamkeiten des anderen honorieren, sich bei einem Kinoevent amüsieren, in einer Misere geschwind anmarschieren und die Probleme durchexerzieren, ein Picknick organisieren, sich den Namen des anderen eintätowieren, sich gegenseitig mit Massageöl einbalsamieren, ein mieses Karma auch mal akzeptieren und, und, und .... In diesem Sinne: Bringen Sie Mut auf, vertrauen Sie sich und Ihren Gefühlen, seien Sie kreativ und eine Prise ausgefallen, um Ihren angehimmelten Rohdiamanten (zumindest für den Moment) fein zu schleifen ... pardon, fein zu brillieren!

4. Liebesartisten in der Zirkuskuppel

Liebe ist mehr als die Summe ihrer Teile

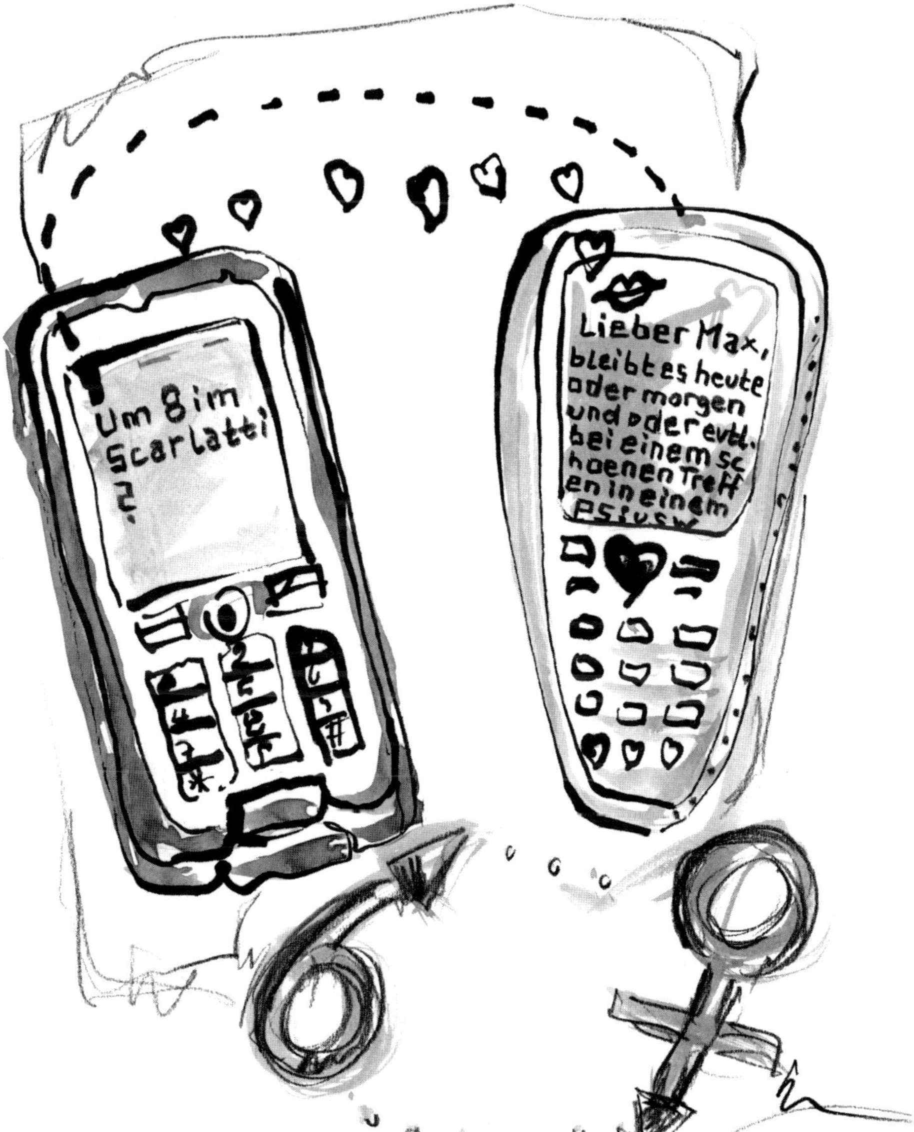
Um 8 im
Scarlatti
?
Lieber Max,
bleibt es heute
oder morgen
und oder evtl.
bei einem sc
hoenen Treff
en in einem

4.1 Versuch einer Dressur

Das Drei-Gestirn der Liebe

Die Liebe ist – wie die Angst, die Freude oder die Wut – ein universelles menschliches Gefühl. Um mit dem philosophischen Patchworker Richard David Precht zu sprechen: *„Sie ist die Zentralheizung unseres Universums*", die die gesamte lebendige Welt in ihrem Innersten wärmend zusammenhält. Die Sehnsucht der Liebe nach Vereinigung und Ganzheit gehört zu unserer Natur und ist der Motor für die Koevolution alles Lebendigen.

Die Anthropologin Helen Fisher unterscheidet drei Phasen der Liebe: *Lust*, *romantische Verliebtheit* (Anziehung) und *Bindung*. Diese Phasen erfüllen im Auftrag der Evolution spezifische Zwecke, während das eigentliche Liebesgefühl „nur" als Motor fungiert. In meinem Zirkusbild heißt das: Alle weiteren mechanistischen Vorrichtungen, die in den folgenden Programmnummern ihren Auftritt haben, werden durch diesen Motor angetrieben. Ergo: Ohne Emotionen läuft die „Beziehungs-Kiste" nicht!

Nach diesem Denkmodell soll sich die Lust entwickelt haben, um uns auf die Suche nach einem genetisch geeigneten Gegenstück zu schicken, die romantische Verliebtheit entstand, damit wir unsere Fortpflanzungsenergie ausschließlich auf einen Partner konzentrieren. Die Bindung wiederum schweißt uns mindestens so lange emotional zusammen, bis der gemeinsame Nachwuchs überlebensfähig ist.

Diese drei Antriebskräfte der Liebe haben unsere Vorfahren erst aufgrund des Wachstums unserer Großhirnrinde herausbilden können. Lust, Verliebtheit und Bindung sind eng miteinander verflochten, arbeiten parallel, können jedoch (das lehrt uns die Erfahrung!) unabhängig voneinander wirken. Sie variieren im Verlauf unserer Menschheitsgeschichte bzw. innerhalb unseres Lebens als Reaktion auf veränderte Umweltbedingungen oder auf wechselnde körperliche, soziale, psychische Umstände. Jedem dieser drei Gefühlsstadien ist jeweils ein spezifischer Gehirnschaltkreis zugeordnet. Wiederum entspricht jedem dieser drei Schaltkreise ein spezifisches Verhaltensrepertoire, das wir in der betreffenden Phase zur Schau stellen. Evolutionsbiologisch betrachtet besteht der Hauptzweck des Liebesgefühls darin, dass wir angestachelt werden, erwägbare Sexualpartner zu suchen, uns in einen von ihnen unsterblich zu verlieben und Nachkommen zu (er-) zeugen, damit unsere Gene in die nächste Generation gestreut werden. Was nach Steinzeit-Altlast anmutet, könnte ein in Jahrmillionen bewährtes Programm der Evolution sein, auf das wir Menschen festgelegt sind. Selbstverständlich vermag auch diese Einteilung die Liebe nicht in ihrem Wesen zu erklären. Aus diesem Grund verstehen Sie diese kühne Aufspaltung bitte als ein vereinfachtes theoretisches Gerüst.

Wie die drei Gefühlssysteme Lust, romantische Verliebtheit und Bindung wechselseitig aufeinander einwirken, lässt sich anschaulich anhand unseres Zirkusmodells darstellen. Schließlich ist der Manegentrubel wie die Liebe ein gigantisches Unterhaltungsunternehmen. Die Bezeichnung Zirkus ergibt sich aus der kreisförmigen, mit einer niedrigen Bande umgebenen Manege. Die Zirkusshow ist ein Gesamtkunstwerk, das nicht erst mit dem Programm beginnt, sondern seine Wirkung bereits beim Eintritt in die Manege entfaltet.

In der „*Manege der Lust*" nimmt das Liebesspektakel seinen Ausgang. Sie ist der Teil des Zirkus, innerhalb oder oberhalb dessen die Artisten wirken und ihre Sensationsnummern zum Besten geben. Hier regiert das Wagnis, das fesselnde Abenteuer, das Spiel mit dem Feuer. Die Größe der Manege muss perfekt sein, um ein Pferd im Kreis laufen und den sich verlustierenden Reiter akrobatische Darbietungen aufführen zu lassen. Ist das Zirkusrund unstimmig, kommt es zur Schieflage – und noch ehe das Beziehungskarussell richtig in Fahrt kommt, springen wir wieder ab. Es bleibt kein Raum für schöpferische Entfaltung, es wird „unlustig", es kommt zum „Ver"-Lust der Lust.

Umrahmt wird die Manege von der runden Zuschauertribüne, dem Gradin (von franz. *gradin* = Stufe), auf die sich die mystische/geheimnisvolle Attraktion ausbreiten kann. Wir tauchen ein in eine tragikomische Welt des Staunens, des Nervenkitzels und der Zauberei. Die *„romantische Verliebtheit"* hat, wie der Zirkus, etwas Magisches. Der Betrachter folgt nach erstem Kontakt (oder der ersten „Nummer" …) dem bezaubernden Künstler, der berühmte Funke springt über, wir fangen Feuer. Die Verliebtheit, ein Hochseilakt ohne Netz, führt uns an persönliche Grenzen heran. Dabei erfahren wir in dem anderen eine Spiegelung unserer selbst. Als Beobachtende sind wir fasziniert, interessiert, angespannt, magisch angezogen. Wir bewundern unser Gegenüber für/wegen seine(r) herausragenden Eigenschaften und werden durch dessen Mut, Leidenschaft und Stärke inspiriert. Zugleich wirken wir „Schau-Lustigen" aber auch selbst bei der Vorstellung mit. Der Sattelgang, der das Gradin bzw. die runde Zuschauertribüne unterbricht, ist der Raum zwischen der Eingangstür zur Liebesmanege und der Zeltöffnung für die Liebesartisten. Er stellt eine Verbindung zwischen Manege und Tribüne her.

Vieles von dem, was sich in der Zirkusarena ereignet, beruht auf Illusion, auf ureigener Fantasie. Die Vorstellung kann sich wider Erwarten als Reinfall erweisen, das begonnene Kunststück schief und das Abenteuer an seinem Höhepunkt zu Ende gehen. Der Verliebtheitszauber verpufft, das Feuer der Leidenschaft erstickt, das Licht geht aus, die Vorstellung ist zu Ende. Unser Schau-Spiel kann aber zum vollen Erfolg werden, wenn wir in der flüchtigen Lust im anderen Menschen unser *„Gleichnis"* erblicken: *„Wenn das Bild des Unendlichen in uns wühlt, was ist das anders als Liebe!"*, schrieb Goethe 1775 an seine Seelenfreundin Gräfin Auguste von Stolberg, nachdem sie seinen „Werther" gelesen und sich über das Werk fasziniert geäußert hatte. Im Glücksfall schließen sich Lust und romantische Verliebtheit als anmutiges Duo zu einer ästhetischen Äquilibristik, einem künstlerischen Balanceakt auf Weltklasseniveau, zusammen. Sexuelles Begehren und geistige Hingabe verschmelzen miteinander.

Das schützende Dach für unseren Liebeszirkus bildet das Zirkuszelt (auch als „Chapiteau" bekannt). Während innerhalb des Zeltes die Knallkörper krachen, Wandel und Wunder an der Tagesordnung stehen, sorgt das Dach für Beständigkeit, Schutz, Geborgenheit und Wärme. Die *Bindung* ist das schützende Zelt für die Liebe.

In dem Maße, wie der Zirkus als fahrendes Volk mit viel Gepäck auf fortwährender Reise ist, reist auch das Paar mit gefülltem Rucksack durchs Beziehungsleben. Auf dem gemeinsamen Weg werden wir stets von neuem auf die Probe gestellt, ob wir gegenüber (Ver-) Wandlungen aufgeschlossen und bereit sind, neben der Kür auch die Pflicht zu erlernen und virtuos in unser Programm einzubeziehen. Sowohl in der Manege als auch hinter den Kulissen stellt sich immer wieder die Frage, ob wir Akteure den Beziehungsballast tragen und das Programm gemeinsam fortsetzen können oder ob wir uns wieder allein auf den Weg machen müssen, um uns als gaukelnde Überlebenskünstler irgendwann einem anderen Wanderzirkus anzuschließen.

4.2 Zirkusluft weckt Zirkuslust

Die Lust: Das Vorspiel der Liebe

„*Lust verkürzt den Weg*“, wusste bereits der weltweit bekannteste Liebesdramatiker William Shakespeare (1564–1616) und kam damit der heutigen Liebesforschung 400 Jahre zuvor. Um *Homo sapiens* zur sexuellen Betätigung anzuregen, bedarf es nach Auffassung des Gießener Biopsychologen Eckart Voland einer „Motivationszulage“, und zwar der Lust. Die begehrliche Liebe ist eigennützig, Eros pulsiert stets in Aussicht auf Belohnung. Wir empfinden Lust als ein heftiges Verlangen nach sexueller Befriedigung. Im Laufe der Menschheitsgeschichte etablierte sich die Lust zum Grundpfeiler menschlicher Kultur, offen ersichtlich an den bildenden Künsten, die von Erotik geradezu durchtränkt sind. Wie genau unser sexuelles Lustempfinden entsteht, ist bislang nur teilweise geklärt. Wir wissen von biochemischen Zusammenhängen, von verschiedenen Hormonen, deren genaues Zusammenspiel jedoch immer noch Rätsel aufgibt.

Bei jedem von uns wird die Lust durch ganz unterschiedliche Wahrnehmungen geweckt, die unsere Sinne ansprechen. Das können z. B. ein warmes Lächeln, geflüsterte Worte, eine aufmerksame Geste, ein betörender Duft oder auch der mitreißende Wortwitz sein, durch den jemand besticht. Wir nehmen sexuelle Signale (ähnlich wie Angstreize) unverzüglich und unbewusst wahr. Das funktioniert über eine „Direktleitung" im Gehirn, die für bestimmte Sinnesdaten geöffnet ist. Vom jeweiligen Sinnesorgan ausgehend läuft der Reiz über den Hypothalamus, das „Tor der Wahrnehmung", direkt in die zum limbischen System gehörenden Amygdalae (Mandelkerne), die spontane emotionale Reaktionen bewirken – wir kommen in Stimmung!

Sexuelles Begehren allein richtet sich noch nicht auf eine bestimmte Person, sondern schickt uns zunächst einmal auf die Suche. Wie sein nächster affiger Artverwandter ist vermutlich auch der Mensch in seiner Urausführung promisk, d. h. offenherzig hinsichtlich der Anzahl seiner Sexualkontakte. So soll der Sexualtrieb unsere Aufmerksamkeit auf zahlreiche potenzielle Partner lenken.

Der Mensch – Schimpanse oder Gibbon? Verhaltensstudien an Schimpansen und Bonobos veranschaulichen, dass Promiskuität bei unserem nächsten Verwandten ganz oben auf der Tagesordnung steht. Allerdings gehen die Affenweibchen selektiv vor: Spitzenreiter sind diejenigen Männchen, die einen „verlässlichen" Eindruck machen. Primatologen ziehen (Kurz-) Schlüsse zur Menschenwelt. So sind wir Menschen in unserer natürlichen Ausführung eigentlich promisk, dennoch gehen wir jahrelange Bindungen ein, um die gemeinsame Aufzucht der Kinder zu gewährleisten. Für den amerikanischen Soziobiologen Edward O. Wilson entsteht das Treueverhalten in der Tierwelt erst dann, wenn es vorteilhafter ist, dass beide Partner ihre Jungen gemeinsam aufziehen. Von den 1231 Gesellschaften, die das *„Ethnographic Atlas Codebook"* umfasst und die zwischen 1960 und 1980 auf die eheliche Zusammensetzung untersucht wurden, werden 186 als monogam, 1041 als polygyn (Vielweiberei) und 4 als polyandrisch (Vielmännerei) charakterisiert (Ethnographic Atlas Codebook, angelehnt an George P. Murdock's Ethnographic Atlas, in dem die Ehezusammenstellungen von 1231 Gesellschaften zwischen 1960–1980 registriert sind).

In einer bakterien- und parasitenreichen Umwelt hätten Einehe und Treue den notwendigen Gen-Austausch zum Überleben der Art extrem erschwert. Doch selbst in den offiziell monogamen Kulturen waren der Ehebruch und somit promiskes Sexualverhalten nie wirklich ausgestorben. Aufgepasst, voreilige Schlussfolgerungen sind unzulässig, denn die Zahlen besagen nicht zwingend, dass die Mehrzahl der Menschheit polygam lebt. Die Statistik stellt zum einen große und kleine Gesellschaften auf dieselbe Stufe. Zum anderen sollen Studien gezeigt haben, dass in polygynen Gesellschaften – d. h. in Kulturen, in denen es einem Mann gestattet ist, mehr als eine Frau zu heiraten –, die Möglichkeit zur Vielweiberei deutlich weniger in Anspruch genommen wird, als allgemein angenommen. Ist da der evolutionsbiologische oder der moralisch-religiös geprägte Wunsch Vater des Gedanken? Apropos: Stammvater Abraham, König David und der weise Salomo, alttestamentliche Heilige und (Doppel-) Moralisten, waren allesamt Polygamisten. So war Abraham mit drei Frauen verheiratet: mit Sara, einer Halbschwester, mit der später verstoßenen Ägypterin Hagar, sowie mit Ketura. König David beglückte neben seinen Ehefrauen mehrere Dienerinnen. Salomo soll es nebst Ehefrau, einer Tochter des Pharaos, mit einem opulenten Harem, bestehend aus 700 Frauen und dreihundert Kebsweibern, (auf die Spitze) getrieben haben. Die gleichzeitige Verheiratung gottgefälliger Männer mit mehreren Frauen war nicht nur im alten Testament verbreitet. Kaiser Karl der Große hatte wie andere germanisch-christliche Fürsten seiner Zeit nebst Ehefrauen eine Reihe an Nebenfrauen.

Eine weitere aufzuklärende Unwahrheit: Nicht alle Menschenaffen, wie so oft behauptet, sind durchweg polygam. Der Gibbon lebt streng monogam in einer lebenslangen Paarbeziehung. Ist Homo sapiens von seinem Naturell nun monogam oder polygam? Allem Anschein nach gibt es unter uns Menschen sowohl Schimpansen als auch Gibbons!

Karl Grammer, Leiter des Ludwig-Boltzmann-Instituts für Stadtethologie in Wien, beschreibt in seinem gleichnamigen Standardwerk die unbewusst ablaufenden „*Signale der Liebe*“ (1994). Wissenschaftliche Beobachtungen haben vielfach gezeigt, dass Menschen überall auf der Welt ein ähnliches Flirtverhalten an den Tag legen. Flirten wird als ein biologischer Mechanismus verstanden, den wir entwickelt haben, um anderen zu verstehen zu geben, dass wir sie interessant finden. Ob jemand tatsächlich unsere Lust steigert, mag mitunter davon abhängig sein, was dessen äußeres Erscheinungsbild vermeintlich über seine Fortpflanzungsfähigkeit verrät. So soll ein kantiges Männergesicht auf einen hohen Testosteronspiegel hindeuten, sprich auf einen ausgeprägten Sexualtrieb, sowie auf ein rüstiges Immunsystem. Hingegen geben bei der Frau ein straffer geschmeidiger Körper mit weiblichen Kurven, glatte Haut, strahlende Augen, gesunde weiße Zähne und glänzendes Haar einen hohen Östrogenspiegel als Zeichen von Fruchtbarkeit zu erkennen. Körpersymmetrie scheint generell einen bedeutenden Einfluss auf den Flirtfaktor und das Flirtgebaren zu haben. Männer und Frauen empfinden gleichermaßen symmetrische Körper als besonders ästhetisch. Die Körpersymmetrie hat auch bei Tieren eine anziehende Wirkung. So haben Affen eine Vorliebe für symmetrische Zähne, Fliegen mögen symmetrische Flügel.

Da Männer für visuelle Reize empfänglicher sind, verlieben sie sich öfter als Frauen Hals über Kopf. In Untersuchungen erweisen sie sich mehrheitlich als „Schnellschussromantiker", während sich die Frauen tendenziell zunächst von der reservierten Seite zeigen. Sobald Amors Pfeil seine Wirkung erzielt, offenbart sich wiederum die weibliche Spezies deutlich euphorischer und offener im Umgang mit ihren Gefühlen. Für ausgleichende Gerechtigkeit sorgt wiederum das große Finale: Im Beenden von Beziehungen haben die Frauen die Nase vorn.

Frauen tricksen nicht nur versiert mit Make-up und Push-ups, auch ihr Hormonsystem blendet massiv mit. Während des Eisprungs werden ihre Gesichtszüge ebenmäßiger und ihre Körper wohlproportionierter. Der weibliche Geruch soll in dieser Phase die Manneslust gewaltig steigern lassen. Körperliche Lust ist an die Geschlechtshormone gebunden – ein erhöhter Hormonspiegel treibt uns förmlich aus dem Haus. Beide Geschlechter verfügen über die Hormone Östrogen und Testosteron, lediglich die Menge ist bei Frau und Mann unterschiedlich. Das „weibliche" Geschlechtshormon Östrogen, das bei Frauen hauptsächlich in den Eierstöcken vermehrt vor dem Eisprung und bei Männern in geringem Maße in den Hoden produziert wird, regelt nicht nur die Entwicklung der weiblichen Geschlechtsmerkmale, sondern steigert (besonders im Verbund mit Testosteron) das sexuelle Lustempfinden der Frau.

Das „männliche“ Geschlechtshormon Testosteron heizt das Triebleben von Männern *und* Frauen an. Ein Mangel führt zügig zum Lustverlust. Während dieser Wirkstoff dem weiblichen Organismus regulär nur in Mini-Mengen zur Verfügung steht, ist der Testosteronspiegel in Zeiten der Verliebtheit bei Mann und Frau auf gleichem Niveau. Testosteron macht Appetit auf Sex, im Gegenzug kurbelt jede sexuelle Stimulation die Testosteronbildung im Gehirn an

Una storia impotente: An einer italienischen Klinik wurden impotente Männer auf dreierlei Weise therapiert. Eine Gruppe der Erektionsschlappen erhielt Psychotherapie, den Mitgliedern der zweiten Gruppe wurden chirurgisch Implantate verpasst und die dritte Gruppe erhielt Viagra (Bestseller-Medikament, das die Blutgefäße erweitert, dadurch die Erektion nicht nur antreibt, sondern auch verlängert). Da untersucht werden sollte, inwieweit sich ein befriedigendes Sexualleben auf die Testosteronproduktion auswirkt, verabreichte man den Respondenten keine Hormone. Vor Therapiebeginn und im Anschluss wurde die Testosteronkonzentration im Blut der Männer gemessen. Und siehe da: Diejenigen, die aufgrund wirksamer Therapie wieder Sex hatten (das waren einige), wiesen ohne zusätzliche Gabe von Hormonen deutlich höhere Testosteronspiegel auf als diejenigen, bei denen die verordnete Therapie nicht anschlug. Wir haben im Gehirn keine gepflasterte Einbahnstraße von Haltestelle Biologie über Haltestelle Psychologie zur Haltestelle Verhalten. Die Kausalität verläuft in beide Richtungen: Testosteron stimuliert unser Sexualverhalten und unser Sexualverhalten stimuliert das Testosteron *(Spitzer, 2009)*.

Soweit die Theorie. Nun zur Praxis. Lassen Sie uns einen Blick auf unsere Flirtstrategien werfen. Nach Ansicht der Verhaltensforschung folgt bereits die erste Annäherung zweier Menschen festgelegten Ritualen. Der Balz aus dem Tierreich entsprechend finden wir beim flirtenden Mann das sichtbar gockelnde extrovertierte Aufplustern. Im Vergleich gehen Frauen gewöhnlich feinsinniger, defensiver vor – sie lächeln oder signalisieren „Verfügbarkeit“. Der US-amerikanische Evolutionspsychologe David Buss spricht von *„weiblicher Gattenwahl“*: ein angeborenes, einheitliches Muster weiblichen Werbeverhaltens mit dem Zweck, dem Auserkorenen sexuelles Interesse zu bekunden (Buss, 1994). Erst in den 1970er-Jahren akzeptierte die männerdominierte Wissenschaft peu à peu, dass sich (Flirt-) Femme Fatale beim Prozess der Paarbildung aktiv verhält. Von „*Initiativ-Transfer*" sprechen Wissenschaftler, wenn sich das weibliche Bestreben auf den Mann überträgt. Der US-amerikanische Anthropologe David Givens, Leiter des „Center for Nonverbal Studies" in Spokane, Washington, studierte über Jahre hinweg das männliche und weibliche Werbeverhalten. Seine Beobachtungsbilanz lautet, dass wir in unserem Liebesdrehbuch vier Phasen durchlaufen: die Aufmerksamkeitsphase, die Phase des Erkennens, die Phase der Gesprächseröffnung und die Phase der sexuellen Erregbarkeit.

„*Auf sich aufmerksam machen*" lautet die Parole am Beginn eines Flirts. Das ist Sache der lieb-äugelnden Frau, die die Gelegenheit – oft unbewusst – durch so genannte *Darting-Blicke* ergreift (dart = engl. Wurfpfeil). Als *Kopulationsblick* wird dieser Augenkontakt schlicht und ergreifend von Verhaltensforschern bezeichnet, der tief blicken lässt und evolutionär offenbar ebenso tief in unserer Psyche verankert ist. Fürs Protokoll, liebe Leserinnen und Leser: Der Blickkontakt ist die bedeutendste Form der Kontaktaufnahme. 30 % unseres Gehirns widmen sich der Verarbeitung von Sehreizen! Aus gutem Grund heißt es „Liebe auf den ersten Blick" und nicht etwa auf das erste Wort. „*Am Zittern meiner Augen*", schreibt Dante Alighieri (1265–1321) rückblickend in seinem Jugendwerk „*Das neue Leben*" (entstanden zwischen 1292 u. 1295), hätte jeder seine Liebe erkennen können, als der neunjährige Knirps 1274 erstmalig seiner Beatrice begegnete.

Auch in der *Phase des Erkennens* bleibt es bei der Damenwahl. Die Frau setzt einladende Impulse, auf die der interessierte Mann zuverlässig wie ein Pawlowscher Hund beim Glockenläuten anspringt. Die Waffen der Frauen sind latent auffordernd – und in der Regel überwältigend: der „Eyebrow-Flash" (das schnelle Heben der Augenbrauen), der „Hair Flip" (ruckartiges Werfen der Haare in den Nacken bei gleichzeitiger Entblößung der Hautpartie), der „Coy Smile" (Verlegenheitslächeln mit abgewandtem Gesicht), der „Head Toss" (ruckartige Kopfbewegung nach hinten), die „neck presentation" (Präsentieren des Nackens) sowie der Hüftschwung. Und, nicht zu unterschätzen: Der betörende Blick!

All diese „Winke mit dem Zaunpfahl“ leiten schließlich die dritte *Phase der Gesprächseröffnung* ein, in der endlich der Mann die Initiative in der Flirtjonglage ergreift. Die Worte, die hier fallen, sind eigentlich nicht der Rede wert. Es handelt sich um banale Allgemeinfloskeln, die einzig und allein den Zweck erfüllen, Kontakt zwischen zwei anbandelnden Menschen herzustellen. Unoriginelle Redeblumen wie „Kennen wir uns nicht irgendwo her?“, „Na, auch hier?“, „Hat Ihnen schon mal jemand gesagt, dass Sie schöne Augen haben?“, „Sie sehen aus wie jemand, mit dem ich mich gerne unterhalten würde“, „Sie müssen der Grund für die globale Erderwärmung sein!“ oder der Klassiker „Glauben Sie an die Liebe auf den ersten Blick?“ wirken zwar ziemlich abgenutzt, ergreifen dennoch stets aufs Neue das weibliche Herz. Paralinguistische Merkmale wie Stimme, Tonfall und Lautstärke, Gestik und Mimik tun bei der Eroberungsjagd ihr Übriges.

Locker vom (Bar-)Hocker: Einen Feldversuch zur optimalen Gesprächseröffnung unternahm der amerikanische Psychologe Michael Cunningham in den 80er-Jahren, indem er männliche und weibliche Lockvögel in Chicagoer Bars unterschiedliche Verführersätze am anderen Geschlecht testen ließ. Während bei Männern *alle* weiblichen Taktiken willkommen sind, punkten bei Frauen harmlose Gesprächseinstiegsfloskeln *(Cunningham, 1989)*. Hört! Hört genau hin, liebe Männer, so kapriziös, wie Ihr immer denkt, sind wir Frauen gar nicht (immer).

Wenn es zwischen einem Mann und einer Frau funkt, so imitieren beide gegenseitig unbewusst ihre Körperbewegungen. Gönnen Sie sich den Spaß und beobachten Sie einmal diese aufeinander einschwingende Verhaltenssynchronisation – beispielsweise in einem Café, wenn am Nachbartisch ein Pärchen im körperlichen Gleichtakt schäkert. Klassiker des Körperechos sind das gleichzeitige Nippen am Glas, das Neigen des Kopfes, das Übereinanderschlagen der Beine oder das Kratzen am Kopf. Meine Mutter, praktizierende Psychotherapeutin in einem mittelständischen Familienunternehmen sowie bekennende Samy-Molcho-Anhängerin, verpasste mir gleich zu Beginn meiner Flirtlaufbahn eine verbale Ohrfeige. Sie wies mich darauf hin, dass ich stets die Arme verschränke, wenn ich mit einem Mann im direkten Kontakt stehe. Ihre alarmierende Warnung lautete, dass diese „Negativhaltung“ Distanz signalisiere, was mein Gegenüber spüre und ebenfalls auf Abwehrhaltung gehe. Ich behaupte ja bis heute, dass ich diese Haltung nur deshalb einnehme, um meine sonst herumschlackernden Arme gekonnt unterzubringen! Der mütterlich gut gemeinte Rat hat zumindest physisch wie psychisch Wirkung erzielt. Immer dann, wenn meine Arme untergebracht sein wollen, schlägt nun mein innerer Flirtcoach Alarm – mit dem Effekt, dass mir vor lauter Situationsüberforderung schwindlig wird, ich aus dem Gleichtakt schwinge und jede natürliche Anmut aus meinen Bewegungen verschwunden ist ...

Mit etwas Glück werden unsere Flirtmimen ein paar Akte später zu gegenseitigen Spiegelbildern. Auch wenn die Tendenz, miteinander in Resonanz zu treten und sich aufeinander einzuschwingen, ein universell zu beobachtendes Prinzip ist, bildet jedes Paar dabei seine ganz persönliche Liebeschoreographie heraus.

Kennzeichnend für die vierte *Phase der sexuellen Erregbarkeit* sind sich anhäufende flüchtige Körperkontakte. Diese gehen meist vom tastfreudigen Mann aus, der den Arm um die Frau legt, ihre Hand berührt, ihr über das Haar streichelt – er geht auf Tuchfühlung. Aus unverbindlich wird vertraulich. An diesem Punkt der Annäherung können die Grenzen zwischen beiden zusammenbrechen. Es entsteht ein neuer Rhythmus, ein Schwingen im Einklang.

Selbst wenn Sex völlig zwanglos geplant ist, begünstigen die anregenden Hormone im Zweifelsfall ein sich entfaltendes Gefühl von Verliebtheit. Äußerst fragwürdig ist die populistische These seitens der Evolutionsbiologen, dass die Lust bzw. Sexualität primär der Fortpflanzung diene und deshalb aus ihr die Liebe entstanden sei. Die Lust auf eine List der Natur zur Sicherung des Fortbestehens einer Gattung zu reduzieren, greift zu kurz. Die umgekehrte Idee, dass Sexualität der Lust dient (und nicht nur der Fortpflanzung), bedeutete einen Paradigmenwechsel, der viele befreiende Impulse im großen Liebeszirkus gesetzt hat. Die menschliche Lust funktioniert nicht rigide nach Regeln der Biochemie, sondern sie ist geprägt von Erwartungen und Ängsten, von im Langzeitgedächtnis gespeicherten Erinnerungen und gesellschaftlichen Normen. Ebenso wird die Lust als eine *gemeinsame* Erfahrung empfunden. Wer in der Lust den angestrebten tranceartigen Höhepunkt und damit ein Gefühl von Absolutheit miteinander erlebt hat, weilt in einer subtilen Verbundenheit, die nie mehr gelöst werden kann. Doch währt dieser eigentliche Augenblick nur kurz und mündet nach erreichtem Höhepunkt und sexueller Erfüllung oft in eine post-koitale Melancholie. Das „Spiegeln" zerbricht, wir bleiben einsam in unserer Befriedigung zurück, wir „entfremden" uns in scheinbar unerklärlicher Leere.

Trotz einheitlicher biochemischer Prozesse und allgegenwärtiger sexueller Überfrachtung bleibt Lust dennoch etwas sehr Persönliches, Individuelles, für mich beispielhaft dargestellt in folgendem literarischen Bild. Der Berliner Dramatiker Botho Strauß zieht in seiner Pièce *„Der Kuß des Vergessens"* die physikalische Theorie so genannter „Solitonen" heran, der *„Wellen ohne Gedächtnis"*. Um Solitonen handelt es sich, wenn zwei einsame Wellen zusammenprallen, ohne dass ein Energieaustausch stattfindet (Strauß, 1998): *„So durchdringen sie einander, ohne sich gegenseitig zu stören. Nur im Augenblick ihres Zusammenstoßes verformen sie sich und finden danach wieder zu ihrer ursprünglichen Form, als hätten sie sich nie gesehen und die Begegnung vollkommen vergessen."* Kommt es bei einer Begegnung zweier einander entsprechenden Wellen hingegen zu einer Wechselwirkung, bei der ein Energieaustausch stattfindet, entfacht die so genannte „solitäre Welle", ein ganzes Meer an physischen wie psychischen Regungen und Wirbeln.

4.3 Das schnurrende Dschungeltier

Romantische Verliebtheit: Die magische Anziehungskraft

„*Ich bin nur glücklich und schnurre wie ein altes Dschungeltier, weil ich Dich liebe und Du mich liebst*", bekundete der US-amerikanische Schriftsteller Ernest Hemingway (1899–1961) am 13. September 1944 in einem Brief von der Front an seine „*kleine Freundin*" Mary Welsh, die ihm über die Trennung von seiner dritten Ehefrau Martha Gellhorn hinweghalf. Er war der verheirateten Reporterin des „Daily Mirror" kurz zuvor in London begegnet.

Für viele Menschen ist die romantische Verliebtheit das Zugpferd im aufreibenden Liebeszirkus. Alles beginnt mit diesem ozeanischen Gefühl, wenn man sich urplötzlich nach diesem einen Menschen verzehrt. „*Wer verliebt ist, seufzt und hofft und glaubt und jauchzt*" heißt es in Christian Dietrich Grabbes „*Don Juan und Faust*" (1829). Und so ist es! Im Verliebtheitsrausch sind wir euphorisch, verletzlich, strotzen vor Energie, die sich in pure Leidenschaft verwandelt. Wir fiebern nach emotionaler und sexueller Vereinigung mit dem ersehnten Objekt unserer Begierde. Die magische Anziehungskraft ist so groß, dass einem als Frischverliebte(r) der Rest der Welt gestohlen bleiben kann. Wer verliebt ist, der ist nicht mehr auf der Suche. Darin besteht der markante Unterschied zur beliebigen Lust. Die Verliebtheit ist persönlich. „*Sich verlieben heißt zunächst, sich von irgend etwas bezaubert fühlen*" und offenbart sich durch „*das erregende Gefühl, auf etwas Notwendiges gestoßen zu sein*" (Ortega y Gasset, 1993). Der Mensch, den man begehrt, ist sogleich nicht austauschbar.

Zwei verliebte Menschen bilden unwillkürlich ein Mikroklima miteinander, eine Art Extra-Gehege auf dem Zirkusplatz der Liebe. Abgekapselt von der Außenwelt, wollen sie nach Eroberung ihr idyllisches Paralleluniversum (üblicherweise das Schlafzimmer) nur ungern wieder verlassen. Der langen Rede kurzer Sinn: Sie haben stark frequentiert Sex.

Liegt die romantische Verliebtheit in der Natur des Menschen?
Mit der bislang umfangreichsten kulturvergleichenden Studie „*A cross-cultural perspective on romantic love*" lieferten die amerikanischen Ethnologen William Jankowiak und Edward Fischer in 147 von 166 untersuchten Kulturen direkte Nachweise für die weltweite Verbreitung der romantischen Verliebtheit, z. B. in Form von Liebesliedern, -gedichten oder -mythen (Jankowiak und Fischer, 1992). Zur Überprüfung ihrer universellen Gültigkeit verfasste die Liebesforscherin Helen Fisher einen quantitativen Fragebogen zum Thema, der von 437 US-Amerikanern und 402 Japanern ausgefüllt wurde. Die statistisch ausgewerteten Daten zeigten, dass alle Teilnehmer – unabhängig von Alter, Geschlecht, sexueller Orientierung, ethnischer Zugehörigkeit usw. – leidenschaftliche Gefühle kennen. Auf Grundlage dieser Untersuchungen zieht Helen Fisher das Resümee, dass es sich bei der Verliebtheit um ein anatomisch tief im Gehirn verwurzeltes Begehren handelt, das zur Natur des Menschen gehört *(Fisher, 2005)*.

Unabhängig davon, ob der Wunsch nach wahrer, erfüllter Liebe ein archaisches und/oder sozio-kulturelles Wunderwerk ist – er ist ein tief in unserem Bewusstsein verankertes Ideal. In uns brennt die Sehnsucht, geistig und körperlich mit einem anderen Menschen zu verschmelzen.

Die romantische Verliebtheit soll sich ursprünglich entwickelt haben, damit wir uns bei der Partnerwahl ausschließlich auf einen Partner konzentrieren, um unsere Fortpflanzungsenergie exklusiv auf ihn zu richten. Aus evolutionsbiologischer Betrachtung dient sie dem Zweck, zwei Menschen für den Nachwuchs dauerhaft beieinanderzuhalten. Dennoch sprechen gegen derlei Biologismus folgende Fragen: Wieso lässt sich die Verliebtheit nicht immer lang genug konservieren, um ein Kind aufzuziehen? Weshalb verlieben wir uns bis ins hohe Alter? Warum verlieben sich junge Menschen in deutlich ältere, unfruchtbare Menschen in fruchtbare und umgekehrt?

„*Doch Liebe ist blind, und Verliebte sehen nicht das schöne Narrenspiel, das sie selbst spielen*" heißt es im zweiten Akt von Shakespeares „*Kaufmann von Venedig*" (1600). In der Tat sehen wir mit unserem verliebten Tunnelblick die Welt mit anderen Augen. Die Strahlkraft der Liebe überblendet die eigene Wahrnehmung und projiziert eine zweite Welt in die bereits bestehende hinein.

Verliebtheit ist nicht bloß eine ideale Phase, sondern vor allem eine Idealisierungsphase. Wir verfallen der Sehnsucht, die einzig wahre, ewige Liebe gefunden zu haben. Wir sind überzeugt, den anderen in seiner Gesamtheit zu verstehen – auch wenn uns eine gewisse Lebensklugheit lehren sollte, dass allzu oft das Gegenteil der Fall ist: Regulär bringen Beziehungspartner umso weniger Verständnis füreinander auf, je länger eine Partnerschaft andauert!

Wenn sich zwei Menschen ineinander verlieben, ist ein komplexer biochemischer Mechanismus am Werk. In der ersten Verliebtheitsphase kann die Anbetung des oder der Herzallerliebsten für Außenstehende befremdliche Formen annehmen. Frisch Verliebte bewerten ihren Partner als unübertroffen gut aussehend, während er unverliebt betrachtet als unscheinbarer Durchschnittstyp durchgehen würde. Der Stimmungsmacher im Orchester neuronaler Substanzen nennt sich Phenylethylamin (PEA), ein in konzentrierter Form nach Fisch und Ammoniak riechendes Hormon. Wenn unsere libidinösen Gefühle auf Hochtouren laufen, hat auch PEA Hochkonjunktur.

Der australische Chemiker Peter Godfrey von der Monash-Universität in Melbourne gelangte in seinen Studien mit frisch verliebten Studenten zu der Auffassung, dass Verliebtheit mit PEA beginnt. All seine Versuchsteilnehmer enthielten verräterisch erhöhte PEA-Werte im Blut. Der Psychologe Arthur Aron betrachtet das körpereigene Hormon, das übrigens auch in Schokolade enthalten ist, sogar als Auslöser romantischer Verliebtheit. PEA liefert für Aron die Erklärung für die von Shakespeare zitierte Liebesblindheit. Auch Liebesphantasien und schwärmerische Erinnerungen vermögen es, diesen Hochgefühl auslösenden Stoff freizusetzen. Fest steht, dass PEA einen entzückten (für Unkundige auch entrückten) Ausnahmezustand erzeugt.

PEA zur Therapie von Liebessucht: Erste Hinweise auf die Bedeutung von PEA im Hinblick auf unser Bindungsverhalten offenbarten Ergebnisse in der Therapie von liebessüchtigen Menschen, so genannten „attraction junkies". Obwohl sie sich sehnlich eine solide Beziehung wünschen, stürzen sich Liebessüchtige von einer Affäre in die nächste. Häufig leiden sie wie Drogenabhängige unter Depressionen. Der New Yorker Psychiater Michael Liebowitz machte in Experimenten eine verblüffende Entdeckung. Verabreicht man Patienten über einen längeren Zeitraum MAO-Inhibitoren (Monoaminoxidase-Inhibitoren), die zu den Antidepressiva gehören und die schnelle Aufspaltung von PEA im Körper verhindern, verliert sich das abnorme Verlangen bei den Betroffenen und sie beginnen, in der Partnerwahl selektiver vorzugehen (Liebowitz, 1983). Ganz (heil-) praktisch folge ich Paracelsus' achtsamer Lehre: *„Dosis facit venenum"*, zu Deutsch *„Die Dosis macht das Gift"* (Paracelsus, dritte defensio, 1538).

Für weiteren Hochbetrieb in der Verliebtheits-Biochemie sorgen die drei Botenstoffe Dopamin, Norepinephrin und Serotonin. Der antreibende Botenstoff Dopamin wird immer dann im Gehirn ausgeschüttet, wenn uns etwas Neues widerfährt, das sich besonders gut anfühlt – wie die Verliebtheit. Vergleichbar mit der zudröhnenden Wirkung einer Dopingdroge, erzeugt die erhöhte Freisetzung des Belohnungsbotenstoffes ein emotionales Hochgefühl und fördert Konzentration und Handlungsbereitschaft. Deutliche Anzeichen, die auf einen erhöhten Dopaminspiegel schließen lassen, sind Herzklopfen, Appetitlosigkeit, Sehnsucht nach dem Intimus und manische Hochstimmung. Die Verliebtheit verleiht uns nicht nur Flügel, sondern verwandelt uns zudem in ein lebendes Ausrufezeichen!

In seinen sehnsuchtsvollen Briefen zeigte der als Großwildjäger und Haudegen verrufene Ernest Hemingway eine völlig andere Seite seiner Persönlichkeit. Die Verliebtheit ließ ihn eigene Grenzen überwinden. Dieses omnipotente Verhalten trifft auch auf Kokainsüchtige zu, die nur an den Suchtstoff denken und nichts anderes anstreben als den nächsten Kick. Tatsächlich sind akute Verliebtheit und Sucht in unseren Köpfen quasi identisch, weswegen eine Vielzahl neuerer Arbeiten die romantische Verliebtheit als eine Sucht deutet. Einspruch! Die Sucht ist eine Krankheit, das Verliebtsein ist gesund. Zwar bedeutet diese Phase für unseren Körper stürmische Zeiten, doch handelt es sich um einen natürlich aufputschenden Stress, durch den wir uns lebendig fühlen.

Norepinephrin (auch: Noradrenalin, ein Verwandter des Adrenalins), ein Neuropeptid mit ähnlich aufputschender Wirkung wie das Dopamin, vertreibt Müdigkeit und Hungergefühle. Insgesamt macht es uns risikobereiter. Wir verhalten uns exotisch und tätigen abgefahrene Dinge, die wir uns gewöhnlich nicht zutrauen würden (Die alberne „Sportskanone", die vor zehn Jahren in professioneller Roller-Blade-Montur versuchte, mit ihrem Sportsfreund im Schritttempo Schritt zu halten, bis sie total den Halt verlor, kann unmöglich ich gewesen sein ...). Darüber hinaus erhöht der Neurotransmitter kurzfristig die allgemeine Leistungsfähigkeit, unser Gedächtnis ist für neue Reize aufnahmefähig. Schwebend im Verliebtheitsrausch bleiben winzige Details und scheinbar nebensächliche Erlebnisse mit dem Partner in unserer Erinnerung haften. Selbst nach Jahrzehnten können wir uns noch detailliert an unsere ersten Erlebnisse als frisch Verliebte erinnern.

Liebes-Manie: Der Zusammenhang zwischen dem Botenstoff Dopamin und dem Verliebtheitsgefühl zeigt sich ebenfalls in der psychischen Manie-Erkrankung (griechisch: mania = Raserei, Wut, Wahnsinn, aber auch Begeisterung, Ekstase und Entrückung). Ein Maniker ähnelt im Akutzustand einem akut Verliebten. Er fühlt sich prächtig, macht die Nacht zum Tag, ist oft (in mehrere Personen gleichzeitig) verliebt, streunt viel herum, ist aktiv. Pathologischen Hintergrund bildet der Umstand, dass das Dopaminsystem in der „überkochenden Manie" übersteuert ist. In den für Liebe und für Stimmungsregulationen zuständigen Zentren brennen sozusagen die Sicherungen durch, es kommt zur vulkanartigen Dopaminausschüttung. Glücklicherweise ist dieser Ausnahmezustand dank Dopamin entgegenwirkender Präparate therapierbar. Mit Einnahme solcher Pharmazeutika wird die durch das Dopamin gesteuerte Informationsübertragung gebremst, wodurch wiederum das manische Verhalten gedrosselt wird.

Was sagt uns das in Bezug auf die Liebe? Auch akute Verliebtheit ließe sich durch Dopamin hemmende Mittel medikamentös behandeln. Aber wer will das schon? Im

Gegensatz zur Manie oder Sucht ist die Verliebtheit keine Krankheit. Der Gehirnforscher Manfred Spitzer fasst diese Einsicht in folgende beflügelnde Worte: *„Die Liebe verleiht Flügel, die Manie auch. Dennoch ist es nicht das Gleiche. Die Liebe ist die gesunde Vorderseite des Spiegels. Die kranke, hässliche Rückseite ist die Manie oder die Sucht"* (Spitzer, 2009).

Zwanghaftes Denken ist eine Hauptrequisite der Verliebtheit. Im Verliebtheitszustand sind wir gnadenlos auf die angehimmelte Person fixiert. Wenn unsere bessere Hälfte abwesend ist, übermannen uns Entzugserscheinungen. Folgerichtig ist ein Indiz dafür, dass die Verliebtheit der Vergangenheit angehört, der gegenteilige Effekt – wenn die Abwesenheit des Partners plötzlich zur Hochstimmung führt. Dass unsere Gedanken pausenlos um unsere Neueroberung kreisen, ist nicht auf einen persönlichen Dachschaden, sondern mitunter auf das deutlich reduzierte körpereigene „Glückshormon" Serotonin zurückzuführen. In der optimalen Konzentration macht uns dieser Hirnbotenstoff (der wie PEA auch beim Genuss von Süßigkeiten aktiviert wird!) ausgeglichen. Die italienische Psychiaterin Donatella Marazziti fand heraus, dass der Serotoninspiegel im Blut bei Verliebten im Durchschnitt um 40 % unter den Normalwert absinkt. Ein ähnlich niedriges Niveau zeigt sich ansonsten nur bei Zwangsneurotikern. So betrachtet ist Verliebtsein eine Art wohlbefindliche *„Mikro-Paranoia"*, wir sind süchtig nach unserem Liebling. Folgen wir den Worten des französischen Schriftstellers Marcel Aymé (1902–1967), so ist *„Liebe (...) der angenehmste Zustand teilweiser Unzurechnungsfähigkeit"*. Untersuchungen darüber, welche Schaltkreise und Strukturen genau bei Verliebtheit durch Norepinephrin und Serotonin angeregt werden, sind noch nicht abgeschlossen.

Wie ist die Verbindung von Stress und Verliebtheit zu erklären? Hintergrund für diese Konstellation bildet vermutlich die selbst gestellte Mutprobe, einen eigentlich fremden Menschen nah an uns heranzulassen und zugleich die Angst vor dem Unberechenbaren und vor Verletzung zu überwinden. Sich zu verlieben bedeutet für den italienischen Schriftsteller Francesco Alberoni, *„sich* *in einer anderen Existenz zu öffnen, ohne Garantie, dass dies realisierbar ist*". Es scheint, als beabsichtige die Natur, die Unterschiede zwischen den Geschlechtern für eine gewisse Zeit ins Gegenteil zu verkehren. Wie bereits erwähnt, gleichen sich die Testosteronspiegel von Mann und Frau in den ersten Beziehungsmonaten an. Während beim Mann die Konzentration abnimmt, steigt sie bei der Frau, in deren Blut regulär nur etwa ein Zehntel der männlichen Testosteronmenge zirkuliert, merklich an. Der hierdurch erzielte Effekt ist, dass beim Mann der Beschützerinstinkt geweckt und sein sexuelles Lustempfinden bis auf weiteres einzig auf diese eine Frau beschränkt wird. Bei der Frau wird unter dem Einfluss von Testosteron der Sexualtrieb derart angeregt, dass sie im weiteren Verlauf ihrer erotischen Stellproben irgendwann befruchtet wird und ein Kind empfängt – sofern dem nicht durch Verhütungsmaßnamen entgegengewirkt wird.

Wie alles Schöne im Leben, schwindet auch unser schillerndes Hochgefühl langsam, aber sicher. Das Glückssystem ist nicht auf Dauerbetrieb ausgerichtet. Unsere Hochlage flaut zusehends ab, da sich die Nervenenden im Gehirn mit der Zeit an die erhöhten Hormonwerte gewöhnen. Ganz allmählich (laut Weltgesundheitsorganisation nach 24–36 Monaten) beendet das Gehirn den sensorischen Rauschzustand. Der Reiz lässt nach und mit ihm die heftige Liebestrunkenheit. Das Gefühl der Vernarrtheit verwandelt sich, denn Verliebtheit auf Dauer ist in etwa so, als ob jeden Tag Silvester wäre: die reine Strapaze. Der Übergang vom romantischen Hoch zum bindenden Tief – pardon, zur tiefen Bindung – stellt eine heikle Phase dar. Für manch einen mag sie das Ende der Liebe bedeuten, für andere ist sie erst der Beginn.

Mit dem Wissen um all die strömenden Signalsubstanzen können wir selbst etwas „vorsorgen", indem wir gekonnt in unseren Hormonhaushalt eingreifen und das Verliebtheitsgefühl aktiv in Schwung bringen. Haben Sie mal wieder Lust auf eine Achterbahnfahrt der Gefühle? Nichts wie los! Wenn wir dem Psychologen Arthur Aron Glauben schenken, sollten wir unsere große Liebe tatsächlich zu einer realen Achterbahnfahrt – oder etwas ähnlich Aufregendem – einladen. Für einen Anstieg der PEA-Werte reichen bereits kleine erotische

Stimulierungen. So können wir unsere Hochgefühle immer aufs Neue durch Abenteuerlust in Fahrt bringen.

Faszinierenderweise bleibt die Leidenschaft besonders lebendig, wenn Liebe mit äußeren Widerständen, physischen oder sozialen Barrieren zu kämpfen hat. Psychologen sprechen vom *„Romeo-und-Julia-Effekt"*, wenn der Reiz des Verbotenen unsere Gefühle verstärkt. In Shakespeares Drama aus dem Jahr 1597 ist es die Familienfehde zwischen den Montagues und den Capulets, die ein reales Hindernis darstellt und fatalerweise die Liebe zwischen Romeo und Julia erst richtig entflammen lässt. Dem archetypischen Schicksalspaar wird bei all den ihnen widerfahrenden Turbulenzen gewiss nie langweilig. Ihre Begegnungen sind an einer Hand abzählbar, ihre knapp bemessene Zeit erfüllt von Sehnsucht nach dem nicht Lebbaren.

König Heinrich IV. von Frankreich (1553–1610) wehrte sich gegen den Widerstand einer ganzen Nation, als er am 2. März 1599 Gabrielle d'Estrées, die seit acht Jahren seine Geliebte war und ihm bereits drei uneheliche Kinder geboren hatte, den Verlobungsring ansteckte. Der besagte Ring war zugleich der Investiturring, mit dem ihm bei seiner Krönung Frankreich anvertraut worden war. Ab da waren ihre gemeinsamen Tage gezählt. Gabrielle d'Estrées wurde mutmaßlich aufgrund politischer Machenschaften hochschwanger vergiftet (offizielle Todesursache war eine Eklampsie), „per procurationem" wurde am 5. Oktober 1600 die Ehe zwischen Heinrich IV. und Maria de Medici besiegelt.

Einen Anlass zur Freude hatte hingegen Sigmund Freud, als er nach vier getrennten Jahren qualvoller Enthaltsamkeit, heimlicher Verlobung und etwa 1500 Liebesbriefen an *„Marthchen"* im September 1886 sein *„süßes Prinzeßchen"* Martha Bernays zur Frau nehmen durfte. Abgesehen von ein paar Kurztrips und seinen intensiven Seelenreisen hat sich das Freud'sche Ehepaar trotz sexueller Tiefpunkte zeitlebens nicht mehr getrennt.

Im 21. Jahrhundert sind es weniger soziale Verstrickungen, die das Verliebtheitsgefühl dauerhaft lebendig halten, als vielmehr das (freiwillige) Spiel von

Nähe und Distanz. Zeitgenössische Erscheinungen wie die „Miles-and-More"-Liebe oder „Living apart together" (das getrennt Zusammensein) halten Eros bei Laune.

Aufregung sorgt für Erregung: Wie stark leidenschaftliche Anziehung durch die Fehlattribution von Erregung angekurbelt wird, veranschaulichten die US-Psychologen Arthur Aron und Donald Dutton bereits 1974 in ihrem legendären „Brückenexperiment" (Experiment zur Konnotation von Arousal, Missattribuierung: Angst als Lust oder Verliebtheit interpretieren). Eine attraktive Mitarbeiterin des Forscherteams begab sich als Lockvogel auf die kanadische „Capilano Canyon Suspension Bridge", die mit 137 Metern längste Fußgängerhängebrücke weltweit, die in 70 Metern Höhe über einen reißenden Fluss ragt. Ein anderes Mal verweilte sie auf einer harmlosen drei Meter hohen Holzbrücke. An beiden Standorten forderte die Untersuchungsbeauftragte die männlichen Passanten zur Beantwortung eines Fragebogens auf. Für mögliche Rückfragen hinterließ sie in beiden Situationen ihre Telefonnummer.

Was glauben Sie wohl, welche Brückenüberquerer von dem Angebot am meisten Gebrauch machten? Die Männer der Hängebrücke griffen viermal häufiger (50 %) zum Telefon als jene der Holzbrücke (12 %)! Schnell hatten die Wissenschaftler eine Erklärung parat. In Gefahrlagen wie der wackligen Hängebrücke reagiert unmittelbar unser Gehirn, indem es ein Warnsignal an die Nebennieren sendet, die den hormonellen Bündnispartner Adrenalin ausschütten. Der Blutdruck steigt, unser Herz schlägt schneller, all unsere Körperkräfte werden mobilisiert. Sind wie im Fall des Brückenexperiments mehrere Erregungsquellen zugleich präsent, so hat unser Gehirn Schwierigkeiten, sich einen Reim auf den körperlichen Alarmzustand zu machen. Ist die Brücke die Ursache für die auftretende Erregung oder die verlockende Frau? Unser Gehirn entscheidet im Zweifel für die Angesagte. Die Mehrdeutigkeit der Sachlage hat nicht selten eine Fehlinterpretation zur Folge. Die schlagkräftige Wirkung (flauer Magen, zittrige Knie, erhöhter Puls) wurde beim Brückenexperiment der Interviewerin zugeschrieben, die unter diesen aufreibenden Umständen noch anziehender wirkte. Die Aufgeregtheit der Männer wandelte sich in Erregtheit *(Dutton und Aron, 1974)*.

Die hier beschriebene Gefühlsverwechslung, die sich nachhaltig in unserem Gehirn eingräbt, wird in der Wissenschaft als „*Erregungstransfer*" bezeichnet. Dieser kann derart raffiniert ablaufen, dass er uns nicht im Ansatz bewusst ist.

Begegnen wir in einer aufwühlenden Situation einem für uns sexuell anziehenden Menschen, fällt unsere emotionale Reaktion offenbar heftiger aus als sonst. Eros kann in den ungelegensten Situationen zuschlagen. So manch einem von uns ist sein Herz auf dem OP-Tisch, während einer Prüfung, nach einer Karambolage oder im stecken gebliebenen Fahrstuhl entflammt. Wenn wir Argwohn hegen oder Gefahr wittern, geraten wir in einen Erregungszustand, der fahrlässigerweise der anwesenden Person zugeschrieben wird – wir deuten unsere körperliche Erregung als Verliebtheit. Bis zu 15 % aller Liebesgeschichten sollen durch einen solchen Erregungstransfer initiiert sein, so Arthur Aron. Denken Sie mal genau nach, wo, wann, wie und unter welchen Umständen Sie sich einst in Ihre(n) (Ex-)Partner(in) verliebt haben ...

Hormongesteuerter Liebeszirkus hin oder her, bevor der wilde Mix aus körpereigenen Opiaten in unseren Köpfen Alarm schlägt, muss etwas in und mit uns stattgefunden haben. Etwas, das all die hormonellen Glücksbringer überhaupt erst auf Trab bringt. *„Das steht doch nicht bei einem selber, wen man lieb gewinnen soll"* heißt es beim norwegischen Schriftsteller Henrik Ibsen (1828–1906) – und so ist es: Noch bevor wir eine Entscheidung treffen, ist sie auch schon gefallen. Hirnforscher sind davon überzeugt, dass das, was zwei Menschen miteinander verbindet, zu 90 % unbewusst ist. Wen wir begehrenswert finden, entscheidet zum Großteil unser limbisches System auf Grundlage frühkindlicher Prägungen und darauf aufbauender Liebeserfahrungen.

Der amerikanische Gehirnforscher Antonio Damasio bezeichnet als „Emotion" den Reflex unseres Körpers auf einen äußeren Reiz, ohne dass unser Bewusstsein beteiligt ist. Begegnen wir unserem Traumprinzen oder unserem Dornröschen, reagiert unser Körper in nur einigen hundert Millisekunden mit den typischen Symptomen. Das Gefühl der Verliebtheit entsteht jedoch erst Bruchteile einer Sekunde später im Kopf. Es ist die mentale Verarbeitung dessen, was sich im so genannten Körpertheater zuträgt. Verliebtheit startet demzufolge als chemische Reaktion im Körper, im Kopf wird sie zu einem Gefühl, immer in dieser Reihenfolge. Somit sind Körper und Geist auch in Liebesdingen gänzlich aufeinander angewiesen. Liebe gelingt nun einmal nicht ohne

Liebe: „*Was das Herz nicht aufnimmt, lässt der Verstand nicht rein*", postulierte seinerzeit Arthur Schopenhauer. Einfluss haben wir nur darauf, ob wir beispielsweise zum x-ten Mal mit einem bestimmten Typ Mensch schlechte Erfahrungen machen oder in Zukunft besser die Finger von diesem Modell lassen. Das bedeutet, unser bewusst denkendes Ich ist eine Art Qualitätssicherungsprogramm, das uns im besten Fall vor kopflosen Entscheidungen schützen kann.

Ein großer Hoffnungsschimmer am Liebeshorizont ist, dass allen bisherigen Vermutungen zum Trotz das lodernde Anfangsfeuer nicht zwangsläufig einer versiegenden Glut weichen muss. Neurowissenschaftler sind mittlerweile der Überzeugung, dass die romantische Liebe auch über viele gemeinsame Reifeprüfungen und Wanderjahre hinweg durchaus eine Chance hat, fortzubestehen und nicht chancenlos dem „Zahn der Zeit" ausgeliefert ist. Selbst wenn das kosmische Kribbeln irgendwann zugunsten von geerdeten Gefühlen nachlässt, bleibt tief in unserem Innern die Erinnerung an den Anfangszauber gespeichert – und kann wieder erweckt werden.

4.4 Geteilte Welt im Zirkuszelt

Die Bindung: Gemeinsam in die gleiche Richtung blicken

„*Liebe bedeutet nicht nur, daß man sich gegenseitig in die Augen schaut, sondern auch, daß man gemeinsam in die gleiche Richtung blickt*". Stützt man sich in Beziehungsfragen auf dieses harmoniegeschwängerte Zitat des französischen Schriftstellers Antoine de Saint-Exupéry (1900–1944), so muss hinzugefügt werden, dass dessen größte Leidenschaft dem Fliegen galt. Dementsprechend blieb den „Co-Pilotinnen" an seiner Seite gar keine andere Wahl, als in die von ihm angepeilte Richtung zu blicken (übrigens eine bei Männern beliebte Sichtweise in Sachen Paar-Hierarchie …). Als Saint-Exupéry seine Ehefrau, die zweifach verwitwete Malerin und Bildhauerin Consuelo Suncín Sandoval (1901–1979), im Salon der „Amigos del Arte" in Buenos Aires zum ersten Mal sah, war er von ihrem sprühenden Temperament derart ergriffen, dass er sie mit einem Flugzeug entführte, um ihr die Sterne und den Sonnenuntergang über dem Rio de la Plata zu zeigen. Während des waghalsigen Fluges drohte er ihr, die Maschine abstürzen zu lassen, falls sie ihn nicht küsse und seine Frau werde. Sie küsste ihn.

Nicht immer blickte Saint-Exupéry in die gleiche Richtung wie seine Muse. Ein ums andere Mal kam der Wankelmütige vom angepeilten Beziehungskurs ab und stürzte sich blindlings in stimulierende Seitensprünge. Die Ehe der beiden Künstler verlief, bedingt durch seine häufige Abwesenheit und seine zahlreichen Affären, äußerst turbulent. Trotz mehrerer dramatischer Trennungen und Versöhnungen, bewahrte Antoine de Saint-Exupéry Zeit seines kurzen Lebens die tiefe Liebe zu Consuelo. Symbolisiert durch die schöne, einzigartige Rose, die *„Der kleine Prinz“* so sehr liebt, ist Consuelo die Schlüsselfigur seines bekanntesten Werkes.

Wir alle sehnen uns nach dieser einen Lebensliebe mit unserem überirdischen Trapezpartner. Eine Beziehung soll es sein, in der SEELENHEIMAT, LOYALITÄT und VERBUNDENHEIT groß geschrieben werden und der vertraute Körper doch immer aufs Neue verlockt. Nebeneinander in zwei Liegestühlen zu sitzen und simultan einen Orgasmus zu haben, so verbildlicht der „Mann ohne Eigenschaften“-Autor Robert Musil sein Ideal des Einklangs von sinnlicher Glückseligkeit und geistiger Geilheit.

Was folgt nach der ersten Verliebtheit, wenn wir am Beziehungswendepunkt ankommen und darüber entscheiden müssen, ob das Liebesfass halb voll oder halb leer ist? Ist aus dem einst galoppierenden Rennpferd ein dressierter oder gar lahmer Gaul geworden? *„Der Unterschied zwischen Liebschaft und Liebe ist ungefähr der gleiche wie zwischen einem Gassenhauer und einer Symphonie“*, tönte der österreichische Komponist Alban Berg (1885–1935). Sein eigenes Leben war allerdings kein wohltemperiertes Glanzstück – gegenüber der Geliebten Marie Scheuchl und seiner unehelichen Tochter Albine verhielt er sich eher taktlos.

PEA, Testosteron und Dopamin ergeben noch lang kein Evergreen. Bei Verbindungen, die einzig auf Leidenschaft beruhen, kündigt sich das Beziehungs-Aus an, sobald das Botenstoff-Feuerwerk verschossen ist. Wir sollten jedoch nicht direkt schwarzsehen, wenn die rosarote Brille ihre Wirkung verliert. Damit die Beziehung Haltbarkeit erlangt, folgt nach der Funken sprühenden Verliebtheit unweigerlich das so genannte *Differenzierungsstadium*. In dieser meist Monate andauernden Phase wird das Fundament für ein stabiles Miteinander gelegt. Wir lernen, in Auseinandersetzungen unsere eigenen Ansichten zu vertreten und den Standpunkt des anderen zu akzeptieren. Wichtige Lebensfragen werden abgeklopft und gemeinsame Werte festgelegt. Dies ist die Chance, unsere Verliebtheit in eine ruhigere und gleichsam reifere Form zu transformieren. Mit zunehmender emotionaler Bindung zwischen den Partnern verwandelt sich der anfänglich turbulente Liebeszauber in Geborgenheit. Die Paarbindung ist nun auf Beständigkeit angelegt – es entsteht das, was wir gemeinhin als „Liebe" bezeichnen.

Ein Schwinden der anfänglichen Begeisterung ist in dieser Beziehungsphase wahrscheinlich auf eine unpräzise „Datenanalyse" zu Beginn der Liebschaft zurückzuführen. Mittlerweile arbeitet unsere interne Informationsauswertung wieder neutraler und korrigiert das anfängliche Idealbild – zu unserer Unzufriedenheit – nach unten. Die dauerhafte Bindung zwischen zwei Menschen beruht im Gegensatz zur romantischen Verliebtheit auf einem rationalen Fundament. In ihr gibt es Raum zum Abwägen und Zeit für Reflexion, weshalb der Heidelberger Psychologe Arnold Retzer sie als *„Liebe mit Vernunft"* charakterisiert. Das klingt mir persönlich zu sehr nach Kalkül. Ich spreche im Liebeszirkus lieber vom Zeichen setzenden „Tusch" nach dem beeindruckenden Eröffnungssalto. Das innere Bild des Traumpartners formt sich zu einer realen Person, die die anfängliche Verklärung schlagartig entnebelt. Das Gelingen dieser „Entidealisierung" ist Voraussetzung dafür, dass man den anderen lieben kann, wie er „wirklich" ist – ohne Maskerade, mit all seinen Ecken und Kanten. Hier liegt eine der größten Herausforderungen im Liebeszirkus: Funktioniert die Galavorstellung auch noch, wenn mein Gegenüber nicht perfekt ist? Wenn ich nicht perfekt bin?

Die Leidenschaft erfährt in diesem fortgeschrittenen Stadium in aller Regel deutliche Abstriche. Andererseits würden wir bei fortdauernder Wirkung der explosiven Botenstoff-Mischung in unserer Verliebtheitssymbiose irgendwann ersticken. Um in unserem Liebes-Mikrokosmos nicht durchzudrehen, ist dies eine besonnene Einrichtung der Natur. Nach dem Rausch der Liebestrunkenheit verlangen der ausgeblendete Alltag, vernachlässigte Arbeit und stiefmütterlich behandelte Freunde wieder unsere loyale Geistesgegenwart. Die Beziehung muss sich als liebes- *und* lebenstauglich erweisen. „*Die Mühen der Berge haben wir hinter uns, vor uns liegen die Mühen der Ebene.*" Bertolt Brecht (1898–1956) schrieb diese Worte und das dazugehörige Gedicht „*Wahrnehmung*" zwar 1949 als Kommentar zur gesellschaftlichen Entwicklung in der DDR und der Geschichte der beiden deutschen Länder nach 1945. Doch im Grunde funktioniert auch unser Liebeszirkus so konsequent wie ein politischer Verwaltungsbezirk – mit täglichen Neuwahlen!

Internationale Statistiken zeigen, dass der Höhepunkt der Scheidungsrate nicht wie allgemein vermutet im verflixten siebten, sondern um das vierte Ehejahr liegt. Wir wissen allerdings auch, dass Statistiken uns gewöhnlich nur die halbe Wahrheit liefern können. Was mit Gewissheit gesagt werden kann ist, dass Beziehungen in unseren westlichen Breitengraden heutzutage nicht mehr auf wirtschaftlichen und sozialen Zwängen beruhen, sondern auf der Sehnsucht nach emotionaler Erfüllung. *Pure Relationship* (*Reine Beziehung*) nennt der englische Soziologe Anthony Giddens diesen gesellschaftlichen Konsens: Beziehungen werden um ihrer selbst willen eingegangen und haben nur so lange Bestand, wie die Beteiligten sich darin wohlfühlen. Gefragt sind Qualitäten wie Intimität, Tiefgang, Austausch, Offenheit und erfüllter Sex. Wenn wir meinen, dass unsere emotionalen, intellektuellen oder sinnlichen Ansprüche auf der Strecke bleiben, haben wir die Möglichkeit, uns zu trennen. Der Mensch, ein unbeständiges Gefühlstier! Übrigens: Zwar sind alle Säugetiere sexuell aktiv, doch nur 3 % aller Arten, darunter die meisten Exemplare von *Homo sapiens*, streben nach Monogamie.

Naturwissenschaftlich konnte bis heute noch nicht endgültig entschlüsselt werden, wie die Reaktionskaskaden in unserem Gehirn genau ablaufen, die bei der Verfestigung einer Beziehung involviert sind. Wir wissen, dass die chemisch miteinander verwandten Botenstoffe Oxytocin und Vasopressin bei jeglicher Form von Streicheleinheiten freigesetzt werden – sie sind verantwortlich für die Ausbildung von sozialem Vertrauen. Verhaltensforscher wie der renomierte Irenäus Eibl-Eibesfeldt folgern daraus, dass häufiger (einvernehmlicher, befriedigender) Sex die Paarbindung verstärkt. Sexualität bereitet also nicht nur Lust, sondern fördert auch den Bindungsprozess, er hat eine reproduktive und eine soziale Funktion.

Von Mäusen und Menschen: Die Bedeutung von Oxytocin und Vasopressin für unser Bindungsverhalten offenbarte sich bei epochalen Experimenten an Nagetieren. Da deren Liebessysteme in naturkundlicher Hinsicht den unsrigen ähneln, eignen sie sich ideal als Forschungsmodell. Zu Beginn der 90-er Jahre beobachtete man bei Präriewühlmäusen (Microtus ochrogaster) und bei Bergwühlmäusen (Microtus montanus), dass die eine Mausart monogam lebt, die andere „casanova-like" polygam. Während die Präriewühlmaus eine lebenslange Partnerschaft eingeht, in der das Paar den Nachwuchs gemeinsam aufzieht, ist die Bergwühlmaus ein Einzelgänger, der wahllos seine Sexualpartner wechselt und sich kaum um den Nachwuchs kümmert. Der Neurologe Thomas Insel und sein Forscherteam von der Emory Universität in Atlanta untersuchten die Gehirne beider eng verwandter Arten von Wühlmäusen und fanden dabei heraus, dass die treue Präriewühlmaus im Vergleich zu ihrer Artverwandten nicht nur höhere Oxytocin- und Vasopressinkonzentrationen im Blut aufweist, sondern dass sie zudem über erheblich mehr Rezeptoren verfügt, an die die beiden Hormone andocken können.

Die Wissenschaftler gingen der tierischen (Un-)Treue auf den Grund, indem sie die Gehirnchemie beider Mausarten manipulierten. Der untreuen Bergwühlmaus wurde Oxytocin injiziert, woraufhin sie mustergültig treu wurde. Bei der treuen Präriewühlmaus blockierte man die Oxytocin- und Vasopressinproduktion, was sie auf der Stelle wild werden und die ehemals soziale Mäusebeziehung umgehend scheitern ließ. Aus die Maus! Das Mäuse-Männchen reagierte sogar mit totaler Gleichgültigkeit, als sein sexgieriges Weibchen nach einem neuen Mäuschen Ausschau hielt. Das Sexualverhalten monogam/nicht monogam scheint bei Mäusen tatsächlich durch das Oxytocin und Vasopressin bedingt zu sein. Verändert man deren Konzentrationen, so ändert sich auch das Paarungsverhalten *(Froböse, 2004)*.

Ausnahmen bestätigen die Regel: Der Populationsgenetiker Gerald Heckel vom Zoologischen Institut der Universität Bern will 2006 nachgewiesen haben, dass alle weiteren 23 Mäusearten zwar über Oxytocin- und Vasopressin-Rezeptoren im Gehirn verfügen, sie sich aber im Gegensatz zur Präriewühlmaus allesamt treulos verhalten. Und selbst der Präriewühlmaus wird nachgesagt, dass sie manchmal unstet ist und bei der einen oder anderen Zaubermaus rattenscharf wird. In Anbetracht dessen ist die Existenz eines Treuegens äußerst zweifelhaft *(Fink, Excoffier und Heckel, 2006)*. Fazit: Bei Mäusen wie bei Menschen hat die Treue ihre Grenzen!

Da unser Liebesverhalten doch gewöhnlich um einiges vielschichtiger ist, lassen sich Maus und Mensch natürlich nicht uneingeschränkt in einen Topf werfen!

Die ersehnteste Droge für den Menschen ist der andere Mensch, weswegen Oxytocin auch gern als „Langzeitklebstoff" für Liebesgemeinschaften betrachtet wird. Der im Hypothalamus produzierte Stoff wird in der Fachliteratur als Bindungs-, Wohlfühl- und Orgasmushormon, kurz, als multitaskes Allzweckhormon für die Liebe bejubelt. Zum einen wird es verstärkt produziert, sobald es zu einer Vertrauen stiftenden Begegnung kommt. Zum anderen hat es aber auch den umgekehrten Effekt, Bindungen, die zu seiner Freisetzung geführt haben, durch wachsendes Vertrauen rückwirkend zu stabilisieren. Menschen, die durch ihre Liebe und Zuwendung unsere Oxytocinproduktion stimuliert haben, speichern wir mitsamt den an sie gebundenen positiven Gefühlen unbewusst in den Emotionszentren unseres Gehirns ab. Von nun an wirken diese Personen wie ein Stimulanz. Sobald sie real oder in unserer Vorstellung auftauchen, aktivieren sie unsere Motivationssysteme und wecken eine Sehnsucht nach „mehr". Da wir auf Bindung geeicht sind, sind wir bereit, viel in die Beziehung zu solchen Menschen zu investieren.

Oxytocin (der Begriff stammt aus dem Griechischen und bedeutet „flinke Geburt") mischt nicht nur in der vertrauensvollen Bindung zwischen Mann und Frau mit, sondern auch zwischen Mutter und Kind. Es reguliert die Wehen bei der Geburt eines Kindes, fördert die Milchbildung in der Brust der

Mutter sowie den Bindungsprozess zwischen Mutter und Kind. Ausgelöst durch dieses Peptidhormon, geschieht im Gehirn der Mutter etwas ganz Existenzielles. Sie „verliebt" sich bedingungslos in ihr Neugeborenes. Dieses Naturwunder ist in den ersten Wochen und Monaten vor allem für das Kind von Vorteil, wenn es die Mutter mit unersättlichen nächtlichen Weckrufen hin und wieder an körperliche und psychische Grenzen treibt. Auch der Vater hat an dieser neuen Liebe teil, sein Oxytocinspiegel steigt ebenfalls, wenn er mit seinem Kind schmust. All diese elementaren Bindungsprozesse finden nicht oder nur eingeschränkt statt, wenn man Oxytocin oder die Rezeptoren für den Stoff blockiert.

Die Notwendigkeit von grundlegenden Bindungen für ein beständiges (Liebes-) Leben kann nicht überbetont werden. Kinder mit unsicherer Bindung sind in ihrem späteren Leben eher scheu, verschlossen und zurückgezogen. Das durch den britischen Psychiater John Bolwby und den US-amerikanischen Psychologen Harry Harlow entdeckte Bindungssystem ist sowohl für das Überleben des Säuglings existenziell, als auch für die spätere vertrauensvolle Bindung zwischen zwei Partnern. Auch für Sigmund Freud ist die bedingungslose Eltern-Kind-Liebe und das daraus entstandene Bedürfnis nach Bindung und Nähe die Urform und somit Ausgangspunkt für die spätere Liebe zwischen Mann und Frau.

„*Positive Illusionen*", d.h. der feste Glaube, den idealen Lebensgefährten gefunden zu haben, sind zweifelsfrei ein Universalmittel, von dem die Liebe profitiert. Eine traumhafte Feststellung machten Psychologen der University of Texas in einer Langzeitstudie an 168 Ehepaaren. Hiernach sollen am besten diejenigen Ehen halten, bei denen mindestens einer der Ehepartner vom anderen denkt, dass er ihn stärker liebe, als dies tatsächlich der Fall ist!

Dass wir zur Bestärkung unserer Zuneigung und zur Zerstreuung unserer Zweifel positive Geschichten über den Partner konstruieren, wollen die US-amerikanischen Psychologen Sandra Murray und John Holmes in ihrer Studie zum Liebesglück von über hundert jungen Paaren in den 1990er-Jahren herausgefunden haben. Unser Gehirn unterstützt uns in der Schönfärberei: Rückwirkend schenken wir erfreulichen Erlebnissen trauter Zweisamkeit mehr Aufmerksamkeit als negativen – vorausgesetzt, wir sind vom Grundgefühl her glücklich mit unserem Partner. Mit etwas Schicksalsgüte bewirken unsere positiven Zuschreibungen und unser daran orientiertes Verhalten womöglich eine Annäherung von Partner- und Traumbild … quasi als *self-fulfilling prophecy*!

Dass die Leidenschaft auch bei langjährigen Partnerschaften noch lodern kann, wollen Helen Fisher und ihr Wissenschaftsteam in jüngsten Studien über Langzeitpaare per funktioneller Magnetresonanztomographie herausgefunden haben. Die Liebesforscher maßen bei 17 Versuchsteilnehmern, die im Durchschnitt 21 Jahre mit ihrem Partner zusammen waren und nach eigenen Angaben noch immer intensive Liebe füreinander empfanden, den Aktivitätslevel in bestimmten Gehirnregionen. Man zeigte den Testpersonen ein Bild ihres Lebensgefährten abwechselnd mit der Aufnahme einer neutralen Person und beobachtete ihre Gemütsregungen im Gehirnscanner. Die Aufnahmen ließen erkennen, dass beim Gedanken an den Liebsten das ventrale Tegmentum und sein Nucleus accumbens in erhöhter Erregung waren. Diese Aktivierung stimmt mit derjenigen überein, die man in früheren Untersuchungen bei frisch Verliebten entdeckt hatte. Eine erhöhte Aktivität in diesen Hirnbereichen deutet die Neurowissenschaftlerin Lucy Brown vom Albert Einstein College of Medicine in New York als unbestreitbaren Beleg für eine romantische Liebesbeziehung. Die Wissenschaftler schlossen aus den Ergebnissen, dass unser Begehren für den anderen sogar über Jahrzehnte andauern kann.

Abenteuerlust vermeidet Beziehungsfrust: Inspiriert durch die Beobachtung, dass wir in aufregenden Situationen für das Verlieben empfänglicher sind, fragte sich der Brückenexperimentator Arthur Aron, ob es möglich ist, die Liebe durch kleine Abenteuer und Adrenalinschübe beständig lebendig zu halten? Er überprüfte seine Idee in Versuchen. So schickte er an Händen und Füßen zusammengebundene Paare mit einem Kissen zwischen ihren Körpern manövrierend in einer Turnhalle über einen Hindernis-Parcours.

Vor und nach Abschluss der bewältigten Aufgabe ermittelte der Forscher die Zufriedenheit der Paare mit ihrer Beziehung. Und tatsächlich: Nachdem sie von den Fesseln befreit waren, fühlten sich die Partner einander näher als kurz vor dem Experiment. Vergleichspaare, die gemütlich durch die Turnhalle spaziert waren, vernahmen keinen Gefühlsunterschied. Die neue Herausforderung soll die Anregung der Dopaminproduktion verursacht haben. Ein klassischer Fall von „Erregungstransfer". Die Versuchsteilnehmer führten ihr Herzklopfen offensichtlich nicht nur auf den Parcours zurück, sondern auch auf den Partner (Es ist immer wieder erstaunlich, was Autosuggestion bewirken kann!). Das Fazit des Psychologen lautet, dass gemeinsame Herausforderungen ein Paar im wahrsten Sinne des Wortes aneinander binden. *(Aron et al., 2000).*

Zum „Wir" durch Neu-Gier: Dass der Verstärkungseffekt auch langfristig Auswirkungen hat, zeigte Arthur Aron in einem weiteren Versuch. Er unterteilte 60 Paare, die im Durchschnitt über 14 Jahre verheiratet waren, in zwei Gruppen. Der einen Gruppe verschrieb er jede Woche, anderthalb Stunden lang etwas vergnügliches Neues zu unternehmen, wie einen Berg besteigen, ein Konzert besuchen, Tanzen gehen, Skifahren. Die andere Gruppe musste sich mit Aktivitäten begnügen, die sie als angenehm, aber nicht ungewöhnlich reizvoll empfanden, wie Freunde besuchen oder gemeinsam kochen. Zehn Wochen später befragte Aron die Testpersonen nach ihrem Eheglück. Die Abenteuerpaare waren eindeutig zufriedener miteinander als vorher. Bei der anderen Gruppe hatte sich kaum etwas verändert, die Stimmung war eher leicht gesunken *(Reissman et al., 1993)*. Was lässt sich aus dieser Erkenntnis folgern? Liebe bedeutet auch, sich wie in einer Clownreprise immer wieder aufs Neue gemeinsam mit dem Partner auf die Suche nach dem Nerven kitzelnden Abenteuer zu machen.

Wenn auch nur rar gesät, gibt es die Vorzeigefälle romantischer Liebe tatsächlich, denen der Balanceakt aus Nähe und Distanz dauerhaft gelingt. Der US-Schauspieler und Regisseur Paul Newman begegnete seiner Frau Joanne Woodward, die wie er am Broadway engagiert war, zum ersten Mal im Jahr 1952. Das Hollywood-Dreamteam pflegte von Beginn an ein Ritual als Beweis ihrer Liebe. Newman trug allzeit eine Thermosflasche mit Kaffee bei sich, den Woodward für ihn gekocht hatte – für ihn der beste Muntermacher der Welt! Newman starb 2008 nach genau 50 Ehejahren in seinem Haus in Westport, Connecticut. Ihre Liebe zueinander blieb immer lebendig. Hierzulande sind

Altbundeskanzler Helmut Schmidt und Ehefrau Loki mit 68 Jahren Ehe (Stand 2010) das skandalfreie Vorzeigepaar, das weder im eigenen Alltags- noch im Zigarettenmief zu ersticken scheint. Mein liebstes prominentes Glanzpaar sind die Schauspielerin Senta Berger und der Filmregisseur Michael Verhoeven, die sich 1963 bei den Dreharbeiten zu „Jack und Jenny" begegneten und seit 1966 verheiratet sind. Trotz internationaler Beschäftigung fanden beide immer einen Weg, ihre Lebensliebe zu verwirklichen.

Langeweile ist der Feind des Gehirns, wie uns auch die Hirnforschung bestätigt. Liebe braucht unbedingt Neugier. Von der Neurobiologie zur Soziologie des Alltags ist es nur ein kleiner Schritt. Die Grunddynamik unseres modernen Lebens wünscht sich spannende Pfade, keine verstaubten Beziehungssackgassen. Gemeinsam Aufregendes erleben, immer wieder den Reiz des Neuen suchen, Bewunderung und Respekt für den Partner bewahren – das ist es, was die Liebe lebendig hält. Das feurige Spiel mit Lust und Leidenschaft gelingt, solang die geliebte Person ein Stück weit unbekanntes Wesen, eine Projektionsfläche für unsere Sehnsüchte bleibt. Und auch, wenn sich unser(e) anfängliche(r) Himmelsstürmer(in) mit zunehmender Bodennähe als relativ normale(r) Ballonfahrer(in) enttarnt – mit Fantasie und einem grundsätzlichen Glauben an die Liebe kann die Flamme der ersten Begegnung immer wieder entzündet werden. Auch ein Ballon kann mit einem solchen Feuer große Höhen erreichen. Und in seinem Korb lässt sich vortrefflich „*gegenseitig in die Augen schauen*" und „*gemeinsam in eine Richtung blicken*"!

4.5 Wozu der ganze Hokuspokus?

Liebe lässt sich nicht dressieren

In der Liebe kämpfen wir mit einem unlösbaren Dilemma: Wir setzen in sie zu viele Erwartungen. Unsere Lust verlangt nach Aufregung und Leidenschaft. Die Verliebtheit verzehrt sich nach Romantik und Nähe. Die Bindung strebt nach Seelenfrieden und Sicherheit. Wir wollen Gefühlsfacetten kombinieren, die kaum in Einklang zu bringen sind und sich teils sogar ausschließen.

Begehren und Geborgenheit miteinander zu vereinbaren ist in etwa so sinnvoll, wie der Versuch, Wasser mit Öl zu mischen. Gerührt oder geschüttelt, dieser Balanceakt kann uns nur gelingen, wenn wir bereit sind, diese Beziehungsebenen mit der ihnen gebührenden Würde zu leben. Das eine Mal hat die leidenschaftliche Ebene die Übermacht, das andere Mal die partnerschaftliche. Die Liebe ist ein Gesamtkunstwerk, an dem wir ohne Aussicht auf Vollendung mit Geschick meißeln. Die verschiedenen Elemente und Aspekte der Liebe ähneln der Dynamik einer musikalischen Erfahrung – wir alternieren zwischen laut und leise, langsam und schnell, von Wellenberg zu Wellental. Es ist der Rhythmus unserer Lebendigkeit.

Wenn wir doch theoretisch all die körpereigenen Liebesdrogen kennen, die für unsere amourösen Emotionen verantwortlich sind, müsste es in absehbarer Zukunft möglich sein, Liebe auf Rezept zu verschreiben. Wir könnten zielgerichtet mit Pharmazeutika in unseren Hormonhaushalt eingreifen, um uns liebestoll zu „dopen", weit jenseits aller mechanistischen Viagra-Effekte. Es wäre möglich, in unserem Traumpartner das Gefühl tiefer Liebe zu provozieren … Da auf der Landkarte unseres Bewusstseins und Unterbewusstseins glücklicherweise noch viele weiße Flecken bestehen, bleibt die Menschheit wohl von derartigen Versuchungen noch eine Weile verschont. Und selbst wenn eines Tages das letzte biochemische Schloss geknackt ist, sollten wir eine wesentliche Tatsache nicht vergessen: Die Biochemie ist nicht Urheber der Liebe, sondern lediglich eine Art Dienstleister, ein Requisiteur innerhalb unseres farbenprächtigen, unergründlichen Liebeszirkus. Die Liebe bleibt für jeden von uns eine ganz eigene, „eigen-artige" Empfindung. Wenn wir lieben, interessiert uns weder die Biochemie noch der Fortbestand unserer Spezies. In einem Interview mit dem „Spiegel" (25.07.1994) mahnte der österreichische Philosoph Paul Watzlawick (1921–2007) in weiser Voraussicht: *„Da gibt es Leute, die leuchtenden Auges behaupten, daß man in drei bis fünf Jahren nicht nur die biochemischen Ursachen sämtlicher seelischer Störungen erforscht haben wird, sondern auch die biochemischen Grundlagen der Liebe und der Kreativität. Ich hoffe, daß ich bis dahin nicht mehr auf der Welt bin."* Zumindest dieser Wunsch wurde dem großen Visionär gewährt – er schied rechtzeitig aus dem Leben.

Wozu überhaupt der ganze Hokuspokus? Warum können wir uns nicht einfach simultan verlieben, glücklich zusammenleben und ausschließlich einen Menschen sexuell begehren? Das wäre für uns alle entspannter und hinsichtlich Zeit, Gefühl und Kapital viel ökonomischer. Evolutionsbiologen halten diesem Wunsch schnell entgegen, dass wir Menschen nicht auf der Welt sind, um glücklich zu sein, sondern um uns fortzupflanzen. Ich denke dennoch, nicht alles lässt sich lückenlos mit dem obersten „Affenmemento" begründen. Dagegen sprechen schon allein die sich im Verlauf unserer Geschichte radikal wandelnden Bilder und Definitionen von Liebe. Im Römischen Reich, im Mittelalter und in der frühen Neuzeit wurde regelrecht Heiratspolitik praktiziert. Partnerschaften wurden von den Familien arrangiert – (und sie werden es heute noch, sobald wir über den engen Tellerrand unseres westlich-okzidentalen Spektrums blicken!). In dieser Gesellschaftsform diente die Ehe als politisches Instrument und zur Maximierung des Eigentums. Ehebruch stand dementsprechend auf der Tagesordnung. Griechen und Römer befriedigten ihre sexuelle Lust ganz selbstverständlich in Affären. Lust, Verliebtheit und Bindung waren völlig voneinander abgekoppelt.

Für den Bestsellerpublizisten Richard David Precht liegt der Verdacht nahe, dass die romantische Liebe, die biologisch keinen Sinn macht und sogar gegenläufige Interessen zur Sexualität hat, die „Umleitung" eines Gefühls, abgeleitet aus der biologisch notwendigen Elternliebe, ist. Der Umstand, dass wir unsere Liebe exklusiv auf eine Person richten und uns mit ihr (für einen mehr oder weniger langen Zeitraum) verbinden, hält uns geradezu davon ab, unser genetisches Mitbringsel möglichst großzügig zu verteilen. Biologisch betrachtet sind wir Verliebten die reinsten Reproduktionssaboteure!

Der anglo-amerikanische Kybernetiker Gregory Bateson (1904–1980) versucht einen interessanten Brückenschlag zwischen den Prozessen der Evolution (Natur) und den Prozessen des Lernens (Geist): Unser Geist, d. h. unser soziales Miteinander, ist das Produkt der Natur. Er wirkt aber auf die Natur zurück und hilft ihr, sich permanent zu reproduzieren bzw. zu verändern. Der Mensch ist biologisch betrachtet ein Mängelwesen, weshalb er in seiner Organisation auf geistige Welten hin angelegt ist. Im Gegensatz zum Tier, bei dem die Emotion dem Überleben dient, hat sich unser menschliches Gehirn seit der Steinzeit weiterentwickelt. Wir können über unsere Großhirnrinde durch Vernunft und Gefühlskontrolle die Wirkungen der Liebe zumindest teilweise mitbestimmen. Dies geschieht, indem wir von uns selbst abstrahieren, uns zu uns selbst in Bezug setzen und unser Verhalten reflexiv deuten.

Was die Evolutionsbiologen in ihrer omnikausalen Fortpflanzungstheorie ausblenden, darauf weist der Neurobiologe Gerald Hüther hin: Der Mensch kommt mit einem hoch differenzierten, lernfähigen Gehirn zur Welt. Es bedarf eines reichhaltigen Angebotes geistiger, emotionaler und sozialer Impulse, um ein „Kind der Liebe" und ein liebender Mensch zu werden. Der wertvollste Schatz, den ein Mensch dabei besitzt, sind Erfahrungen. Je mehr Lebensimpulse, desto reichhaltiger ist das „Netz der Gefühle", desto höher ist die emotionale Intelligenz des Menschen. Die „Intelligenz des Herzens", d. h. die Fähigkeit, sich in die Gefühlswelt eines anderen hineinzuversetzen, zeichnet das menschliche Gehirn gegenüber allen anderen Nervensystemen aus. Diese Sprache der Gefühle ist unser wichtigstes kommunikatives Werkzeug im Dienst der Liebe.

Wir Menschen sind *„Liebesartisten in der Zirkuskuppel"*. Im Gegensatz zum triebgesteuerten Tier, das einem kausalen Reiz-Reaktions-Schema folgt, handeln wir wesentlich komplexer und weniger vorhersehbar. Die kreative Kraft der Liebe fügt Getrenntes zusammen. Aus diesem gemeinsamen Miteinander entsteht etwas völlig Neues, Werdendes, das bekannten Gesetzmäßigkeiten kaum folgt. Offensichtlich lässt sie sich nicht in ein theoretisches Gehege sperren, nicht zähmen, nicht dressieren. Das ist es, was die Liebe so geheimnisvoll für uns macht: Sie ist mehr als die Summe ihrer Teile.

5. Messerwurf ins Herz – Ende der Vorstellung?

Jede Trennung – ein kleiner Tod

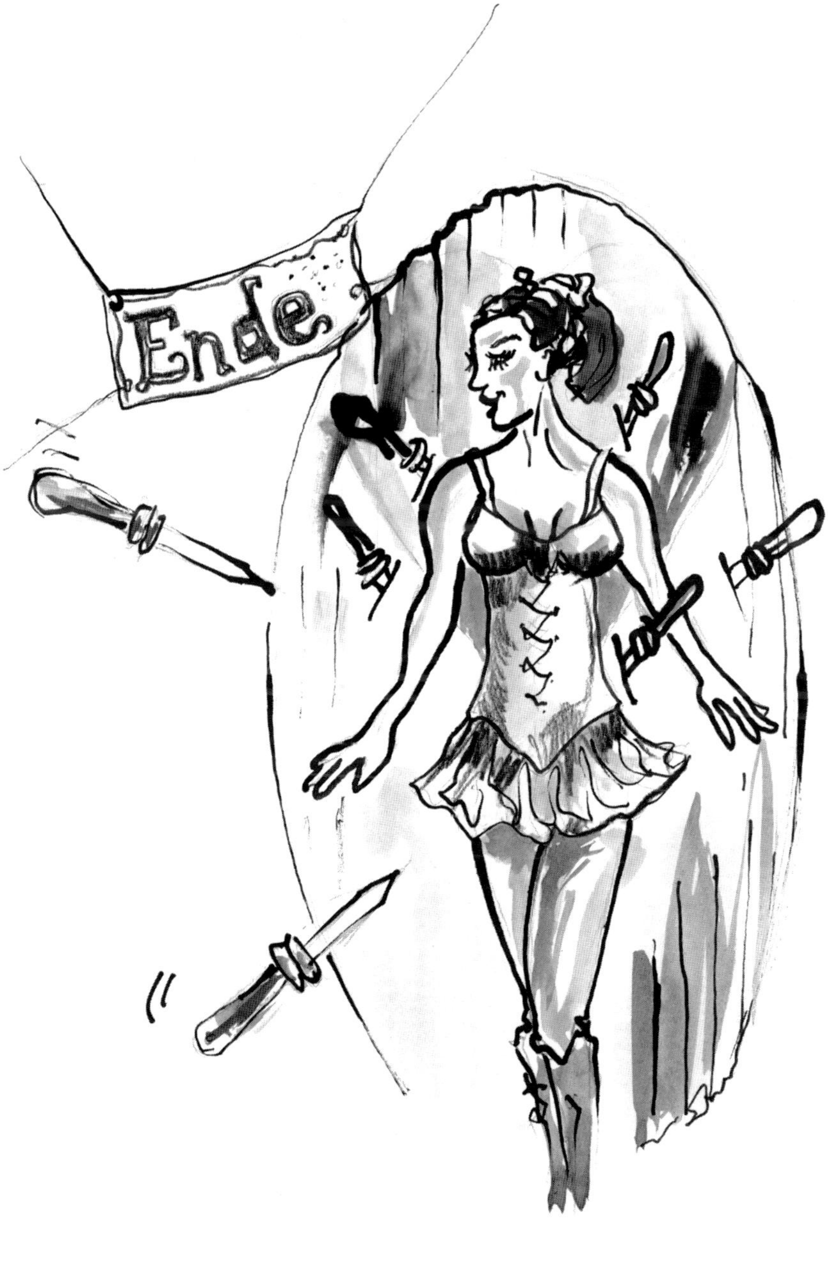

Ich glaubte, Du wärest lebendig,
das sprach Dein flammender Kuss,
das Leben ist nicht beständig,
kein langer und ruhiger Fluss.

Im Spiel bist Du verbunden
mit Dir und Deinem Gefühl.
Ich denk an die zärtlichen Stunden,
warum bist Du seither nur so kühl?

Wo ist Dein Feuer geblieben,
Deine Sehnsucht nach Nähe und Lust?
wollt lachen mit Dir und Dich lieben,
stattdessen Kummer und Frust.

(Liebesleidende Worte der Verfasserin)

Seit ich zurückdenken kann, fällt mir das Abschiednehmen schwer. Selbst wenn ein Wiedersehen absehbar ist, stelle ich alle Alltagsgewissheiten in Frage – es könnte das letzte Mal gewesen sein. Sicher ist schließlich nur der Tod. Wer weiß, ob wir uns jemals wiedersehen … Jede Trennung wird für mich zum „kleinen Tod". Der dahinter verborgene „*Knacks*" ereignete sich in meiner Jugend mit dem unerwarteten Tod eines geliebten Menschen. Ein solches Erlebnis hinterlässt Spuren in Gestalt bleibender Verlustangst – die uns, im Gegensatz zu unseren Lebenslieben, nie mehr loslässt. Vielleicht dienen kleinere Abschiedsdramen ja dazu, uns nun umgekehrt auf die wirklich großen Verluste im Leben vorzubereiten.

„Niemals sind wir ungeschützter gegen das Leiden, als wenn wir lieben, nienals hilfloser unglücklich, als wenn wir das geliebte Objekt oder seine Liebe verloren haben“, schrieb Sigmund Freud. Freud und Leid liegen bekanntermaßen nah beieinander. Wird unsere Liebe erwidert, geht unser Herz auf. Bleibt sie versagt, bricht es entzwei. Ein Leben ohne den anderen scheint nicht vorstellbar. Wir fühlen uns unvollständig, als ginge mit dem scheidenden Partner ein Stück von uns selbst verloren.

Hand aufs Herz: Wann verspürten Sie zum letzten Mal massiven Herzschmerz? Vor Liebeskummer ist kein Mensch gefeit. Irgendwann trifft er jeden von uns. Gleichgültig, ob wir bis über beide Ohren verliebt sind und dieses Gefühl nicht erwidert wird, oder ob eine Beziehung zerbricht und wir verlassen in einem Scherbenhaufen zurückbleiben. Wir fühlen uns verloren, verraten und verkauft, von Gott und der Welt sowie allen guten Geistern verlassen, aufs Abschiebegleis geschoben und bis ins Mark gequält. Nichtsdestotrotz erwarten wir wider besseres Wissen die Wiederherstellung des Verlorenen – und erleben eine unerträgliche Einsamkeit. *„Als das Telefon nicht klingelte, wusste ich, dass du es warst.“* beschreibt es treffend bitter die Schriftstellerin Dorothy Parker in einer ihrer New Yorker Geschichten. Liebeskummer ist grenzenlos.

Liebesschmerz kann als vorübergehender Knockout daherkommen, von dem wir uns nach kurzfristiger Seelenhygiene wieder erholen. Tragisch ist jedoch die massiv erschütternde Form von Seelenqual, eine psychische Giftmischung existenzieller Verlustgefuhle, die in Depression und sogar Selbsttötung münden kann. In der Tat sind unerwiderte Liebe oder der Fortgang des Partners ein Hauptmotiv der jährlich über 9 000 Suizide in Deutschland, vor allem bei Jugendlichen und jungen Erwachsenen.

Mit dem Briefroman *„Die Leiden des jungen Werther“* begann der literarische Aufstieg des 25-jährigen Johann Wolfgang von Goethe. 1774, nach eigener Aussage in nur vier Wochen zu Papier gebracht, bewältigte er auf kunstvolle Weise seine eigene unerfüllte Liebe. Der junge Jurist war 1772 im hessischen Wetzlar der 19-jährigen Charlotte Buff begegnet. Diese war jedoch bereits mit einem anderen Anwärter namens Johann Christian Kestner verlobt, den sie kurze Zeit später ehelichte. Goethe versteht es, zu kompensieren – und lässt kurzerhand Werther seine Liebe über Leben und Tod stellen und im Freitod „ausleben". Ironie des Schicksals: Die Lektüre der leidenschaftlichen Liebesgeschichte löste in der Folge eine regelrechte Selbsttötungsepidemie unter jungen Lesern aus, man sprach gar vom „*Werther-Fieber*". In der Soziologie prägte der Amerikaner David Philipps 1974 den Begriff „*Werther-Effekt*" für das Phänomen der Nachahmungstat bei Suiziden.

Der Kummer über das Verlassenwerden kann tatsächlich zu schweren psychischen und körperlichen Erkrankungen führen. Der Volksmund spricht von „*Herzschmerz*" oder „*Herzeleid*". Während das leidende Herz bei Lyrikern aller Epochen Quelle ihres Schaffens war, interessierte sich die Psychologie lange Zeit herzlich wenig für unser zentrales Organ im leidvollen Ausnahmezustand. Einer der wenigen, den „*Die Trennung der Liebenden*" (1968) interessierte, war der Salzburger Psychologe Igor Alexander Caruso (1914–1981). „*Der Schmerz, den die Liebestrennung hervorruft, gehört zu dem Entsetzlichsten, das wir imstande sind zu ertragen*", stellte der Psychologe auf Grundlage seiner Patientengespräche fest. Denn: „*Die Trennung hat den Geschmack des Todes – im Leben*".

In seiner emotionalen Symptomatik ähnelt Liebeskummer faktisch der Trauer um den Tod eines geliebten Menschen. In seinem Werk „*Über die Liebe*" schildert Stendhal den Liebesschmerz wie folgt: „*Die Liebe muss sterben, und unser Herz muss mit furchtbaren Zuckungen alle Phasen des Todeskampfes durchmachen.*" In der Seele der Leidensperson regt sich weit mehr, als sich die meisten eingestehen. Wenn zwei Menschen zu einem Liebespaar werden, lösen sich die Grenzen zwischen „Ich" und „Du" auf. Beide Beteiligten verschmelzen miteinander und begeben sich in gegenseitige Abhängigkeit – vergleichbar mit der ursprünglichsten Bindung zwischen Mutter und Neugeborenem. Die Trennung reißt eine Urwunde des Verlassenwerdens auf. Wir fühlen uns „mutterseelenallein".

Lovesickness (Liebeskrankheit), *Broken Heart Syndrom* (Gebrochenes-Herz-Syndrom) oder *Stress-Kardiomyopathie* lauten die medizinischen Bezeichnungen für das schmerzhafte Ganzkörperphänomen, dem sich Wissenschaftler erst seit einigen Jahren intensiver widmen. Der Liebeskummer schlägt, wie der anfängliche Liebesblitz, so gewaltig ein, dass er reale Krankheiten mit sich bringen kann. Mediziner der John Hopkins University in Baltimore haben nachweisen können, dass Liebeskummer im wörtlichen Sinne extrem zu Herzen geht. Bei einem *Broken Heart Syndrom* verformt sich das Herz wie bei einem Infarkt und löst die klassischen Symptome wie Brustschmerz, Atemnot, Todesängste und reduzierte Herzleistung aus – weshalb man auch vom „*Quasi-Herzinfarkt*" spricht. Körperliche Ursache ist eine durch den Trennungsschock ausgelöste erhöhte Konzentration von Stresshormonen im Blut. Ein hoher Adrenalinpegel kann zur ernsthaften Schädigung des angeknacksten Herzens führen. Das Stresshormon Cortisol entfacht Gefühlsverwirrungen und depressive Verstimmungen. Unser Körper produziert Cortisol frühmorgens – was dem Liebesgepeinigten ab vier Uhr den Schlaf (und in der Folge den letzten Nerv) raubt.

Ein Überschuss an Adrenalin, Noradrenalin und Cortisol lässt vor allem Männer oftmals übers Ziel hinausschießen und einen ausgeprägten Hang zu Aggressivität und Stalking, der zwanghaften Verfolgung der „Abtrünnigen", entwickeln. Ein noch so gelassener Mensch kann angesichts verweigerter Liebe schlagartig die Fassung verlieren. Im Liebes- und Alkoholrausch warf der verschmahte junge Otto von Bismarck während seiner Studienzeit in Göttingen der Angebeteten die Fensterscheiben ein. Flatterhaft scheint auch Heinrich Heine gewesen zu sein, den sein Liebeselend nicht nur die schönsten Verse dichten, sondern auch den Sittich seiner Frau vergiften ließ!

Während im Verlassensein überschießend Stresshormone gebildet werden, streikt hingegen die Produktion von hormonellen Stimmungsbringern. Das Forscherteam um Helen Fisher schickte nicht nur frisch Verliebte in den bereits beschriebenen Hirnscanner, sondern in einem weiteren Feldversuch auch frisch Verlassene, um deren Gehirnaktivitäten bei gleichzeitiger Fotobetrachtung des/der Verflossenen zu messen. Liebesrausch und Trennungsschmerz werden offensichtlich in denselben Hirnarealen verarbeitet. Die Trauer um den/die Exgeliebte(n) setzt die gleiche Hormonkomposition frei wie zu Beginn der Liebe – ebenso berauschend, aber weniger erquicklich. Am seelischen Nullpunkt angekommen, erhöhen die neuronalen Liebesnetzwerke zu allem Übel auch noch ihre Aktivität. Die derart angeheizte Dopaminproduktion lässt uns verstärkt um den Erhalt der Beziehung kämpfen. Über die Verliebtheit wissen wir, dass Dopamin zu einer überzogenen Bedeutungszuschreibung und zur Fixierung unserer Gedanken auf das Objekt unserer Begierde führt. Die Dopaminausschüttung bei Verlustschmerz lässt uns ebenso unangemessen die vergangene Beziehung in leuchtenden Farben erinnern. Je mehr der Expartner sich abwendet, umso stärkere „Leidenschaft" empfinden wir – mit der unerwünschten Folge, dass der/die Verflossene weiterhin Dreh- und Angelpunkt unseres Denkens und Handelns bleibt.

Wie ein Junkie in Beschaffungsnot leiden wir unter typischen Entzugssymptomen wie Depressivität, Sehnsucht, Trauer, Lethargie, Appetitlosigkeit bzw. „Frustfressen", Erschöpfung, Überreiztheit, Angst und Panik. Die Leidensliste ist unendlich. Der französische Arzt Michel Odent interpretiert Liebeskummer deshalb als „*Entzugssyndrom*". Mit der reifenden Einsicht, dass der gegangene Mensch nicht zurückkehren wird, sinkt allmählich die Konzentration der Botenstoffe – und wir verzweifeln. Denn nicht nur die Serotoninproduktion versiegt, sondern auch die Blutkonzentrationen anderer hormoneller „Glückslieferanten" wie Dopamin und Phenylethylamin sacken nun in den Keller. Glücklicherweise hält der hormonelle Ausnahme- und Leidenszustand nicht ewig an. Mit der Zeit gewöhnen wir uns an einen Lebensabschnitt ohne „Liebesdroge", so dass die brutalen Verlustschmerzen langsam aber sicher abklingen.

Folgt man der Wiener Psychologin Gerti Senger, so durchläuft der Liebeskranke regulär fünf Phasen, deren Übergänge und Dauer fließend sind: *Bedrohung*, *Lähmung*, *Verhandeln*, *Regression* und *Akzeptanz*. In der Phase der *Bedrohung* spürt der Verlassene in spe bereits, dass „etwas nicht stimmt", ist jedoch nicht imstande, die Entwicklung aufzuhalten. Meidende körperliche Zuwendung, undefinierbare Blicke, befremdliche Sprachmelodie und mangelnde Zeitzuwendung seitens des aufbruchbereiten Parts sind Symptome der *Bedrohung*.

In der zweiten Phase, der *Lähmung*, wird die Trennung konkret. Der Bruch wird offenkundig, der Verlassende zieht einen mehr oder weniger deutlichen Schlussstrich. Das Drohen des Beziehungsverlusts ist gewöhnlich ein Schock, der den verlassenen Partner in eine fassungslose Ohnmacht stürzt. Der Beziehungs- und Bezugsrahmen seines Lebens löst sich auf, seine bislang gültige Selbstdefinition stürzt ein wie ein Kartenhaus, Träume zerplatzen wie Seifenblasen, er sackt emotional in sich zusammen. Der „Archetyp"-Verfechter" C. G. Jung benannte den ersten bewussten Trennungsschmerz mit einem aus der griechischen Mythologie entlehnten Begriff sehr bildhaft „*Nachtmeerfahrt*".

Die folgende dritte Phase des *Verhandelns* ist eine Art Übergangsritual. Die Leidensperson versucht die Trennung hinauszuzögern. Sie mobilisiert alle Kräfte, um den Exgefährten zurückzugewinnen, jede Gelegenheit der Kontaktaufnahme wird genutzt. Es folgen oft unwürdige Selbsterniedrigungen – man besucht Veranstaltungen, auf denen der Ehemalige wahrscheinlich zu finden ist, fragt gemeinsame Bekannte nach dem anderen aus, hinterlässt Anrufe und Nachrichten, um das Gefühl einer Verbindung zu erhalten. Nicht selten kommt es zum „Jo-Jo-Effekt", zu einer kurzfristigen Wiederannäherung des einstigen Paars – die so kontraproduktiv einschlägt wie eine Crash-Diät. Es wird telefoniert, es folgt ein hoffnungsvolles Treffen … Doch in aller Regel sind die guten Vorsätze und Versprechungen, in Zukunft verständnis- und rücksichtsvoller, gesprächiger, unternehmungslustiger und treuer zu sein, „sich zu ändern", unrealistisch und vergeblich.

In der vierten Phase, der *Regression*, gesteht sich der Trauernde das Ende der Liebesbeziehung ein. Die darauf folgende *Mutterleibsregression* treibt uns an „leidabfedernde" Zufluchtsorte wie das weiche Bett und die wärmende Badewanne, die der Trauernde mit seinen Tränen füllen könnte. An diesen Rückzugsorten suchen wir einen harmonischen Zustand von Ruhe und Geborgenheit. Gleichwohl ist das Befinden des Liebeskranken zwischen Traurigkeit und Wut äußerst angespannt. Der/die Geschundene quält sich mit zermarternden Selbstvorwürfen und -zweifeln durch den Tag. „Warum?“, „Was habe ich falsch gemacht?“, „Bin ich nicht gut genug?“ – die Gedanken kreisen unaufhörlich, das Selbstwertgefühl sinkt unter Null. Der Wunsch nach Leidensende und Seelenfrieden ist so groß, dass Selbstmordgedanken keine Seltenheit sind. Wir schwanken zwischen sozialem Rückzug und verzweifelter gesellschaftlicher Aktivität.

Hiermit ist der Übergang in die fünfte und letzte Phase, die *Akzeptanz*, eingeläutet. Der Zurückgebliebene lässt den gegangenen Partner los und akzeptiert ihn als verloren („Er/Sie ist für mich gestorben!“). Wir ziehen Bilanz, orientieren den Blick wieder in Richtung Zukunft, beleben alte Freundschaften – und schließen neue Bekanntschaften. Aus dem „Wir“ wird wieder ein „Ich“, das eine eigene Lebensperspektive entwickeln kann. Irgendwann, wenn Seele und Selbstwertgefühl sich wieder erholt haben, öffnen wir uns peu à peu für anregende Begegnungen – und schenken unser Herz möglicherweise einer neuen Liebe.

Wie mobil bleibt unser Herz nach dem Beziehungstod? Gibt es ein zeitliches Liebeskummer-Limit? Ich zählte mich selbst zur „Randgruppe unheilbarer Liebeskummerpatienten“ und weiß mittlerweile: Liebesschmerz ist nicht gleich Liebesschmerz. Die Trauerdauer ist von Mensch zu Mensch unterschiedlich und kann zwischen Tagen und Jahren liegen. Wie eindringlich der seelische Tiefschlag wirkt, ist unter anderem von der Kontinuität, Qualität und Intensität der verlorenen Beziehung, vom Trennungsgrund, vom sozialen Netz, vom Alter, von persönlichen Bewältigungsstrategien wie auch vom eigenen Selbstwertgefühl abhängig.

Eine tragende Rolle spielen frühkindliche Erfahrungen. An Liebeskummer Verkümmernde sind beobachtungsgemäß vor allem Menschen, die als Kinder mangelnde Zuwendung, eine schmerzhafte Trennung oder gar einen frühen

Verlust erlebt haben. Ebenso anfällig sind Menschen mit einem „ängstlichen Bindungsstil", die sich ohne den anderen wertlos fühlen. Diese Neigung findet sich vorzugsweise bei Frauen, die als Kind darauf geeicht wurden, ihr Liebes- und Lebensglück von einem dominanten Partner abhängig zu machen. Unter den Männern trifft es vorrangig die trügerisch „harten Burschen" mit einem ausgeprägten Kontrollbedürfnis besonders intensiv.

Verlassen und Verlassenwerden liegen in manchen (Trauer-) Fällen dicht beieinander. Paradoxerweise sind oftmals diejenigen, die sich gegen die Liebe wehren, Wiederholungsopfer beim Verlassenwerden. Hinderk M. Emrich, Chefarzt und Leiter der Abteilung für Klinische Psychiatrie und Psychotherapie an der Medizinischen Hochschule Hannover, begründet den unterschwellig ablaufenden Tanz zwischen Nähe und Distanz mit einer tief verwurzelten Angst vor Hingabe, die dazu führt, dass der ängstlich Liebende den Partner unbewusst auf Abstand hält. In tragischer Konsequenz wendet sich der andere enttäuscht ab.

Frauen und Männern, so die Studienauswertungen der Psychologin Gerti Senger, blutet das Herz beim Trennungsschmerz ähnlich stark. Allerdings wird der Beziehungskonkurs bei beiden Geschlechtern unterschiedlich verarbeitet. Während sich Männer in dieser Zeit bevorzugt in Arbeit flüchten oder ihr Leid mit dem „Notsanitäter" Alkohol zu ertränken versuchen, greifen Frauen eher zu Antidepressiva und süßen Naschwerkdrogen. Mit so genannten *Übergangsobjekten* versuchen wir uns wie ein Baby, das bei Abwesenheit der Mutter instinktiv zum Kuschelteddy greift, über den Verlust hinwegzutrösten. Diese süße Form der Ersatzbefriedigung führt jedoch nicht wie erwünscht zum Stimmung erhellenden Serotonin- und Endorphin-Schub, sondern geradewegs zum ungeliebten Kummerspeck … und somit ins nächste Stimmungstief für den Trauerkloß.

„*Schmerz, der nicht spricht, erstickt das volle Herz und macht es brechen*", heißt es in Shakespeares Trauerspiel „*Macbeth*" (1606). Ein offenbar geschlechtsspezifischer Unterschied zeigt sich in der Bereitschaft, über die eigene Gefühlsmisere zu sprechen. 93 % der Frauen tragen ihr Drama der leckgeschlagenen Liebe ungehemmter nach außen und schütten Trost spendenden Bezugspersonen ihr Herz aus. Das bringen nur 30 % der befragten Männer übers Herz. Dieses Missverhältnis machen Männer (mit einem Anteil von 63 %) wieder wett, indem sie Trost für die Zurückweisung häufiger als Frauen (23 %) in sexueller Trophäensammlung suchen. Haben also Männer wenig und Frauen ein zu weiches Herz? Offenbar deutet das starke Geschlecht Liebesprobleme noch immer als Zeichen von Schwäche und erlebt die Trennung als narzisstische Kränkung der Manneswürde. Verbleibende Energie wird aufgewendet, um eigenes Trennungsleid zu verdrängen und das geschwächte Ego zu stärken. Generell sind solche Auswertungen mit Vorsicht zu genießen, da Liebeskummer im Nachhinein gern bagatellisiert wird; vor allem dann, wenn sich der Leidtragende nicht nur vom Expartner, sondern auch von der gemeinsamen Zeit und von seinen Gefühlen distanziert – eine Königsdisziplin unter Männern.

Jeder Moment, „*in dem das Leben die Richtung wechselt und nichts mehr ist wie zuvor*", ist ein „*Knacks*", schreibt Freigeistflaneur Roger Willemsen in seinem gleichnamigen Essay (2008). Der Trennungsschmerz hinterlässt eine Falte, die sich auf unserer Seele eingräbt. Dass dabei der erste Schnitt im Rückblick als der tiefste wahrgenommen wird, ist nicht weiter verwunderlich. Die erste große Liebe wird gern als „absolut" verklärt und stellt bei all dem Pubertätswirrwarr für Adoleszente oftmals die einzig konstante Größe dar. Fällt sie weg, trifft der Kummer wie ein Messerwurf in Herz und Seele. Schlimmer als die tiefe Blessur ist die Erkenntnis, wie massiv wir überhaupt verwundet werden können. Wir glauben nicht, je wieder zu solch großen Gefühlen fähig sein zu können. Letztlich sind wir jedoch in jedem Alter für Liebeskummer gleich anfällig. Möglicherweise nimmt die Bestürzung ab, dafür die Bedrückung zu, da die zerbrochene Verbindung meistens länger währte als die ersten Liebesversuche, die man als junger Mensch unternommen hat. Der Gehende nimmt nicht nur die Liebe, sondern auch die Zukunftsaussicht auf gemeinsame Verwirklichung der Lebenspläne mit. Der einzige Lichtblick ist, dass bei späteren Verlusten ein Waffenarsenal an Lebenserfahrung es uns erleichtert, mit dem Schmerz umzugehen.

First Love Ambulanz: Erste Hilfe für schmerzende Teenagerherzen bieten nicht nur zahlreiche Internetforen, sondern auch Anlaufstellen wie die seit 2004 existierende „First Love Ambulanz" im Münchner Krankenhaus Schwabing. Das aus Österreich übernommene Betreuungsmodell, bestehend aus Sozialpädagogen, Psychologen und Ärzten, unterstützt Jugendliche ohne Voranmeldung anonym und kostenlos.

Warum gibt es keine Reset-Taste für Gefühle, keine Liebesschmerztablette? Wenn wir uns verlieben und auf einen anderen Menschen einlassen, gehen wir das Risiko ein, „ent-täuscht" zu werden. Das ist der Einsatz, den wir für die großen Gefühle riskieren müssen: eine Leidenschaft, die Leiden schafft. Heinrich Heine resümierte in seinem Lebensfazit menschlich und treffend: *„Ich habe gelebt, geliebt und sehr viel gelitten."* Ebenso wenig wie es für die Liebe eine Verbeamtung gibt, existiert ein Gegengift gegen den Verlustschmerz.

Wie wäre es also damit, gibt die Psychologin Doris Wolf zu bedenken, Gefühle einfach zuzulassen und sich selbst *„mildernde Umstände"* zuzugestehen? Die Erkenntnis, dass Drogensucht und Liebe in denselben Hirnbereichen verlaufen, legt für den betroffenen Kandidaten den gleichen Notfahrplan nahe, der auch Süchtigen hilft, nämlich den rigorosen Totalentzug. Die packende Droge muss gemieden, jeder Kontakt vermieden, alle Bindungen zum „Suchtstoff" Expartner unerbittlich abgebrochen werden, da die Entwöhnung mit jedem noch so nichtigem Rückfall von vorne beginnt. Hart, aber schmerzlich! Liebeskummer ist ein Gefühl, das sich aus der Vergangenheit nährt. Die nostalgischen Erinnerungen erschweren die Bewältigung der Gegenwart.

Eine selbsttherapeutische Hilfe, um leichter loszulassen und die Rekonvaleszenz voranzutreiben, soll das Anfertigen einer Liste mit den schlechten Eigenschaften des Ex-Partners sein. Wenn die Schwermut wieder anklopft: 3 × täglich lesen! Eine solche Prüfliste kann Beistand bei der Verlustverarbeitung leisten – (solange Sie nicht so ungeschickt sind wie ich und eine „Positivliste" danebenlegen …). Der letzliche Misserfolg einer solchen Aufstellung liegt darin begründet, dass derartige Manöver an unseren Intellekt appellieren, der im *Neokortex* beheimatet ist. Unsere Emotionen werden jedoch im *limbischen System* verarbeitet, das mit dem Verstand leider nicht verlässlich zu erreichen ist.

In der therapeutischen Praxis hat sich das Erstellen eines Aktivitätsplans als „Kletterhilfe“ aus dem Seelentief bewährt. Ein trivialer aber tauglicher Trick besteht darin, neue Herausforderungen zu unternehmen. Das lenkt nicht nur ab, sondern erhöht darüber hinaus auch den Dopaminspiegel mit der angenehmen Nebenwirkung, dass sich positive Gefühle wieder ihren Weg an die Oberfläche bahnen können. Derartige Übergangsphänomene sorgen nicht nur für Erfolgserlebnisse, sondern verschaffen uns auch Zugang zu emotionalen Ressourcen. Die verlassene Person entdeckt ihr Herz für etwas Neues, wodurch sie auch sich neu entdeckt. Manch ein Trennungsopfer setzt seine tiefe Wut in Bewegung um und fängt an zu laufen, trainiert wochenlang für den Marathon, bis es irgendwann wieder bei sich selbst ankommt; oder flüchtet sich in Arbeit, in der es endlich eine konstante und zuverlässige Verbündete findet, die zudem für Einnahmen anstelle von Ausgaben sorgt. Die wichtigsten Seelsorger in meinem eigenen unterirdischen Jammertal waren meine Familie und enge Freunde, die mich in meinen exaltierten Gemütsschwankungen nicht nur so angenommen haben, wie ich bin, sondern mich auch unermüdlich in ihre Arme genommen haben.

Kommt es hart auf hart mit dem Broken Heart, so zeigen sich bei der liebeskranken Person Symptome einer handfesten Depression. Hier sollte sich jeder Leidende ein Herz nehmen und professionelle Hilfe aufsuchen. Silvia Fauck, psychologische Beraterin mit Schwerpunkt Liebesleid, durchlebte ihren qualvollsten Liebeskummer jenseits des 50. Lebensjahrs. Mit ihrer inzwischen in ganz Deutschland vertretenen (gesetzlich geschützten!) „Lebens- und Liebeskummerpraxis“ füllte sie offensichtlich einen weißen Fleck auf der Landkarte der Behandlungsangebote. Mittlerweile gibt es einen großen Fundus an Behandlungsmöglichkeiten, die auf das schmerzende Herz spezialisiert sind. Mit Psychotherapie und ggf. der ärztlich verordneten Einnahme von Medikamenten, die entsprechende Hormone und Neurotransmitter wieder ins Gleichgewicht bringen, ist so manch einem Schwermütigen wieder leichter ums Herz geworden. Irgendwann kommt der Tag, an dem man nicht mehr 24 Stunden an den anderen denkt. Daher lege ich Ihnen eines ans Herz: Der langfristig erfolgreichste Therapeut für Liebeskummergeplagte ist und bleibt – die Zeit.

Bedeutet Verlassenwerden unweigerlich das „Unhappy-End" der Vorstellung? Mut machen hier die Worte Max Frischs (1911–1991): *„Krise ist ein produktiver Zustand. Man muss ihr nur den Beigeschmack der Katastrophe nehmen."* Liebeskummer ist ein zweischneidiges Schwert. Jede Trennungserfahrung ist nicht nur Unglück, sondern auch eine Form tiefer Selbsterfahrung und Selbsterkenntnis. Das Ich hat die Gelegenheit zur Inventur. Für den Wiener Verhaltensforscher Michael Bechinie dient Kummer als regulierendes Rüstzeug sowohl für das eigene Selbstbild als auch bei der zukünftigen Selbsteinschätzung für weitere Akrobatiknummern der Liebe. In der Psychologie wird unerwiderte oder enttäuschte Liebe als wertvolle Erfahrung gesehen, die durch ihren Gefühlsüberschuss ungeahnte Energien freisetzen kann. Der Liebespleite wohnt ein schöpferisches Element inne, denn sie fordert uns dazu auf, alte Strukturen aufzubrechen, eingespielte Gewohnheiten abzulegen und ungewisses Neuland zu betreten. Unser Ich durchläuft eine Metamorphose. Eine unerfüllte Liebe kann so zu Selbsterfüllung führen.

So paradox es klingen mag – manche von uns suchen unbewusst sogar den bittersüßen Schmerz. Der französische Schriftsteller und Politiker André Malraux (1901–1976) stellte die Theorie auf, dass man vor allem spielt, um zu verlieren. Die Begründung liegt darin, dass ein Gewinn oder gewohntes Glück viel schwächere Gefühle in uns weckt als ein Verlust. Unglückliche Liebe ist „leiden-schaftlicher" als glückliche. Roger Willemsen fasst es noch klarer: *„Liebeskummer ist ein stärkeres Gefühl als die Liebe selbst"*.

In der Literatur sind Liebesgeschichten umso fesselnder, je mehr Turbulenzen auftreten. Neben Johann Wolfgang von Goethe verarbeiten seit Urzeiten Dichter und Denker ihre persönlichen Liebesdramen zu Meisterwerken. Francesco

Petrarca (1304–1374) hat unter dem Einfluss einer unglücklichen Liebe seine Sonette an Madonna Laura verfasst. In William Shakespeares „*Hamlet*" (1602) wird die Geliebte des Prinzen aus Liebeskummer geisteskrank, in Hans Christian Andersens (1805–1875) Märchen „*Die kleine Seejungfrau*" zerfällt eine Nixe nach unerfüllter Liebe zu einem Menschen-Prinzen in Meerschaum. Mit „*Tristan und Isolde*" (1865) bringt Richard Wagner zum Ausdruck, was er seiner aussichtlosen Liebe Mathilde Wesendonck nicht mitteilen konnte. Ohne das Bittere ist das Süße nicht so süß. Dennoch: Nach dem Ende einer großen Liebe schmerzfrei zu sein, wäre ein wohl noch verschrobeneres Problem.

„*Sein oder Nichtsein, das ist hier die Frage!*" – Hamlet, Prinz von Dänemark, begründet seine Handlungsambivalenz mit Todesfurcht. In mancher Liebe stellt sich tatsächlich die Frage: Aufstehen oder zugrunde gehen? Aushalten oder kämpfen? Bleiben oder gehen? Die Vorstellung nimmt ihren dramatischen Verlauf …

6. Spagat über drei Säulen

Phylogenese, Menschheitsgeschichte, Ontogenese

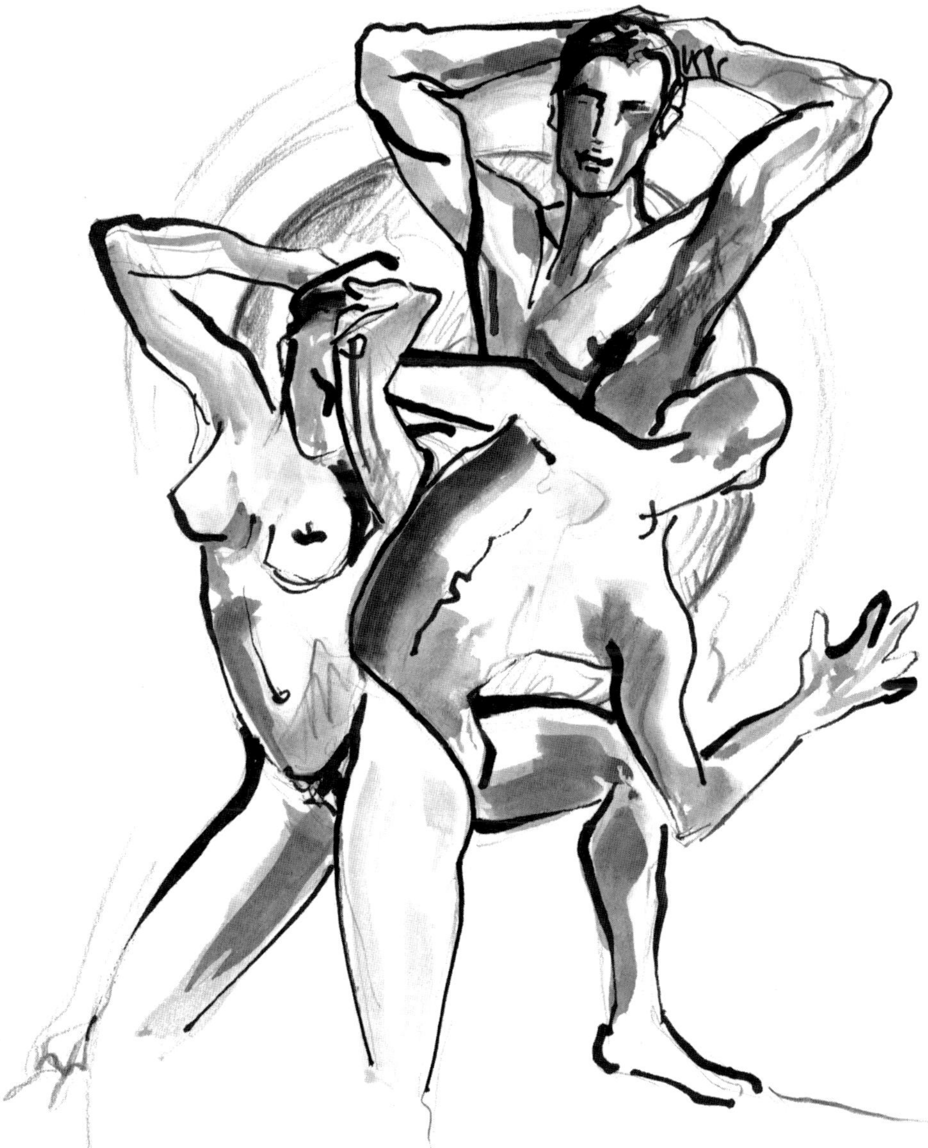

6.1 Des Liebeszirkus wissenschaftliche Krone

Eine Landkarte der Liebe: Schablone aus Biologie, Kultur und Psyche

Darf ich Sie einladen zu einer „Tour d' Amour“? Unser kleiner Wanderzirkus unternimmt nun eine Gastspielreise durch die verschiedenen Wissenschaftsgebiete, die sich mit dem liebenden Menschen beschäftigen. Mein Anliegen ist, eine möglichst ganzheitliche Sicht auf das Phänomen Liebe zu gewinnen, in der sich historische, entwicklungsbezogene, kulturelle und momentbezogene Denktraditionen gegenseitig befruchten.

Neben biologischen Einflüssen spielen im Liebeszirkus *sozio-kulturelle* Komponenten eine tragende Rolle vor allem im Hinblick auf die Frage, *in wen* man sich *wie* und *wo* verliebt. Einerseits gilt das Sprichwort „Gleich und Gleich gesellt sich gern“. Andererseits ist gleich und gleich zwar gesellig, aber nicht unbedingt begehrenswert. Anziehungskraft üben vor allem diejenigen Menschen auf uns aus, die eine gewisse geheimnisvolle Prise mitbringen, etwas, das uns unbekannt ist. Der französische Schriftsteller Charles-Pierre Baudelaire (1821–1867) meinte frei heraus: „*Wir lieben die Frauen umso mehr, je fremder sie uns sind*“. Wiederum lassen auch wir Frauen uns gerne von unserem fremdartigen Gegenstück beeindrucken. Doch bitte auch hier keine Verallgemeinerungen vornehmen – Gegensätze ziehen sich gerne aus, aber auf Dauer nicht unbedingt an! Eine weitere wichtige Einflussgröße ist unsere *persönliche* Erfahrungsgeschichte, aus der sich ein gewisser Bindungsstil formt. All diese Determinanten – Biologie, Kultur und Psyche – wirken zusammen und bilden eine unbewusste „Landkarte der Liebe“, mit der wir unbewusst navigieren.

Welchen Anteil haben Hirn und Hormone, Sozialbiotop und Elternhaus an der Programmgestaltung unseres großen Liebeszirkus? In seinem wegweisenden Werk „*Die kulturelle Entwicklung des menschlichen Denkens*“ (2002) illustriert der amerikanische Verhaltensforscher Michael Tomasello vom Max-Planck-Institut für evolutionäre Anthropologie in Leipzig die Entstehung des menschlichen Geistes anhand eines *Drei-Säulen-Modells*. Hiernach hat sich unser Geist, der uns maßgeblich von anderen Lebewesen unterscheidet, auf Grundlage dreier Zeitsäulen entwickeln können: als *Phylogenese*, *Menschheitsgeschichte* und *Ontogenese*.

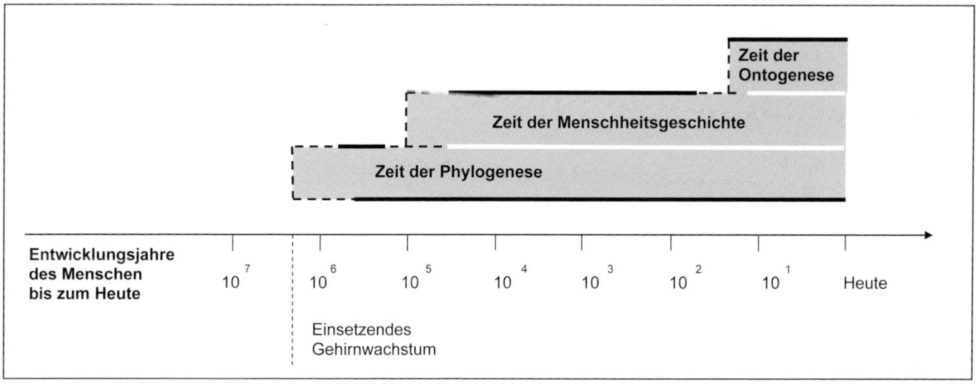

Das „Drei-Säulen-Modell" nach Michael Tomasello

Die *Phylogenese* (altgr. *Phýlon* = Stamm, und *génesis* = Ursprung) bezeichnet die stammesgeschichtliche Entwicklung der Gesamtheit aller Lebewesen. Die *Ontogenese* (altgr. ov, sprich: *on* = Wesen) meint die individuelle Entwicklungsgeschichte, d. h. die Entwicklung des einzelnen Lebewesens von der befruchteten Eizelle zum erwachsenen Lebewesen. Da sowohl Liebesgefühl wie auch unser Geist spezifisch für uns Menschen sind, liegt der Verdacht nahe, dass beides einander bedingt, beziehungsweise dass unser Geist notwendige Voraussetzung für unsere Fähigkeit ist, Liebe zu empfinden.

Wie hängen nun unser Liebesgefühl, kulturell und individuell erlernte Liebesmuster sowie (sexuelle) Evolution miteinander zusammen? Meine Antwort unter Anwendung des o. a. allgemeinen *Drei-Säulen-Modells*: Unsere Fähigkeit, Liebe zu fühlen, hat sich aufbauend auf den drei Zeitsäulen entwickeln können. Hier folgt ein kleiner stimulierender Überblick …

Entwicklung der Liebe in der Zeit der Phylogenese

Liebe basiert auf *genetischen* Ereignissen, die über viele Millionen Jahre hinweg in einem evolutionären Zeitraum stattfanden. Die besondere Fähigkeit, uns zu verlieben, ist ein Erbe unserer Stammesgeschichte. Mit dem Wachstum der Großhirnrinde haben unsere Ur-Ur-Ahnen sowohl drei nuancierte Gefühle der Liebe *(Lust, romantische Verliebtheit, Bindung)* entwickelt, als auch kulturelle Traditionen und Glaubensvorstellungen, um Liebe zu „begründen". Ausgestattet mit dieser speziellen Gehirnarchitektur entfaltete der moderne Mensch eine einzigartige Voraussetzung: die Fähigkeit zur Rollenübernahme. Wir können uns in unser Gegenüber hineinfühlen, dessen Perspektive einnehmen und Motive, Bedürfnisse und Absichten intuitiv verstehen. Diese Fähigkeit, die den Schritt vom Ich zum Du ermöglicht, ist das wichtigste Bindemittel zwischen uns Menschen und wird in der Psychologie als „*Theory of Mind*" bezeichnet (diese Fertigkeit, kurz: ToM, wird auch bei Schimpansen vermutet). Zugleich können wir Distanz zu uns nehmen, abstrahieren und somit im Gegensatz zum Tier unsere Triebe hemmen. Anders ausgedrückt: Wir verhalten uns auf offener Straße nicht wie eine offene Hose, sondern können (im Normalfall) selbst steuern, wann wir unseren Gelüsten Folge leisten und wann nicht.

Basierend auf dieser biologischen Grundausstattung, begann eine einzigartige Form „*kumulativer kultureller Evolution*", der Schlüsselbegriff des Menschlichen. Diese baut über Generationen hinweg auf einmal Erlerntem kontinuierlich weiter auf und verhindert das Zurückfallen auf einen früheren Wissensstand durch diesen *Wagenhebereffekt* (Tomasello). Wir Menschen konservieren Kultur auf Basis der Errungenschaften vorheriger Kulturen und geben sie an nachfolgende Generationen weiter. In dieser Hinsicht ist die menschliche Fähigkeit, Liebe zu spüren, Ausdruck einer evolutionären Entwicklung. In Bezug auf unser Werbeverhalten folgen wir biologischen Gesetzen der Partnerwahl. Im Laufe der Evolution hat sich ein komplexes Repertoire von Liebes-Signalen als Kommunikationsstrategie zwischen den Geschlechtern entwickelt, das die Annäherung zweier Individuen zu erleichtern vermag.

Entwicklung der Liebe in der Zeit der Menschheitsgeschichte

Liebe basiert auf *kulturellen* Ereignissen, die sich seit hunderttausend Jahren in einem geschichtlichen Zeitraum abspiel(t)en. Die Anziehungskraft der Herzen gestaltet sich vor dem Hintergrund kultureller Tapeten, ersichtlich an dem jeweiligen begrifflichen Liebeskonzept einer Gesellschaft, der Gesamtmenge gemeinsamer Lebensthemen, der Prägung unscheinbarer Alltagshandlungen sowie weiterer brisanter sozio-kultureller Entwicklungen. Das Verstehen unserer Mitmenschen als zielgerichtet handelnde Akteure ist Grundlage für unsere einzigartige Fähigkeit zur Symbolisierung, am deutlichsten erkennbar in unserer Sprache. Das veranlasste den deutschen Soziologen Niklas Luhmann (1927–1998) Liebe ganz unekstatisch als *Kommunikationscode* zu beschreiben, „*nach dessen Regeln man Gefühle ausdrücken und bilden kann*".

„*Die Liebe ist das gesprächigste aller Gefühle*", bekennt der Dichter Robert Musil in seinem Jahrhundertroman „*Der Mann ohne Eigenschaften*". Es gibt kaum einen bedeutenderen Anlass zur Kommunikation. Zugleich ist Kommunikation, das heißt der Gebrauch von Zeichen und Symbolen, für die Liebe unabdingbare Voraussetzung. Die Herausbildung signifikanter Liebessymbole ermöglichte eine neue Form des menschlichen Miteinanders. Um unser Gefühl mitzuteilen, müssen wir im wahrsten Sinne des Wortes „Zeichen setzen". Ein Paradebeispiel für poetisches Sprachtalent und die Kunst der verbalen Verführung ist Edmond Rostands (1868–1918) *Cyrano de Bergerac* (1897), der mit seinen rührenden Worten die liebliche Roxane zum Erliegen bringt. Schaffende Künstler schreiben mit ihren Geschichten von der Liebe zugleich die Geschichte der Liebe, in der sie sich und ihr tiefes Gefühl verewigen.

Diese Ausdrucksfähigkeit macht uns zu dem, was wir sind: Kulturwesen. Wir verdanken ihr zeitlose Meisterwerke: Ovids „*Metamorphosen*" mit seinen unglücklichen Liebespaaren Orpheus und Eurydike wie Pyramus und Thisbe; Abaelard und Heloises Briefdialog, der ihre grenzenlose Verbundenheit dokumentiert und die Menschheit bis heute bewegt; William Shakespeares „*Romeo und Julia*", die wohl berühmteste Liebesgeschichte der Weltliteratur; Ludwig van Beethovens populäre „*Mondscheinsonate*" als wichtiger Vorläufer der musikalischen Romantik; Goethes „*Faust*", der sich von Mephisto in die tragische Liebschaft mit dem jungen Gretchen verstricken lässt; Richard Wagners emotionales Musikdrama um „*Tristan und Isolde*", dessen Quelle die keltische Sage ist; „*Der Kuss*", bedeutendes Werk des goldhändigen Jugendstilkünstlers Gustav Klimt in der Zeit der Belle Époche, das die Glorifizierung der Liebe von Mann und Frau in göttlichem Glanz erstrahlen lässt … die Liste ließe sich endlos fortführen. Aus geschichtlicher Sicht lernen Menschengenerationen von ihren Vorfahren den geistigen Umgang mit Liebessymbolen, verinnerlichen sie, gebrauchen sie im Alltag und verändern sie in Abhängigkeit zu ihrer Bedürfnislage.

Entwicklung der Liebe in der Zeit der eigenen Ontogenese

Liebe basiert auf *persönlichen* Ereignissen, die sich innerhalb der individuellen Lebenszeit eines Menschen vollziehen. Über die Abfolge der Entwicklungsstadien unseres Heranwachsens erlernen wir gesellschaftlich geprägte Handlungsmuster und damit auch unsere Liebesfähigkeit. Der philosophierende Anthropologe Arnold Gehlen (1904–1976) bezeichnete den Menschen als ein *Mängelwesen*: Aufgrund der Verarmung unserer Instinkte wären wir, in der Natur auf uns allein gestellt, nicht überlebensfähig. Infolge dieser bescheidenen Ausgangslage zum Zeitpunkt unserer Geburt sind wir gefordert, soziokulturelle Überlebensstrategien über Denken und Sprache zu erwerben. So kompensieren wir unsere biologischen Mängel, indem wir uns mittels Denken und Sprache eine zweite Natur, die Kultur, schaffen. Da wir „unfertig" auf die Welt kommen, bedürfen wir zum Überleben zunächst der bedingungslosen Mutterliebe, die den Ursprung der Liebe in unserem privaten Familienzirkus bildet. Deren Wiedergewinn auf einem späteren Entwicklungsniveau ist ein wesentliches menschliches Grundbedürfnis.

Einzig die geschlechtliche Liebe öffnet uns die Chance, diese eindringliche Mutter-Kind-Bindung in re-organisierter Form fortzusetzen, indem wir sie auf den Liebespartner projizieren. Aufbauend auf frühen Bindungserfahrungen entwickeln wir eine individuelle „Liebeskarte" als Richtschnur für unsere späteren Liebes-Vorlieben. Deren Ausschmückung beschreibt unser persönliches „Drehbuch", auf dessen Grundlage wir unser weiteres Liebesleben aufführen und die Auswahl der zweiten Hauptbesetzung treffen. All dies geschieht unter dem Aspekt der Selbsterweiterung. Einerseits ergänzt uns der Mensch, in den wir uns verlieben, andererseits spiegelt er die (verborgenen) Anteile unseres Selbst. Voraussetzung für all diese Einflussfaktoren ist eine grundlegende Selbstliebe, denn „*wer sich selbst nicht auf die rechte Art liebt, kann auch andere nicht lieben*" (Musil, 1924).

Dieser Einblick in den Drei-Säulen-Rucksack versteht sich als Intrada. Die folgenden Programmnummern fragen nun nach dem Urgrund allen Liebesseins.

6.2 Pfauenschwanz, Löwenmähne und weitere Lockmittel – unverzichtbare Requisiten

Entwicklung der Liebe in der Zeit der Phylogenese: Darwin und die Evolution der Liebe

Charles Darwin (1809–1882) war der erste Naturforscher, der die biologischen Wurzeln der Liebe ergründete. Warum tragen Pfauen und Fasanen schillernde Kleider, die sie in ihrer Beweglichkeit eher behindern anstatt sie – entsprechend seiner „survival of the fittest"-Theorie – optimal ihrer Umwelt anzupassen? Nach akribischen Untersuchungen und vielen schlaflosen Nächten erklärte er den selektiven Vorteil des Pfauenschwanzes sowie alle anderen Extravaganzen in Aussehen und Verhalten im Rahmen seiner „*Theorie der sexuellen Selektion*". Ihr folgend maximieren derartige Schmuckformen wie die mächtigen Mähnen der Löwen, die riesigen Geweihschaufeln der Rothirschbullen, die langen Schwanzfedern der Hahnschweif-Widafinken oder die bizarren Rückenschilder der Buckelzirpen mithin die Paarungschancen und erweisen sich so trotz mancher Stolperfallen als evolutionär vorteilhaft.

Das israelische Biologen-Ehepaar Amotz und Avishag Zahavi begründeten dieses den Regeln der Evolution scheinbar widersprechende Phänomen 1975 mit ihrer *Handicap-Theorie*. So kann sich nur ein besonders widerstandsfähiges Männchen das Risiko eines ausgeprägten Schmuckelements leisten. Das Ornament demonstriert dem Weibchen erstklassige Fitness und ein vor Gesundheit strotzendes Immunsystem. Gefiederschmuck und Farbenpracht signalisieren Widerstandskraft gegenüber Parasiten. Das an dieser Stelle interessanteste Imponierwerkzeug ist natürlich der Phallus des *Homo sapiens*, mit dem nicht nur unsere damals noch textilfreien männlichen Vorfahren Frauen imponierten und Konkurrenten entmutigten. Im Vergleich zu allen anderen Primaten verfügt der Menschenmann über einen großen Penis (Seine Durchschnittslänge im erigierten Zustand beträgt stattliche 15,4 Zentimeter, womit das männliche Gemächt dreimal so lang wie das eines Orang-Utans und viermal so lang wie das eines Gorillas ist).

Im geschlechtlichen Partnerfindungsprozess sind es für Darwin die Weibchen, die die Wahl treffen. Die bunten Federn des balzenden Pfaus, die unförmigen Rüssel der See-Elefanten und weitere offensichtliche Übertreibungen am Körper vieler männlicher Tiere sind einzig deshalb in der Welt, weil sie als Statussymbole von beeindruckten Weibchen *gewählt* worden sind und immer wieder gewählt werden. Die Partnerwunschbilder entstehen keinesfalls willkürlich, sondern orientieren sich an Kriterien, die sich in der Evolution als vorteilhaft erwiesen haben. Darwin zufolge sind alle uns auszeichnenden physischen, geistigen und kulturell tradierten Fähigkeiten „*indirect von dem einen oder anderen Geschlechte erlangt worden, und zwar durch den Einfluss der Liebe und Eifersucht, durch die Anerkennung des Schönen im Klang, in der Farbe oder der Form und durch die Ausübung einer Wahl; und diese Fähigkeiten des Geistes hängen offenbar von der Entwickelung des Gehirnnervensystems ab*“ (Darwin, 1871).

Auch Evolutionspsychologen wie der amerikanische Forscher David Buss sehen die Kräfte der Evolution, sprich: genetische Programme, am Werk. Demzufolge beruhen Liebesentscheidungen auf simpler, vier Millionen Jahre umfassender Logik zur Sicherung unseres Erbguts, eine Art „Undercover-Partnercheck“ vor dem Hintergrund der Reproduktion.

Der amerikanische Evolutionspsychologe Geoffrey F. Miller vertieft die Darwinsche Idee der sexuellen Selektion durch weibliche Partnerwahl. Vergleichbar mit dem herrlich schmückenden Pfauenschwanz als tierisches Musterbeispiel für sexuelle Auslese, betrachtet Miller den menschlichen Geist und das aus ihm hervorgegangene Rüstzeug als Werkzeuge zur Partnerwerbung im Paarungsspiel. Was der Nachtigall ihr Gesang, sind dem Menschen Sprachbegabung, Kunst, Poesie, Musik, Tanz. Intellektuelles Potenzial und entwickelter Geist sind streng genommen das Resultat der weiblichen Wahl. Wie sich die Entwicklungsgeschichte unseres Geistes haargenau zugetragen haben mag, bleibt Spekulation. Gewissheit haben wir darüber, dass er die Liebesfähigkeit des Menschen um einzigartige Qualitäten bereichert. „*Voraussetzung für den Schritt zum Du ist, dass man sich in den Anderen hineinversetzen, sich an seiner statt sehen kann, um seine Interessen zu berücksichtigen, um seine Wünsche und Ängste vorauszuahnen, um sich mit ihm freuen zu können, um ihm zur Seite zu stehen und um so Denken, Leben und Alltag mit ihm teilen zu können*“. (Engelen und Röttger-Rössler, 2006).

Das in unserer westlichen Welt manifestierte Partnerprinzip der Einehe wird aus Biologensicht als religiöses Kunstprodukt abgewertet. Die auf eine Person gerichtete monogame Liebe wurde einst als Bindungskraft hinzuerfunden, um die Gesellschaft moralisch zu stabilisieren – und dem „Russisch-Roulette“ der romantischen Verliebtheit entgegenzuwirken. Leider Gottes (oder Gott sei Dank?) funktioniert das nur begrenzt. Wenn unsere Gefühle abflachen oder für einen anderen Partner entfachen, greifen auch spirituelle Dogmen nicht mehr.

Serielle Monogamie nennt sich ein gesellschaftliches Liebesspiel, das aus evolutionspsychologischer Sicht ein archaisches Verhaltensmuster darstellt. Frei übersetzt bedeutet dieser abstrakte Terminus, eine exklusive feste Bindung auf begrenzte Zeit einzugehen. Die Rede ist vom „Lebensabschnittsgefährten“. Hat uns die Natur da etwa ein Schnippchen geschlagen? Im Gegenteil, lautet die Argumentation der Evolutionsfreunde. Die zeitliche Begrenztheit unserer monogamen Gefühle macht durchaus Sinn. Eine Strategie der Evolution, um ein Pärchen so lange zusammenzuschweißen, bis ein Nachkomme gezeugt und die Kleinkindphase erfolgreich gemeistert ist. Ab da kann der Genpool neu gemischt werden.

Ist für die menschliche Art zu lieben die Idee des wiederholenden Neuanfangs charakteristisch? Ob der Mensch für lebenslange monogame Beziehungen geschaffen oder doch von Natur aus promisk ist, bleibt fragwürdig. Dagegen sprechen nicht nur unsere persönlichen Lust-und-Frust-Erlebnisse, sondern vor allem die Scheidungshäufigkeit. Offiziell trennen sich in Deutschland rund 200 000 Ehepaare jährlich. Man muss nicht Nostradamus sein, um heutzutage ein Ablaufdatum zu prophezeien. Über 40 % derer, die sich amtlich das Ja-Wort gegeben haben, ziehen es in den ersten zehn Jahren wieder zurück. Nur 12 % der Jasager bewältigen einen Beziehungsmarathon von mindestens 26 Jahren. All die Fakten zusammengenommen führen zu dem Ergebnis, dass ein Ehepaar heute mit großer Wahrscheinlichkeit nicht durch den Tod, sondern durch den Richter geschieden wird. Umso beeindruckender ist, dass wir die Statistik optimistisch ignorieren und uns immer wieder aufs Neue ewige Liebe und Treue schwören.

Wann und warum hat sich die exquisite Liebesbeziehung zwischen Frau und Mann entwickelt? Evolutionsbiologen vermuten auch hierzu die Wurzeln in der Mutterliebe. „*Sternstunde der Evolution*" nennt der Verhaltensforscher Irenäus Eibl-Eibesfeldt diesen historischen Zeitpunkt, denn mit der individualisierten Brutpflege und dem daraus (biochemisch-neuronal) geknüpften Band zwischen Mutter und Kind kam der Kern der Liebe in die Welt. Irgendwann stellte die Evolution mütterliche Betreuungshandlungen auch in den Dienst der Bindung von Erwachsenen. Der entscheidende Sprung zur typisch menschlichen Liebespraxis dürfte sich vollzogen haben, *nachdem* unsere Vorfahren der Australopithecus-Gattung vor etwa vier Millionen Jahren von den Bäumen gestiegen waren und den Urwald verlassen hatten, um die offenen

Savannen Ostafrikas zu besiedeln (Das Gehirnvolumen der Australopithecus-Arten betrug 400 bis 550 cm^3, womit das Australopithecus-Gehirn ein wenig größer als das eines Schimpansen war. Zum Vergleich: Unser durchschnittliches Gehirnvolumen liegt bei 1325 cm^3). An diesem Punkt der Entwicklung vollzog sich, wahrscheinlich aufgrund veränderter Umweltbedingungen, etwas ganz Entscheidendes: Unsere Vorgänger begannen aufrecht auf zwei Beinen zu gehen.

Was hat nun der aufrechte Gang mit monogamer Liebe in Serie zu tun? Von diesem historischen Zeitpunkt an, so mutmaßt die Anthropologin Helen Fisher, waren Frauen damit überfordert, ihren Nachwuchs allein aufzuziehen (Man(n) bedenke: In Jäger- und Sammlergesellschaften leisteten die weiblichen Hominiden 80 % des täglichen Nahrungserwerbs!). Das offene Grasland war aufgrund der Raubtiere eine größere Gefahrenzone als der dichte Dschungel. Die Mütter waren fortan gezwungen, ihre schutzbedürftigen Kinder auf den Armen zu tragen, wodurch ihre Hände nicht mehr frei waren für den täglichen Nahrungserwerb. Mit dem aufrechten Gang waren unsere weiblichen Ahnen auf die Überlebenshilfe eines Partners angewiesen, der sie und den Nachwuchs in dieser prekären Phase unterstützte, beschützte und mit Nahrung versorgte; zumindest so lange, wie sie ihren Nachwuchs tragen und ernähren mussten. Jene weiblichen Menschenahnen, denen es gelang, einen Mann speziell an sich zu binden, hatten weitaus größere Überlebenschancen. Auf diese erstaunliche Weise soll sich über Jahrhunderttausende eine immer intimer werdende Zweierbindung zwischen Mann und Frau entwickelt haben.

Eine etwas abweichende, aber nicht minder einfallsreiche Begründung findet der Wiener Autor Paul Hengge, der die Geburt der Liebe als notwendige Folge unseres Haarkleidverlusts interpretiert: Da die Neugeborenen der dünnfellig gewordenen Mütter sich nicht mehr in ihrem Fell festzukrallen vermochten, mussten die Mütter ihre schutzbedürftigen Kinder auf dem Arm tragen. Der Rest ist Geschichte.

Wie auch immer – von diesem prähistorischen Zeitpunkt an sollen sich monogame Bindungen für das Überleben des Menschen als vorteilhaft erwiesen haben. Theoretisch hätte es auch andere Möglichkeiten des gesellschaftlichen Miteinanders gegeben, wie die Herdenbildung. Unsere Vorfahren entschieden sich jedoch für die Kernfamilie, deren Besonderheit die intime exklusive Beziehung zwischen Frau und Mann ist. Für den niederländischen Zoologen und Verhaltensforscher Frans de Waal kennzeichnet diese Lebensgemeinschaft den markanten Unterschied zwischen Menschen und ihren nächsten Verwandten. Dem biologischen Standpunkt folgend tauschten Frauen über Jahrtausende Treue gegen Versorgung und soziale Sicherheit. *„Sex gegen Essen"* benennt de Waal diese prosaische Handelsbeziehung mit nüchternem Wortlaut. Auch für das männliche Geschlecht hatte der monogam aufrechte Lifestyle einen Vorteil. Einerseits konnte der versorgende Mann davon ausgehen, dass er tasächlich der biologische Vater seiner Kinder ist. Andererseits wäre er völlig überfordert gewesen, gleich für mehrere Partnerinnen plus Nachwuchs als Ernährer geradezustehen.

Wie sich diese weise Einsicht konkret in das noch recht instinkt- und triebgesteuerte Gehirn unserer vorzeitlichen Vorfahren eingepflanzt haben soll, bleibt Spekulation. Ungewiss ist ebenso, wann genau sich in unserer Evolutionsgeschichte die primitive Form des tierischen Trieblebens in hochkomplexe menschliche Gefühle verwandelt hat. Vermutlich begann diese Entwicklung zeitgleich mit Vergrößerung unseres Gehirns, also vor etwa zwei Millionen Jahren, als der Homo rudolfensis auf der erdigen Bildfläche auftrat (Sein Gehirnvolumen betrug 600 bis 800 cm^3, womit es bei ungefähr gleicher Körpergröße fast doppelt so groß wie das eines Schimpansen war). So viel vorerst zur Genesis der menschlichen Liebe aus Sicht der Biologen.

Warum schlägt unser Herz beim Anblick eines ganz bestimmten Menschen höher? Worin liegt das gewisse Etwas, das uns fühlen lässt: „Ich liebe dich"? Hier kommen nun Neo-Darwinisten und Ökonomen gleichermaßen zum Zug. Denn rein wirtschaftlich betrachtet ist Liebe eine Art *„Investment"* (Der Begriff geht auf den US-amerikanischen Sozio- und Evolutionsbiologen Robert Trivers in den 1970er-Jahren zurück). Unser Gehirn entscheidet quasi auf

Basis einer emotional getroffenen Kosten-Nutzen-Abschätzung, ob und in wen wir uns verlieben.

Die Frau strebt nach Klasse:	**Der Mann strebt nach Masse:**
Zuverlässigkeit und Treue, Liebe und Aufrichtigkeit, höheres Lebensalter, Sozialer Status, finanzielle Sicherheit	Bindungsfähigkeit und Treue Liebe und Aufrichtigkeit, Jugendlichkeit, Gesundheit, Symmetrie und Schönheit

(„Optimale Auslöser" nach David Buss: Die umfangreichste Studie zum Thema mit 10 047 Männern und Frauen aus 37 verschiedenen Kulturen weltweit ergab obige „Top Five" weiblicher und männlicher Partnerwahlkriterien.)

„*Drum prüfe, wer sich ewig bindet, ob sich nicht was Besseres findet*" heißt es im Volksmund. Bei der Partnerwahl, so hat das Max-Planck-Institut für Verhaltensphysiologie in zahlreichen Versuchsreihen nachweisen können, verhält sich die Auslese betreibende Frau weitaus kritischer als der Mann. Immerhin hat sie im Fall einer Schwangerschaft biologisch erheblich mehr aufzuwenden. Nicht nur, dass der einmalige Vorrat weiblicher Eizellen im Gegensatz zu den Spermien des Mannes „Exklusivware" darstellt (Eine Frau produziert innerhalb ihres Lebens nur 400 reife Eizellen, hingegen schafft ein Mann bis an die 300 Millionen Spermien). Mit neunmonatiger Schwangerschaft, nachfolgender Stillzeit und jahrelanger Erziehung, beläuft sich ihr zeitlicher Einsatz streng genommen auf „lebenslänglich". In der Folge richten Frauen ihr Begehren auf einen zuverlässigen Versorger für den Nachwuchs. Status, Macht und materielle Sicherheit punkten. Während der Hirsch mit üppigem Geweih die Kuh bezirzt, punktet der Mann von heute mit Publicity, goldener EC-Karte, Rolex, kostspieligem Flitzer und/oder aufgeblasenen Muskeln. Im „Krieg der Spermien" siegt der Typ Mann, der durch Weitergabe seiner durchsetzungsstarken Qualitätsgene den „erblich brauchbaren Vater" darstellt. Hingegen fühlen sich Männer tendenziell von jungen weiblichen Liebesturbinen angezogen, da Jugend auf höhere Fruchtbarkeit schließen lässt. Das klingt nach fairem Handel. Frauen tauschen auf dem Partnermarkt ihre Schönheit und Jugendlichkeit gegen Status und Wohlstand des Mannes (Um Missverständnissen vorzubeugen: Ebenso wenig, wie sich Frauen einen wichtigtuerischen Großmogul an ihrer Seite wünschen, der wie ein Satellit um sich selbst kreist, sehnen sich Männer nach einem überreizten Glamourgirl, deren Lebensinhalt ihre Körbchengröße, ihr Body Mass Index und ihr Chihuahua bildet).

Über die wirtschaftswissenschaftliche Terminologie mag man geteilter Meinung sein. Die Frage ist, ob diese *Sexuellen Transaktionen*, von denen Robert Trivers ausgeht, in die Steinzeit gehören oder ins 21. Jahrhundert? Wohnt uns Menschen ein frühzeitlicher Marketing-Charakter inne? Gelungene Fair-Trade-Beispiele aus der Promi-Szene damals wie heute lassen vermuten, dass diese Auswahlkriterien offenbar nie gänzlich an Aktualität verloren haben: Cleopatra fusionierte mit Julius Cäsar, Hera mit Zeus, María Eva Duarte de Perón mit dem argentinischen Präsidenten Juan Domingo Perón, Grace Patricia Kelly mit Fürst Rainier III., Diana Frances Mountbatten-Windsor mit Charles Mountbatten-Windsor (Prince of Wales), Letizia Ortiz Rocasolano mit Felipe von Spanien, Carla Bruni mit Jacques Sarkozy und, und, und.

Ich will nicht in Zweifel stellen, dass unser Gehirn im Laufe der Evolution gelernt hat, anhand viel versprechender Äußerlichkeiten vage Rückschlüsse auf die Anlagen des Mannes zu ziehen (was „unter uns" in Zeiten von Leasing und Ratenzahlung grob fahrlässig ist!). Zweifelhaft ist jedoch die Übertragung dieser vermeintlich evolutionär in uns verwurzelten Neigung auf die gesamte Menschheit. Ein Blick in die breite Masse bestätigt diese simple Auswahltheorie" nämlich nicht. Aus diesem Grund schlage ich folgende gütliche Einigung vor: Manch einer von uns sucht den Partner auf Augenhöhe, manch anderer sucht ganz einfach was fürs Auge. Seit vielen Generationen haben wir die unmittelbaren Bedrohungen der Natur beseitigt, gezähmt, kanalisiert und ausgerottet. Es steht zu vermuten, dass sich in der Folge auch unsere Art der Partnerwahl in letzter Konsequenz „geglättet" hat. Wir sind derartig zivilisiert, dass wir uns den Luxus (oder die Dekadenz?) vielfältiger Wahlmöglichkeiten leisten können, ohne um unsere Existenz fürchten zu müssen.

Wer glaubt, dass nur der Mann systematische Fortpflanzungsstrategien entwickelt hat, indem er auf die eigene Frau aufpasst und/oder möglichst vielen

Frauen sein Erbgut verpasst, der irrt. Im Fahrwasser der Evolution gebadet, wählt ebenso die Frau eine tricksende Doppelstrategie, indem ihr Gespür für männliche Attraktivität in launischer Abhängigkeit zu ihrem Menstruationszyklus schwankt. In ihrer empfängnisbereiten Zeit des Eisprungs bevorzugt sie den testosteronverwöhnten Alpha-Mann mit Merkmalen einer robusten Konstitution, um optimales Erbmaterial für einen gesunden, kräftigen Nachwuchs zu garantieren. Da aber dieser patente bzw. potente Typ Mann möglichst viele Träger seines Erbguts in die Welt setzen will und somit für ein Beziehungsinvestment unrentabel wäre, zieht das weibliche Geschöpf den Rest ihres Zyklus den bindungsfähigen, zart besaiteten Beta-Mann vor. In ihm vermutet sie unbewusst den bindungsfähigeren und fürsorglicheren Entwicklungshelfer (Zur Erinnerung: Obwohl im Margaret Mitchell-Jahrhundertschmöker „*Vom Winde verweht*" Rhett Butler sexy, männlich, reich und überaus galant ist, lässt Scarlett ihn vom Winde verwehen und zieht bis zum bitteren Ende den schnöden Ashley vor ...). Machen Frauen also doch ihrem „Shopping"-Ruf alle Ehre und klauben sich auf ihrem sexuellen Einkaufsbummel die besten Gene zusammen?

Es ist stets aufs Neue verwunderlich, dass in diesen aufgeklärten Zeiten Mann und Frau in punkto Geschlechtsverkehr noch immer unbedingte Fortpflanzungsvorhaben unterstellt werden. Wenn dem so ist, dass unsere Liebe einzig ursprünglichen biologischen Antrieben entspringt, wie lässt sich dann die Liebe zwischen (gewollt) kinderlosen Partnern, zwischen Gleichgeschlechtlichen, zwischen alten Menschen erklären? Warum hat die Evolution es zugelassen, dass Mann und Frau auch zu unfruchtbaren Zeiten Lust aufeinander haben? Wie kann man Menschen in Zeiten sinkender Geburtenraten bei steigendem Absatz von Verhütungsmitteln eine Partnerwahl unterstellen wollen, die einen Reproduktionstrieb a priori voraussetzt? Und: Wenn wir Frauen tatsächlich so bedingungslos nach dem „Premium-Sperma" streben – frei nach der Devise fruchtbar/Macho, unfruchtbar/Softie –, so dürfte es nach Darwin längst kein „genetisch zweitklassiges" Männerexemplar mehr geben!

Es wird Zeit, sich mit dem Gedanken anzufreunden, dass der Mensch die Sexualität inzwischen weit über den Zweck der reinen Fortpflanzung gestellt hat und dass unser Sexualverhalten zu einem großen Teil kulturell bedingt ist. Das ist allein daran ersichtlich, dass das Zusammenleben der Kulturen von mannigfachen Varianten der Lust bestimmt wird. Heutzutage ist das sexuelle Begehren der Frau nicht mehr an ihre Fruchtbarkeit geknüpft. Der Mensch ist vermutlich die einzige Spezies, die Sex und Vermehrung gänzlich zu entkoppeln vermag. In Anbetracht dessen könnte die Fortpflanzung in der Moderne auch nicht mehr und nicht weniger als ein (grandioses) Beiwerk der Sexualität sein.

Problematisch an der einseitig biologistischen Form der Argumentation ist vor allem, dass sie unsere Entscheidungsfreiheit und Reflexionsfähigkeit stark in Zweifel zieht. Das steht im Widerspruch zu einer durch und durch individualisierten Gesellschaft des 21. Jahrhunderts, die dem Einzelnen (innerhalb seines gesellschaftlichen Gefüges) die freie Wahl zur Gestaltung seines Daseins lässt. Individualisierung und Wertewandel haben die starre traditionelle Beziehungsform obsolet werden lassen und bringen Offenheit gegenüber „Bastelbiografien", Patchworkfamilien und weiteren unterschiedlichen, unkonventionellen Lebens- und Liebesformen. Ein Hoch auf den großen bunten Liebeszirkus!

Lassen Sie uns noch einmal zum männlichen und weiblichen „Beuteschema" zurückkommen. Die unmittelbare Folge der sorgfältigen Damenwahl ist ein direkter Wettbewerb in der männlichen Wahlkampfarena um weibliche Stimmen. Das Streben nach Dominanz und Status wird zur typisch männlichen Domäne. Durch den aufrechten Gang entzogen sich die weiblichen Genitalien der offensichtlichen Signalgebung, wie der rot angeschwollene Popo beim Pavian- oder Schimpansenweibchen, der dem Partner sexuelle Bereitschaft in den fruchtbaren Tagen um den Eisprung zu verstehen gibt. Im Unterschied zu fast allen Tierweibchen, die ihre Brunft durch prall geschwollene Geschlechtsteile oder eindeutige Gerüche zur Schau stellen, ist der Eisprung der Menschenfrau verborgen. Da diese „stille Ovulation" den Stand des weiblichen Fortpflanzungszyklus verschleiert, wandelten sich die Grundregeln der Paarung einschneidend. Die männliche Spezies musste fortan höllisch aufpassen.

Rapina seminum, der Samenraub, ist nicht erst seit Boris-Beckers-Wäschekammer-Affäre ein heikles Thema – kein Mann will sich gerne einen Bären aufbinden und ein Kuckucksei ins Nest legen lassen. So verwundert es kaum, dass zur Sicherstellung der Vaterschaft über den Nachwuchs weibliche Bindungsfähigkeit und Treue an erster Stelle auf der Agenda männlicher Wahlkriterien stehen.

Attraktivität und Jugendlichkeit gelten Männern als Indiz für gesunde Gene. *„Liebe ist die Sehnsucht, im Schönen zu zeugen"*, verlautbarte schon Platon. Doch ist in Platons Sprache „Schönheit" vermutlich gleichbedeutend mit „Vollkommenheit". Gemeint ist, dass jeder Liebe der Drang innewohnt, *„sich mit einem Wesen zu vereinigen, das in unseren Augen auf eine bestimmte Art vollkommen ist"* (Ortega y Gasset, 1993). Verhaltensforscher hingegen reduzieren Vollkommenheit auf äußerlich sichtbare Merkmale. Sie sprechen von *optimalen Auslösern*, zu denen Attribute wie Gesichtssymmetrie, schmaler Kiefer, große Augen, volle Lippen, glatte Haut, ein bestimmtes Verhältnis zwischen Taille und Hüftumfang usw. zählen.

Weibliche Schönheit bringt den Mann nicht nur in Wallung, sondern sie gilt als Statussymbol, durch den sich das gesellschaftliche Ansehen des Mannes steigert. Tatsächlich findet diese These durch die Wirkungsforschung Untermauerung. So ergab das Forschungsfazit des US-amerikanischen Psychologen Alan Feingold von der Yale University in New Haven, dass schönen Menschen in höherem Maß positive Eigenschaften zugeschrieben werden als weniger schönen. Fundament seiner Bilanz waren die Ergebnisse von 35 Studien an insgesamt 4727 Versuchspersonen zum Thema *Schönheitsstereotypen* (Feingold, 1992). Sie werden als sozial kompetenter, klüger, selbstsicherer, geselliger und leidenschaftlicher wahrgenommen. Diesem *Nimbus-Effekt* entsprechend werden attraktive Menschen in sämtlichen Bereichen des gesellschaftlichen Lebens gutwilliger behandelt.

Trotz Attraktivitätsstereotyp zeigt uns erfreulicherweise unsere Alltagswirklichkeit tagein tagaus, dass wir in Sachen Liebe letztlich nicht nach Laufstegkriterien entscheiden. Schönheit ist nicht nur relativ, das heißt abhängig von vorherrschenden Normen der Gesellschaft (in der Rokoko-Zeit waren kalkweiße Gesichter das Maß der Dinge!), sondern vor allem emotional. Ein Gesicht ist die Projektionsfläche für unsere Erfahrung mit dem Gegenüber. Die Bewertung von Attraktivität ist vor allem gefühlte Schönheit und davon abhängig, was für einen Gesamteindruck der andere uns vermittelt. Über den biologischen Tellerrand sehend stellen wir heute fest, dass in dem Maße, in dem sich Männer traditionell „weibliche" Attribute aneignen, Kosmetiker, Stylisten, Entspannungsgruppen und Biomärkte aufsuchen, die Frauen im Gegenzug ökonomisch unabhängiger werden und sich ihren Partner wiederum nach Jugend und Attraktivität wählen können. Zusammenfassend lässt sich mit den Mut machenden Autorenworten Oliver Stöwings sagen, dass Status und Attraktivität *„zwei Währungen bei der Partnersuche (sind), die miteinander getauscht werden können, aber nicht mehr unbedingt vom Geschlecht abhängen*" (Stöwing, 2009).

Zu guter letzt eine Ode an die wahrhaftige Liebe! Höchste Priorität in allen Kulturen hat die Fähigkeit, eine emotional stabile Beziehung einzugehen. Dieses Ergebnis korrespondiert mit einer repräsentativen Umfrage der GfK Marktforschung Nürnberg, in der 1432 befragte Personen ab 14 Jahren mit festem Lebensgefährten angaben, dass sie an ihrem Partner bzw. ihrer Partnerin vor allem Treue (57,9 %) und Ehrlichkeit (57,2 %) schätzen. Wir Menschen suchen in erster Linie einen vertrauensvollen, aufrichtigen und verständnisvollen Partner – ein kulturübergreifendes Resultat aus vier Millionen Jahren Evolution. Allerdings offenbaren sich Persönlichkeitsmerkmale nicht auf Anhieb, sondern können erst im Verlauf des Kennenlernens ihre Wirkung entfalten. Wer seine(n) Auserwählte(n) mit inneren Werten überzeugen will, muss beharrlich sein, sonst entscheidet am Ende doch noch der schöne Schein.

Die „Liebe auf den ersten Blick" ist kein Mythos. Einen eleganteren Ausdruck wählen klassischerweise die Franzosen für das Augen-Blicks-Geschehen der Liebe, der „Coup de foudre" (frz. *foudre* = Blitz). Dieser wird durch einen flüchtigen Blickkontakt ausgelöst und bewirkt das spontane Aufflammen einer leidenschaftlichen Zuneigung zwischen zwei Menschen. In Leo Tolstois (1828–1910) Romanwerk „*Anna Karenina*“ (1873/1878) werden wir Zeuge, wie machtlos die eigene Willenskraft ist, diese schlagartige Flutwelle der Gefühle unter Kontrolle zu bringen. Nur ein kurzes Aufeinandertreffen der verheirateten Anna und dem Grafen Wronskij am Bahnsteig genügt, um die Leidenschaft beider zueinander zu entfachen – bis über den Tod hinaus. Der Beginn einer *amour fou*, um genau zu sein einer *amour fatale*. Anna sucht nach viel Tristesse, Tabubrüchen und weiterem Trara schlussendlich Erlösung, indem sie sich in Anspielung auf das erste Zusammentreffen mit Wronskij vor einen Zug wirft. Abgefahren!

Dass die ersten dreißig Sekunden über Sympathie oder Antipathie, Verliebtheit und sogar über Liebe entscheiden, stellten die Verhaltensforscher Karl Grammer und Christiane Doermer-Tramitz bereits 1990 in ihrem umfassenden Flirt-Experiment im Auftrag der Forschungsstelle für Humanethologie der Max-Planck-Gesellschaft in Andechs fest. Solcherart Ad-hoc-Entschlüsse trifft unser Gehirn, indem es wie ein gigantischer Computer Millionen von Informationen rasch und unbemerkt als positiv oder negativ bewertet und darüber urteilt, ob der andere unserem *Template*, unserem inneren Suchbild, entspricht. Dieses Protobild ist eine Art fotografisches Gedächtnis, in dem die Bilder unseres Lebens (Erwartungen, Vorlieben, archaische Suchmuster) gespeichert und binnen einer sechzehntel Sekunde (!) abrufbar sind.

Optische Stimuli sind der erste Liebes-Reizfilter. Das hat nichts mit Oberflächlichkeit zutun, sondern liegt schlicht und ergreifend daran, dass wir erstens keine anderen Informationen von unserem Gegenüber zur Verfügung haben und zweitens, dass unsere Augen im Zuge der Evolution zu Höchstleistungs-Sehorganen herangereift sind. In einem unbewusst ablaufenden Screening stufen wir den anderen nach seinem äußeren Erscheinungsbild ein. Beim ersten Kontakt kommt es auf die Wechselwirkung an. Eine Frau sucht umso schneller Blickkontakt mit einem Mann, je attraktiver sie ihn findet. Trifft demgegenüber ein Mann auf eine weibliche Augenweide, so nimmt er unbewusst eine offene Körperhaltung ein und signalisiert durch bestätigende Mimik und Gestik sein Interesse. Trotz späterer Relativierungen setzt der erste Eindruck ein Denkmal. Ein schönes Bonmot zur Subjektivität unserer Auswahlkriterien stammt von Filmgöttin Sophia Loren: „*Nicht die Schönheit entscheidet, wen wir lieben. Die Liebe entscheidet, wen wir schön finden.*" Darin muss ein Funken Wahrheit liegen. Ihr untersetzter Gatte Carlo Ponti (1912–2007) war wahrlich kein Adonis (dafür aber der mächtigste italienische Filmproduzent).

„*Krieg der Signale*" nennt Karl Grammer das Liebes-Ping-Pong zwischen den Geschlechtern, in dem Mann und Frau wechselseitig zum Schlag ausholen. Wir haben ein Repertoire an Liebessignalen herausgebildet, das der Annäherung von Mann und Frau immens auf die Sprünge hilft. Die Person, die uns in ihren Bann zieht, sendet gewisse Reize aus, die zu unserem Suchmuster passen. Redewendungen wie „den anderen gut riechen können", „ganz Ohr sein", „eine Stimme, die unter die Haut geht" sind keine leeren Phrasen. Befunde der Verhaltensforschung belegen, wie in wenigen Sekunden über Stimme, visuelle Reize und Geruch ein Bild vom anderen in unseren Köpfen entsteht. So heißt im Persischen „bujah" sowohl Geruch als auch Sehnsucht und Liebe. Ebenso verwenden die Franzosen für riechen und fühlen nur ein Wort, „sentir". Anfang der 1990er-Jahre konnten Wissenschaftler in Versuchen nachweisen, dass Düfte ungefiltert im limbischen System wirken, dem Hirnzentrum für unbewusste Gefühle und Instinkte.

Vorsicht also vor duften Typen! Geruchsforscher wie Thomas Hummel vom Forschungszentrum „Riechen und Schmecken" am Universitätsklinikum Dresden vermuten, dass bestimmte chemische Signalstoffe, so genannte Pheromone (griech.: „*pherein*" = tragen + Hormon), sowohl unser Verhalten als auch unsere Gefühle und Stoffwechselvorgänge beeinflussen und somit unbemerkt die Partnerwahl mitbestimmen können. Pheromone sind flüchtige Botenstoffe, über die Artgenossen miteinander kommunizieren. Sie signalisieren mitunter Paarungsbereitschaft, Hackordnung, Reviermarkierung und Gefahr.

Wie unser Körper die verborgenen Zeichen unserer Mitmenschen verarbeitet, ist ungewiss, da bislang noch kein menschliches Pheromon chemisch isoliert und untersucht werden konnte. Der Riechforscher Benoist Schaal vom Centre Européen des Sciences du Goût in Dijon zauberte diesen Nachweis immerhin bei Kaninchen aus dem Hut. Eine Reihe von Hinweisen legen den Verdacht nahe, dass auch wir Menschen uns unbewusst über Pheromone verständigen, die in unserem Liebeszirkus als Sexuallockstoffe ihren großen Auftritt haben. In seinem Roman „*Das Parfum*" (1985) überspitzt der Verfasser Patrick Süßkind diesen Gedanken, indem er den Serienmörder Jean-Baptiste Grenouille die Düfte junger Frauen konservieren lässt, um daraus *den* unwiderstehlichen, Verstand raubenden Liebesduft schlechthin zu kreieren.

Pheromone unterscheiden sich von anderen Riechstoffen dadurch, dass sie mittels spezialisierter Riechrezeptoren wirken, wodurch sie bereits in geringster Konzentration auf direktem Wege unbewusste Reaktionen auslösen. Bereits in den 1970er-Jahren zeigte die amerikanische Riechforscherin Martha McClintock von der Universität Chicago auf, dass sich die Menstruationszyklen von Frauen, die auf engstem Raum (und somit im gleichen Mief) zusammenleben, einander angleichen. Mütter sind imstande, ihr Neugeborenes dauerhaft am Geruch wieder zu erkennen, nachdem sie nur eine Stunde zusammen mit ihm verbracht haben. Babys verfügen entsprechend über dieselbe Fähigkeit. Männer sind in der Lage, den Eisprung einer Frau zu „erriechen", was sich daran äußert, dass ihm die Frau in dieser Phase noch attraktiver erscheint. Zudem steigt die Wahrscheinlichkeit eines Sexualkontakts zur fruchtbaren Zeit. Im Gegenzug favorisieren Frauen um den Eisprung herum den Körpergeruch dominanter Männer. All die genannten Reaktionen werden von Gehirnbereichen angeführt, die nicht dem bewussten Willen unterliegen.

Als genetisches Unikat verfügt jeder Mensch (ausgenommen eineiige Zwillinge) über einen einmaligen, nur für ihn spezifischen Körperduft, der Auskunft über seine Immunbeschaffenheit liefert. Dieses persönliche Duftgemisch, Zerfallsprodukte des Immunsystems, dringt mit dem Schweiß als wichtigstem Geruchsträger an die Körperoberfläche und sendet von dort seine unterschwelligen Offenbarungen. Angekommen in unserem Geruchssystem können diese Substanzen unsere Emotionen möglicherweise gezielt beeinflussen. Einerseits geben sie „heimlich" Auskunft über die Gen-Struktur des Gegenübers und wirken andererseits unbewusst als eine Art olfaktorischer Personalausweis in der Beurteilung mit, ob jemand angenehme oder unangenehme Gefühle in uns auslöst, uns anzieht, schnuppe ist oder uns gar „verduften" lässt.

Welche Rolle spielen diese Phänomene nun im großen Liebeszirkus? Um diese Frage zu lösen, ließ Claus Wedekind, Biologe am Department of Ecology and Evolution an der Universität Lausanne, Mitte der 1990er-Jahre 49 Studentinnen an verschwitzten T-Shirts riechen, die die männlichen Duftspender zuvor zwei Nächte lang trugen (Ich frage mich: Hat man die weiblichen Versuchsobjekte mit dem Vordiplom bestochen?!). Das erschnupperbare chemische Duftbukett gibt vermutlich darüber Auskunft, ob das männliche Immunprofil den weiblichen Gen-Pool auf ideale Weise ergänzt und die Frau in der Folge mit optimalem Erbgut versorgt. Dem Schnüffelbefund wurde folgende Aussage zugeordnet: Empfängnisbereite Frauen bevorzugen den Geruch von Männern, deren Immunmerkmale möglichst von ihren eigenen abweichen. Abgesehen von der notwendigen archaischen Inzestschranke liegt das Motiv für diese Odeur-Vorliebe auf der Hand. Voneinander abweichende Abwehrsysteme erhöhen die Immunität des Nachwuchses gegenüber Krankheitserregern. Je unterschiedlicher die MHC-Gene, desto verführerischer erscheinen die Ausdünstungen.

Den richtige Riecher für Mr. & Mrs. Right: MHC (Abk. für Major Histocompatibility Complex, d. h. Haupthistokompatibilitätskomplex) umfasst eine Gruppe von Genen, die mitunter für die Erkennung von Krankheitserregern zuständig ist. Unsere Immunabwehr arbeitet deutlich wirksamer, wenn die MHC-Gene kunterbunt gemischt sind. Je abweichender die MHC-Gene der Eltern, desto resistenter ist der Nachkomme gegen den Ansturm von Krankheitserregern. Unsere MHC-Präferenz zeigt, dass wir den richtigen Riecher für kompatible Partner mit unterschiedlichen Immungenen haben (Wedekind und Füri, 1997).

Nicht-empfängnisbereite Frauen, Schwangere oder die Pille einnehmende Frauen (Ovulationshemmer täuschen Schwangerschaft vor!) zeigen gegensätzliche Präferenzen. Diese Gruppen bevorzugen das Aroma von Geruchsgebern mit ähnlichen Merkmalen. Es scheint, mit Hormonen verhütende Frauen schlucken die bittere Pille, dass sie massiv in die Partnerwahl ein- und (wenn es ganz bitter läuft) sogar um 180 Grad daneben greifen. Auch wenn wir im Gegensatz zum Tier die Möglichkeit haben, uns über den lockenden Reiz hinwegzusetzen, so setzen die unmerklichen Signale beim gegenseitigen Beschnuppern allem Anschein nach gewisse Akzente in Hinblick auf unser Partnervotum.

Welche Wirkung haben die weiblichen und männlichen Liebeslockstoffe? Der im männlichen Achselschweiß enthaltene Duftstoff Androstenol (sandelholz-/moschusähnlicher Duft), der in Verbindung mit Bakterien und Sauerstoff zu Androstenon (urinähnlicher Duft) oxidiert und normalerweise von Frauen als unangenehm empfunden wird, stimuliert die weibliche Kontaktfreude zum Zeitpunkt ihres Eisprungs. Wir sollten uns allerdings nicht von medialen Wunderzuschreibungen aufs Kreuz legen lassen und dem Irrtum aufsitzen, dass eine einzelne Substanz einen Menschen schlagartig so begehrenswert macht wie einen paarungswilligen Schweineeber, der durch seinen Sexual-Duftstoff eine Sau in Deckbereitschaft versetzen kann. Wenn dieser in seiner „Eberwut" Androstenon ausscheidet und sich das weibliche Schwein im Östrus befindet, das heißt empfänglich ist, reagiert die rauschige Sau nämlich mit dem so genannten „Stehreflex". Derart sprunghaft ist die Menschenfrau trotz Eisprung glücklicherweise nicht! *(Angeblich herrscht in einigen Teilen Österreichs der Brauch, dass der Mann beim Tanz seiner Partnerin ein Tuch vor der Nase hin- und her wedelt, welches er zuvor in der Achselhöhle getragen hat. Wenn Sie mich fragen, so müsste dieses Stinktier dafür eins auf die Nase kriegen …)*

Demgegenüber steht die Wirkung weiblicher *Kopuline*, eine aphrodisierende Kombination von Säuren im Vaginalsekret der Frau, durch die sich Männer betört fühlen. Napoleon ließ sich offenbar von seiner Nase leiten, als er an Gemahlin Josephine schrieb: „*Treffe morgen abend in Paris ein. Wasch Dich nicht*".

Können wir uns mit diesem Wissen den kostspieligen Marsch zur Parfümerie verkneifen und lieber unseren ureigensten Duftnoten-Charme versprühen? In seinen Studien stellte Claus Wedekind fest, dass körperfremde Wohlgerüche wie Parfums und Deos uns nicht an der Nase herumführen. Wir haben den richtigen Riecher, denn instinktiv greifen wir zu solchen Duftwässerchen, die dem Geruch unserer Pheromone ähneln. Wer wissen will, ob die erotisierende Aromaspur des anderen unserem olfaktorischen Kompass entspricht, der ist keinesfalls genötigt, verschwitzte T-Shirts oder Tücher zu inhalieren. Das Küssen ist die reizvollere Variante – die Einkerbung zwischen Mund und Nase ist von Pheromonen geradezu belagert.

Bei Tieren ist die Ausgangslage eindeutig. Sie besitzen rund 1000 verschiedene Rezeptortypen, mit denen sie die Gerüche ihrer Umwelt erschnüffeln, zusätzlich 300 Rezeptoren allein für die Pheromone ihrer Artgenossen. Die Pheromonmitteilungen werden bei den meisten Säugetieren von einem speziellen Sinnesorgan, dem Vomeronasalorgan, kurz VNO, wahrgenommen. Das an der Basis der Nasenscheidewand liegende VNO ist ein von mehreren tausend Nervenzellen ausgekleidetes, röhrenförmiges (bis zu acht Millimeter langes) Sinnesorgan.

Der Biologe Hanns Hatt, Inhaber des Lehrstuhls für Zellphysiologie der Ruhr-Universität Bochum, tüftelt an der Frage, ob wir Menschen ebenfalls im Besitz eines funktionsfähigen Vomeronasalorgans sind und wenn dem so ist, wie die Signalkaskade der Pheromone ins Gehirn weitergeleitet wird. Strittig ist, ob die Pheromoninformation über das VNO empfangen werden kann, da die ins Gehirn laufenden Nervenfortsätze bei uns Menschen zu fehlen scheinen. Zwar hat die Wissenschaft allzu oft die Nase vorn, doch in den Tiefen unserer Nasenlöcher steht sie noch immer im geheimnisvollen Dunkel.

Auch die Arbeiten der Biologin Catherine Dulac von der Harvard Universität und der Neurophysiologin Linda Bück vom Howard Hughes Medical Institute schüren den Verdacht, dass das Vomeronasalorgan bei uns Menschen für die Verarbeitung von Pheromonen gar nicht zwingend notwendig ist. Dass wir

Menschen Sexuallockstoffe über die normale Riechschleimhaut wahrnehmen können, stellte kürzlich das Bochumer Forscherteam um Hanns Hatt in Experimenten unter Beweis. Inwieweit und ob Pheromone unser Gefühl von Zuneigung überhaupt beeinflussen, ist noch nicht eindeutig geklärt. Verglichen mit dem simplen Auslösemechanismus beim Tier ist der Wirkungsweg der Pheromone beim Menschen wohl eher subtil.

Wie die Nase eines Mannes so sein Johannes: Ein zugegeben idiotisches Idiom, das in der modernen wissenschaftlichen Forschung einen völlig neuen Stellenwert gewinnt. Dass zwischen Riech- und Fortpflanzungsorgan des Mannes wahrhaftig ein bedeutender Zusammenhang besteht, konnte in jüngster Zeit das Forscherteam um den Biologen Hanns Hatt nachweisen. Seinen Entdeckungen folgend lassen sich männliche Spermien ähnlich wie unser Riechkolben von guten Blumendüften auf den rechten Pfad führen. Die Wissenschaftler machten in den Samenzellen Geruchsrezeptoren ausfindig, die auch in unserer Nase vorkommen. Diese reagieren u. a. auf die beiden Duftstoffe Bourgeonal und Zyklamal (beide Substanzen sind Komponenten des Maiglöckchenduftes, mit dem der Blütenduft in der Waschmittelindustrie produziert wird) und können dort so genannte Chemotaxis auslösen. Das führt dazu, dass sich die Samenzellen euphorisch schwänzelnd zur Quelle des Duftstoffes hin bewegen, den der Eileiter der Frau zur Köderung ausströmt. Der Lockstoff weist nicht nur in die richtige Richtung, sondern sorgt zudem für eine Verdoppelung der Geschwindigkeit der Samenzellen. Die Forscher lösten mit ihrem Fund eines befruchtungsfördernden Navigationssystems die Frage aller Fragen, wie Spermien den Weg zur Eizelle finden. Denn ohne diese Orientierungshilfe wäre die Verschmelzung von Eizelle und Spermium ein recht seltenes Spektakel. Neben dem Maiglöckchenaroma fanden die Biologen die Gegenspielersubstanz Undecanal, die Rezeptoren blockiert und Samenzellen orientierungslos macht. In den Spermien werden weitere 15 Rezeptoren vermutet, die auf Duftstoffe reagieren und deren Funktion aktuell erforscht wird. *(Hatt und Dee, 2009)*. Mit ihren wegweisenden Ansatzpunkten eröffnen die Biologen viel versprechende Perspektiven sowohl für die Reproduktionsmedizin als auch für die Möglichkeit einer effektiven Verhütung ohne viel Brimborium.

6.3 Je nach Standort wechselnde Showacts

Entwicklung der Liebe in der Geschichte der Menschheit: Gesellschaftlicher Tapetenwechsel und Rollentausch

Die zweite Quelle für die Liebe ist die Zeit der Menschheitsgeschichte. Die genetische Ausstattung liefert lediglich das Gerüst für unser kulturelles Gebäude. *Homo sapiens* blieb eben nicht auf der urtümlichen Stufe seiner Instinkte stehen. Der Mensch entwickelte über viele zehntausend Jahre hinweg neben seiner biologischen eine „zweite" kulturelle Natur, die ihn ebenso prägt. Sexuelle Werbesignale zum Fortpflanzungszweck mögen evolutionäre Konstanten sein. Das, was wir Liebe nennen und damit verbinden, assimiliert ein bestehendes Weltbild sowie einen gesellschaftlichen, kulturellen Rahmen. Der französische Semiotiker Roland Barthes (1915–1980) bringt diese Bedeutungsvielfalt auf den Punkt: Ich-liebe-dich *„ist ein Wort, das gern die gesellschaftlichen Tapeten wechselt"* (Barthes, 1984). Der Raum unseres zeitgenössischen Verständnisses von Liebe ist geradezu tapeziert mit soziokulturellen Ereignissen.

Wir erfahren Liebe subjektiv als tiefes Gefühl, das wir dementsprechend deuten. Die Möglichkeit, dieses Gefühl überhaupt benennen zu können, ergibt sich erst dadurch, dass wir in unserer Kultur ein begriffliches Konzept von Liebe vermittelt bekommen und verinnerlicht haben. *„Es gibt Leute, die sich nie verliebt hätten, wenn sie nicht von der Liebe hätten sprechen hören"*, bemerkte der französische Moralist François VI. de La Rochefoucauld (1613–1680) sarkastisch in seinen *Maximen* von 1665.

Lieben wir wirklich nur deshalb, weil man uns von der Liebe erzählt hat? Ist die Liebe womöglich gar keine natürliche, allen Menschen gemeinsame Triebkraft, sondern ein gesellschaftliches Produkt, ein reiner Effekt von Konversation und Konvention? Sprache und Kultur scheinen einen erheblichen Einfluss darauf zu haben, wie und was wir empfinden. Wenn wir von „Schmetterlingen im Bauch" berichten, so heben wir nicht nur eine körperliche Region heraus, die sich deutlich spürbar bemerkbar macht, sondern wir übertragen die Gefühlslage in ein anschauliches Bild, das für die ganze Emotion steht.

Die Liebe(sbeziehung) und das mit ihr verbundene Emotionsschema erfüllen eine bedeutsame soziale Funktion, sie normen unser emotionales Erleben. Die Ethnologin Birgitt Röttger-Rössler vermutet aufgrund ihrer Kulturbeobachtungen, dass Liebe keine einheitliche Emotion, sondern von gesellschaftlich geformten Schablonen geprägt ist (Röttger-Rössler, 2006). Was daher in unseren Breitengraden als gestreift gilt, kann woanders kariert sein – und andersherum. Außerhalb des abendländischen Kulturraumes ist beispielsweise die Suche nach der romantischen Verliebtheit oftmals vergebliche Liebesmüh. Der Schweizer Politphilosoph Denis de Rougemont (1906–1985) resümierte in seinem 1939 erschienenen Werk *„Die Liebe und das Abendland"* die aufschlussreichen Berichte eines jungen Chinesen: *„Der Begriff Liebe existiert in China nicht. Das Zeitwort „lieben" wird im Chinesischen nur verwendet, um die Beziehungen zwischen Müttern und Söhnen zu definieren. Der Ehemann liebt seine Frau nicht."* Ob und wie der chinesische Ehemann seine Frau liebt oder nicht, sei dahingestellt. Fest steht: Liebe ist Fachchinesisch. Sie hat ein soziokulturelles Gesicht.

Uns befremdlich anmutende Liebesrituale, wie die arrangierte Ehe bei den islamischen Makassar auf der indonesischen Insel Sulawesi, passen nicht in unser Weltbild. Die Makassar unterscheiden zwar 25 unterschiedliche Formen der Zuneigung, haben aber keinen Ausdruck für die romantische Liebe. Dem fehlenden Wort entspricht der gesellschaftliche Ausschluss. Auch wenn sich Jugendliche immer wieder verlieben, wird die Leidenschaft im indonesischen Kulturkreis aufgrund sozialzerstörerischer Kontraproduktivität als tückische Krankheit pathologisiert. In Familienverbänden lebend, wird Liebe dort als Ergebnis eines langen Prozesses verstanden und nicht als schicksalhafte Naturgewalt. Dementsprechend wirkt auf derart „fremde" Gesellschaften unser westlich kultiviertes Modell romantisch-erotischer Liebe ziemlich verschroben.

Auch ein interkontinentaler Blick innerhalb der westlichen Hemisphäre ist hier lohnenswert: Während bei uns das Küssen in der Öffentlichkeit (je nach

Art der Ausführung) als gesellschaftlich akzeptierter Kommunikationscode, nämlich als Zeichen der Zuneigung gewertet wird, müssen sich verliebte Pärchen in Baltimore, US-Bundesstaat Maryland, davor (ver-)hüten. Sich länger als eine Sekunde in der Öffentlichkeit zu küssen ist dort ordnungswidrig. Liebende in Hartford, US-Bundesstaat Connecticut, haben hingegen am Tag des Herrn schlechte Karten – an Sonntagen ist Küssen untersagt. Selbst bei unseren europäischen Nachbarn wird die Privatsphäre der Bürger teilweise absurd gemaßregelt. Im Land der Liebe gilt aus Sicherheitsgründen ein offizielles Kussverbot an Bahnübergängen, seitdem ein Liebespaar von einem Zug überrollt wurde. Auf dem Bahnhof von Warrington im Nordwesten Englands ist der Zug für Küssende abgefahren. Um Staus vor dem Bahnhof zu vermeiden, wurde eine „Kussverbotszone" mit entsprechenden Schildern eingerichtet. Bisweilen funktionieren allerdings derartige gesellschaftspolitische Vorschriften nicht ganz reibungslos. So organisierten in Südafrika tausende von Jugendlichen „Kussmarathons", um gegen die Einführung des *Sexual Offences Act* aufzubegehren. Das Gesetz sollte Jugendlichen unter 16 Jahren jede Form sexueller Aktivität (darunter Küssen und Schmusen) verbieten.

Wahlverwandtschaft auf Augenhöhe

$y = 5.44x + 6.62$ lautet allen Ernstes die abstrakte „Kennenlerngleichung" der US-amerikanischen Psychologen Donn Byrne und Don Nelson aus dem Jahr 1965. Liebesalgorithmen sind zwar nicht mein Spezialgebiet, doch übersetzt besagt diese Formel, dass die Anziehung zweier Menschen (abhängig Veränderliche y) von der Gesamtzahl gemeinsamer Themen und ähnlicher Lebenseinstellungen (unabhängig Veränderliche x) abhängig ist ... Logo! Folgt man dem Familienpsychologen Wolfgang Hantel-Quitmann, so besteht das innere Band zwischen zwei Liebenden in einer überschäumenden Herzensangelegenheit, in einem Lebensthema, das beide miteinander vereint.

Das Prinzip der Einigkeit war es in der Tat, das Marie und Pierre Curie eng miteinander verband. Die gemeinsame Arbeit an der Erforschung der Materienbausteine und eine gegenseitige (fachliche) Befruchtung und Bewunderung standen im Mittelpunkt ihrer fest strukturierten Arbeitsehe. Es heißt, in ihrem Haus hätten kaum Möbel gestanden, da ihr eigentliches Wohnzimmer ihr Forschungslabor war. 1903 erhielt das intellektuelle Ausnahmepaar den Nobelpreis für Physik. Nach dem Unfalltod ihres Mannes wurde Marie Curie auf den Lehrstuhl berufen, den er innegehabt hatte, wodurch sie zur ersten Professorin an der Eliteuniversität Sorbonne wurde. Die Liebe zwischen Cosima und Richard Wagner gründete auf beider Liebe zur Musik. Die Sinnlichkeit des Geistes verband Rainer Maria Rilke und Lou Andreas-Salomé. Lebensthema bei Jean-Paul Sartre und Simone de Beauvoir war die Philosophie des Existentialismus.

Wir setzen bei der Partnersuche auf Übereinstimmung. Psychologen sprechen bei Ähnlichkeiten in Ausbildung, Intelligenz, Gesundheit und Attraktivität von „*Passung*". In der Tat gesellt sich sowohl hinsichtlich des sozio-kulturellen Hintergrundes, des Bildungsstandes, des Geldbeutels, als auch im Hinblick auf die äußere Erscheinung gleich und gleich gern. Mittels Korrelationsstatistik konnte berechnet werden, dass selbst die Gesichtszüge zwischen den Liebespartnern miteinander in Beziehung stehen. Mit Hilfe moderner Computergrafikverfahren wurde gezeigt, dass wir Gesichter tatsächlich immer dann als schöner erleben, wenn sie einen Teil von unserem Gesicht enthalten. Genau deswegen suchen wir einen Gefährten, der ein bisschen so ausschaut wie wir. Offenbar steckt in uns allen ein kleiner Narziss!

Ein weiteres überraschendes Wahlergebnis ist, dass wir uns trotz fortschreitender Welterschließung meist in unserer überschaubaren „ökologischen Nische" auf die Suche begeben – und dort sogar fündig werden. 90 % aller Ehen werden zwischen Partnern geschlossen, die nicht mehr als 30 Kilometer voneinander entfernt geboren wurden (Hassebrauck/Küpper, 2003). Nach wie vor lernen sich 70 % der deutschen Paare in ihrem vertrauten Umfeld kennen – im Job, im Freundeskreis, im Sportverein. Der Vorteil liegt augenscheinlich darin begründet, dass der soziale Hintergrund von vornherein übereinstimmt und man sich auf diese Weise gemütlich abtasten kann. Im Umkehrschluss besagt diese Neigung aber auch, dass wir bei der Partnersuche einen genauso (un-)

weiten Horizont haben wie vor fünfzig Jahren. Die stereotyp gewordene Behauptung, dass sich die Partnerwahl aufgrund zunehmender Globalisierung und gesteigerter Mobilität freier gestalte, ist somit höchst fragwürdig. „*Who does not meet, does not mate*“, lautet eine englische Weisheit – wer sich nicht begegnet, findet nicht zusammen. Das klingt plausibel.

Wahlverwandtschaft lautet das Credo. Der Soziologe Hans-Werner Blossfeld verzeichnet einen immer größer werdenden Trend in Richtung Homogamie (Anmerkung: In der Soziologie und in der Zoologie gelten Individuen oder Arten als „homogam“, wenn sie bei der Partnerwahl gleichartige Individuen bevorzugen. Bei Tieren bezieht sich dies oft auf die Färbung und Musterung der Federn oder des Fells, beim Menschen auf Alter, Religion, Bildung, berufliche Stellung). Unser Hauptanliegen besteht darin, einen Gefährten auf Augenhöhe zu finden, der kaum vom eigenen sozialen Status und Bildungsniveau abweicht. Der zunehmende Ausgleich des Geschlechtsverhältnisses hat unser Paarungsverhalten verändert. Man bleibt unter sich (Stichwort „Geschlossene Gesellschaft“). Partnervermittlungen arbeiten erfolgreich auf Grundlage des Ähnlichkeits-Matchings. Paarpsychologen sehen die optimale Regel für das Verhältnis von Ähnlichkeit und Verschiedenheit in 60 zu 40 %. Allerdings wird diese Strategie schnell hinfällig, wenn wir unsere Gemeinsamkeiten überbetonen und die Abweichungen aussparen. Übereinstimmung bedeutet bessere Übereinkunft. Je ähnlicher unser(e) Partner(in) uns ist, umso leichter fällt es uns, ihn zu verstehen und umgedreht. Wir wollen uns verstanden fühlen. Das klingt doch verständlich, oder?

Gemeinsamkeiten haben langfristig betrachtet auch Vorteile. Das Kostbarste, was Menschen miteinander teilen, sind Erfahrungen. Ein ausgiebiges Zusammenleben hinterlässt gemeinsame Gedächtnisspuren. Mit der Zeit formt sich eine beständige Ähnlichkeit von Erfahrungshintergründen. Weil der andere vergleichbare Lebensentwicklungen durchlebt hat wie man selbst, wird er uns in seinen Reaktionen zunehmend ähnlicher. Das trifft im Idealfall auf beide Liebesartisten zu. In der Psychologie ist das beschriebene Phänomen als „*Chamäleon-Effekt*“ bekannt. Dieses gegenseitige „Aufeinander-Abfärben“ ist gleich in zweifacher Hinsicht bedeutend. Zum einen in Bezug auf das Vertrauen-Können (Die Gehirnforschung hat mittlerweile zeigen können, dass Vertrauen nichts anderes ist, als schon vorher zu ahnen, wie sich der andere verhalten wird), zum anderen in Bezug auf das Aussehen. Ehepaare, die seit 50 Jahren miteinander zusammenleben, entwickeln oft gewisse äußerliche Übereinstimmungen. Das Leben hat sie in gleichartiger Weise mit Erfahrungen versorgt, und sie haben in vergleichbarer Weise reagiert.

Führen Sie doch mal spaßeshalber mit Ihrem Partner Liebesprotokoll. Schreiben Sie jeweils die Gemeinsamkeiten nieder, die sie glauben, mit ihm zu teilen. Sollten Sie wider Erwarten keine Schnittmenge feststellen, dann vertrauen Sie auf die nachgewiesene Partnerangleichung im Laufe der Jahre – vergleichbar mit der augenfälligen Symbiose von Hund und Herrchen. Wau!

SIE & ER: Gemeinsam einsam	
– Badeurlaub an der See	– Zum Skifahren in die Berge
– Ins Kino/Theater gehen	– Auf ein Bier mit den Kumpels
– Meditieren/Lesen	– Ein Konzert/Fußballspiel besuchen
– Kuscheln	– Hemmungsloser Sex
– Mit netten Internetbekanntschaften treffen …	– ???

Liebe, dann können die anderen dich gern haben

„Ich will dir ein Liebesmittel zeigen ohne einen Trank, ohne ein Kraut, ohne Spruch irgendeiner Zauberin: Willst du geliebt sein, so liebe“ verkündete vor knapp 2000 Jahren der römische Philosoph Seneca (ca. 2 v. Chr.–65 n. Chr.) in seiner Abhandlung *„Vom glückseligen Leben“* (*„De vita beata“*, um 58 n. Chr.). Mit dieser einfachen Anleitung, die sich in den Köpfen leider noch nicht verlässlich festgesetzt hat, traf er den Kern der Sache. Wir wünschen uns nichts sehnlicher, als geliebt zu werden, sind aber im Liebe schenken oftmals sehr knauserig. Dabei könnte alles so einfach sein. Liebesgefühle erwachen vor allem dann, wenn wir selbst das Gefühl haben, begehrt zu werden. Bestätigt wird diese Hypothese durch den Psychologen Arthur Aron, der mehr als 1000

frisch Verliebte nach dem Auslöser für ihr plötzlich aufflammendes Gefühl befragte. Als Initialzündung nannten sie gemeinsame Erlebnisse und das plötzlich aufkeimende Gefühl, von dem anderen beachtet und geschätzt zu werden. Dieser Spiegelreflex beeinflusst unser eigenes Gefühl. Ein freundlicher Blick, eine zuvorkommende Geste, ein Kompliment – jemandem das Gefühl zu geben, dass er etwas Besonderes ist, entpuppt sich als eines der stärksten menschlichen Aphrodisiaka. Wir sollten uns dieses Wissen zunutze machen und unserer Liebe unvergessliche Augen-Blicke schenken!

Kurs auf die partnerschaftliche Flugbahn durch Nicht-Ereignisse

Sagen wir „Ja" zur Liebe, bleiben wir wir selbst – und werden zugleich ein anderer. Die kleine gem-einsame Insel für zwei gibt es nicht: „Die romantische Fantasie der völligen Verschmelzung hat für moderne Individuen einen großen Haken: Auch wenn sie ein Paar werden, behalten beide Liebenden ihre unverwechselbare Identität." (Küstenmacher, 2006). Die Liebesbegegnung ist ein „dramatischer Akt". Mit unterschiedlichen biografischen Horizonten und individuellen Lebensthemen im Gepäck sind zwei sich fremde Menschen in ihrem Zusammenschluss gefordert, ihre Situation neu zu definieren (Keddi, 2006). Liebende Paare bauen ihre eigene Wirklichkeit auf. Im Rausch der emotionalen Verwirrtheit existieren noch keine festen Spielregeln, die Zukunft ist in alle Richtungen offen. Es entsteht ein „neues Drehbuch" unseres Lebens.

Der US-amerikanische Psychologe John Gottman, Professor für Psychologie an der University of Washington, betont in diesem Zusammenhang die Bedeutung unscheinbarer Alltagshandlungen als Urkraft für Intimität und Liebe. Die Macht der Prägung entfaltet sich im wunderbar Gewöhnlichen, zwischen häuslicher Arbeitsteilung, gemeinsamer Kindererziehung und der Einigung auf Sauberkeitsnormen; zwischen Brötchen und stehen gelassener Kaffeetasse, Zahnpasta-Resten, leeren Seifenspendern und markierenden Wäschestücken in der Wohnlandschaft. Unsere Liebe kommt durch eine Abfolge unzähliger unbemerkter Alltäglichkeiten ins Beziehungsgleichgewicht (vermutlich handelt es sich um dieselben Alltäglichkeiten, die zu einem späteren Zeitpunkt das Ungleichgewicht einläuten).

Diese Intimnische deutet der Essener Kommunikationswissenschaftler Jo Reichertz wie folgt: *„Durch dieses ‚Sich-miteinander-Vertrautmachen' entsteht eine Gemeinschaft mit einem eigenen ‚seelischen Privateigentum'"* (Reichertz, 1994). Die vermeintlichen „Nicht-Ereignisse" leiten eine *„partnerschaftliche Flugbahn"* ein, so der französische Soziologe Jean-Claude Kaufmann, da sie die Gewohnheiten unserer Beziehung definieren (Kaufmann, 2005). So nehmen wir zunächst ungewohnte Gesten, wie ein vorgewärmtes Bett, eine Guten-Morgen-Nachricht am Spiegel oder ein eingelassenes Schaumbad schließlich unbemerkt als normales Ritual an. Liebe verfestigt sich dadurch, dass sich Partner schrittweise in eine Kulisse der Vertrautheit hinbewegen, als Ergebnis einer Aneinanderreihung von Mikro-Erlebnissen. Innerhalb dieses Prozesses entsteht ein gemeinsames Unbewusstes, von dem zwei Menschen getragen werden und das sie miteinander verbindet (Küstenmacher, 2006). Indem wir uns ein neues Bedeutungsuniversum, ein gemeinsames Gewohnheits- und Kommunikationssystem erschaffen, schreiben wir uns in eine neue Wir-Identität ein.

Kultur der Kurzfristigkeit

Während der Liebe in den vormodernen Epochen eine festgelegte Funktion zukam, indem sie die Existenzsicherung und Weiterführung der Generationenfolge garantieren sollte, hat sie im 21. Jahrhundert den missionarischen Auftrag zu erfüllen, individuelle Glücksansprüche wechselseitig zu befriedigen. In einer Zeit, in der wir von sozialen Zwängen weitgehend befreit sind, fungiert unser Gefühl (anstelle von konventionellen Gründen) als Beziehungskitt: *„Wie noch nie in der Sozialgeschichte der hoch organisierten Industrieländer setzen wir heute auf die Liebe, auf das Gefühl, ja, wir sind Fundamentalisten des Gefühls geworden"* (Mathias Jung, 2004). Von unserem Partner erwarten wir zuallererst die Befriedigung unserer emotionalen, psychischen Bedürfnisse.

Der Stoff der Liebe sind Erwartungen. Niklas Luhmann spricht von wechselseitigen „*Erwartungserwartungen*". Wir haben bestimmte Erwartungen an unseren Partner und erwarten von ihm nicht nur, dass er diese erfüllt, sondern dass er ebenso bestimmte Erwartungen an uns stellt, die wir zu erfüllen haben. Wechselseitige Erwartungserwartungen stabilisieren das Verhalten beider Partner (Luhmann, 2001). Aus dieser Sicht ist die Liebe Richard David Precht folgend „*soziales Schach*".

Diese Art von Emotionalisierung führt unweigerlich zu Schwächeanfällen. Bindungen, die darauf spekulieren, dass der Partner eigene psychische Bedürfnisse erfüllt, sind brüchiger als Zweckgemeinschaften, die aufgrund wirtschaftlicher oder institutioneller Zusammenhänge geschlossen werden. Es ist absurd: Der „Druck", eine größere Freiheit bei der Partnerwahl genießen und zugunsten des Gefühls entscheiden zu können, scheint uns regelrecht zu überfordern und bringt ungeahnte neue Stolpersteine mit sich – wir stellen Ansprüche, die es früher schlicht nicht gab. Ein Bund, in dem gänzlich die romantische Liebe zwei individualisierte Partner bindet, ist bei Gefühlseinbrüchen aus einsichtigen Gründen extrem fragil. Sobald wir die Paarbindung subjektiv nicht mehr als erfüllend und sinnhaft erfahren, steht uns in der Postmoderne ein Angebot an alternativen Lebensformen offen. Im Versuch, ein Nonplusultra an kurzfristigen amourösen Sehnsüchten zu verwirklichen, sind wir ausgesprochen erfinderisch. In unseren Köpfen überlebt die Idee der Romantik, wir Menschen malen uns die Liebe als „amour passion" aus. Aber lieben tun wir letztlich anders.

Der US-amerikanische Soziologe Richard Sennett diagnostiziert eine „*Kultur der Kurzfristigkeit*", in der die „*Stärke schwacher Bindungen*" gelte. Die erste Krise bereits als Finale und nicht als Startschuss der Weiterentwicklung zu betrachten, korrespondiert mit Karl Otto Hondrichs Theorie des permanenten Neuanfangs (Hondrich, 2004): Wir neigen dazu, uns nach einer kurzen „Auszeit" wieder neu zu binden und unsere Welt noch einmal von vorne zu konstruieren. „*Die Menschen trennen sich nicht mehr nach, sondern vor der Liebe*", heißt es in Sven Hillekamps Untergangswerk „*Das Ende der Liebe*" (Hillekamp,

2009). Sie verlieben sich auf den ersten Blick und sind verdrossen auf den zweiten. Die einst getroffene Wahl kann zugunsten einer neu entdeckten Leidenschaft schnell revidiert werden. Der Schritt in die Verbindlichkeit scheint zunehmend vermieden zu werden. Unsere Entscheidung ist in unserer modernen Gesellschaft höchst individuell an unsere Lebens- und Liebesbedürfnisse angepasst. Wenn es beim ersten Anlauf nicht reibungslos klappt, wird Beziehungsarbeit als Hexenwerk ausgeblendet und nicht als Option in Erwägung gezogen. Die Aussicht auf Liebeserfolg beim zweiten oder dritten Versuch lässt uns zukunftsträchtig agieren und nicht im Augenblick verweilen.

Die Strukturen dieses Entwicklungsverlaufs gleichen *„denen des Arbeitsmarkts im neuen Kapitalismus mit seiner Hire-and-fire-Mentalität“*, befindet der Autor Martin Maria Schwarz. Zweifelsfrei wirken sich die radikal veränderten Verhältnisse im Berufsleben auf unser Bindungsverhalten (nachhaltig) aus. Eine Gesellschaft, die durch und durch nach marktwirtschaftlichem Prinzip funktioniert – in dem Sinne, dass wir stets einen möglichst hohen Gegenwert für das einfordern, was wir sind bzw. darstellen und was wir leisten – macht vor der Liebe nicht Halt. Es gilt, Nutzen maximierend, den bestmöglichen Deal abzuschließen. Schließlich wollen wir nicht mehr investieren, als wir zurückbekommen. Das Ende vom Lied ist, dass Liebe wie ein Tauschgeschäft permanent berechnet wird. Sorgfältig wägen wir ab, ehe wir uns in die Ungewissheit stürzen, uns in dem anderen zu verlieren. Einen „unversicherten“ Gefühls-Salto-Mortale können wir uns in einem ökonomisch bestimmten System nicht leisten.

Der Kapitalismus ist somit in die innersten Bereiche unserer Persönlichkeit vorgedrungen. Wir sind nicht nur Alleinunterhalter, sondern auch Alleinunternehmer im Umgang mit der Liebe geworden. In unseren Beziehungen sind wir gefordert, nimmermüde flexibel und mobil zu sein, um eine bestimmte Art von Karriere zu realisieren. Beweglichkeit und Wandlungsfähigkeit gelten als die Soft Skills des modernen Arbeits- und Beziehungsmarktes. Werte wie Erfolg, Anerkennung und Selbstverwirklichung geraten in Konkurrenz zur Bereitschaft, etwas aus Liebe zu riskieren und auf eine dauerhafte Bindung zu setzen. Wir lieben lieber auf Distanz. Die Folge ist eine „*kalkulierte Bindungszurückhaltung*", so der Frankfurter Psychologe Rolf Haubl.

Fakt ist, dass wir uns heute in einer Umbruchsituation befinden. Unsere alte Vorstellung von Liebe und Gesellschaft verändert sich in dem Maße, in dem ein instrumentelles Verhältnis zu unseren Mitmenschen, Partnerbörsenwert, Konsumkultur und (elektronische) Massenmedien unser Dasein revolutionieren. Es stellt sich die Frage, wie wir Menschen uns unter diesen Bedingungen unsererseits verändern.

Digitale Fahndung nach dem Liebesglück

Angesichts vermeintlich unbegrenzter Möglichkeiten muss sich die Liebe neu behaupten. Durch das Internet sind wir zur intimen Begegnung nicht mehr auf eine physische Face-to-Face-Situation angewiesen. Äußere Eckdaten sind heute einerseits zwar praktisch, aber andererseits unsinnlich per Mausklick abrufbar und müssen nicht zwingend im „realen" Flirtspiel erforscht werden.

Die Vorstellung, dass nur Eremiten, soziale Härtefälle oder schwer Vermittelbare auf dem virtuellen Liebes-Highway herumdüsen, ist ein Trugschluss. Rund 6,5 Millionen Deutsche haben im World Wide Web schon nach potenziellen Partnern Ausschau gehalten, Tendenz steigend. Ich habe es noch nicht getan, empfinde aber die Option, es tun zu können, als tröstlich. Willkommen in der „digitalen Generation", in der das traditionelle Rendezvous in der Mottenkiste zu verstauben scheint! Die Online-Plattform spielt bei der Suche des Menschen nach dem Menschen an seiner Seite eine immer größer werdende Rolle. Liebe auf den ersten Klick – schätzungsweise beginnen eine Million der deutschen Beziehungen im Internet. Bei der Partnerfindung steht die Online-Vermittlung bereits auf Platz 3 – direkt hinter Freundeskreis und Arbeitsplatz. Die Auswahl möglicher Partner trifft der Singlebörsenanbieter effizient und zeitsparend, indem die Bewerber in eine Schublade einsortiert und mit Partnern aus derselben Schublade kombiniert werden – ein ganz simples, auf

Algorithmen heruntergebrochenes Ausschlussverfahren nach besagtem Homogamieprinzip.

Was steckt hinter dem hohen Verkehrsaufkommen im digitalen Paralleluniversum? In einem auf Mobilität und Wechsel ausgerichteten Lebensentwurf der verbindlichen Unverbindlichkeit besteht ganz offensichtlich ein Mangel an Gelegenheiten, unseren Mitmenschen unbefangen und aufgeschlossen zu begegnen. Doch wie ist dieser gefühlte Nahraum unter Netusern im Vergleich zur Vis-à-vis-Situation tatsächlich beschaffen? Online ticken die Uhren in einem anderen Takt als in unserer Alltagswirklichkeit. Die Netzwelt inszeniert eine spezielle Qualität des Fühlens und Liebens, denn beim Plaudern im Chatroom stellen die digitalen Liebessurfer unverzüglich Nähe her bzw. lassen sie zu. Partnersuchende gewähren ihrem unbekannten Gegenüber Einblicke in ihr intimes Innenleben. Schnell entsteht eine (virtuelle) Atmosphäre der Vertrautheit, was vor allem daran liegt, dass die anonyme Begegnung aufgrund der physischen Absenz des Gegenübers Raum für Phantasie lässt. Hierdurch werden natürliche Hemmschwellen früher überwunden, Geheimnisse, Wünsche und Sehnsüchte werden nahezu vorbehaltlos ausgetauscht und das eigene Seelenleben offen gelegt, was in der Realbegegnung (wenn überhaupt) erst zu einem wesentlich späteren Zeitpunkt geschieht. Wenn die Liebe in der stoffgebundenen Realität eine soziale Konstruktion ist, dann ist die Cyberspace-Liebe eine Konstruktion der Konstruktion – was die Gefahr des Luftschlösser-Bauens potenziert.

Das Medium sorgt einerseits für „*eine Atmosphäre distanzgeschützter Selbstoffenbarung*", so der Sozialwissenschaftler Rainer Fellmeth. Andererseits besteht das Risiko, dass eine derartige „*Beschleunigung des Gefühllebens*" über den tatsächlichen emotionalen Distanzraum hinwegtäuscht und dass sich die fühlende Person in der virtuellen Welt viel schneller und intensiver als im Hier und Jetzt in Projektionen verrennt. An online angebahnten Kontakten ist vor allem der Schritt aus dem Internet in die konkrete Realbeziehung zwischen zwei Hoffnungsträgern pikant. Denn in der direkten Begegnung muss die Maskerade fallen, die im Online-Blend- und Simulierspiel bis aufs Äußerste gesteigert werden kann. Sollte auf Adressatenseite die Hoffnung und Phantasie durch derartige Irreführungen fehlgeleitet worden sein, erfährt das getäuschte Webopfer spätestens in dem wahrhaftigen Augenblick des Aufeinandertreffens, in dem die Hüllen fallen, eine derbe Enttäuschung seiner Erwartungen. Unweigerlich kann sich die erfrischende Unbefangenheit der medialen Kommunikation aufgrund der eintretenden Desillusionierung in hemmende Unsicherheit verwandeln.

Ehrlichkeit vorausgesetzt, kann der datenbasierte Weg durchaus Vorteile mit sich bringen. Dadurch, dass Menschen im Netz ihrem virtuellen Gegenüber im Chat oder in E-Mails früh Einblicke in ihre Persönlichkeit gestatten, von ihren Hoffnungen, Zielen und Schrullen berichten, entsteht bereits vor dem ersten Treffen ein Vertrauensverhältnis. Beide verbindet die Gewissheit, dass der andere auf der Suche nach der großen Liebe ist. Dieser Enthüllungseffekt der Web-Kontaktbörse kann auf bestimmten Ebenen falsche Hoffnungen sogar verhindern. Wie den Partnersuchenden die Umsetzung vom ersten K(l)ick über den konventionellen Austausch zu einer tatsächlich gelebten Liebe gelingt, müssen die Betreffenden ohnehin in der unmittelbaren Beziehung klären. Fraglich bleibt bis dahin, ob die „stimmende Chemie" tatsächlich via Bildschirm erfühlt werden kann.

Die Krönung der Online-Liebe ist übrigens die virtuelle Traum-Hochzeit. Ob Sie es glauben oder nicht: Es gibt „Cyber-Kirchen", in denen Mann und Frau sich ganz romantisch ihr Ja-Wort geben und die gesamte Welt kostengünstig am heimischen Computer teilhaben lassen. Diese Form der Trauung ist zwar nicht rechtlich bindend, aber auf diesem Weg ist man zumindest schon mal auf der Daten-Autobahn (nicht unter die Räder, sondern) unter die Haube gekommen. Und so viel befremdlicher als eine Las-Vegas-Instant-Hochzeit mit Elvis-Imitator oder das gecastete Ja-Wort in der TV-Kuppelshow ist diese Variante auch nicht mehr.

Die anspruchsvolle Frau – etwa auch Rampensau?

Klug, erfolgreich, attraktiv, erotisch, kultiviert, sportlich. Offiziell gibt es immer mehr „multi-taske", hoch qualifizierte Frauen. Frauen, die das gesamte Equipment an Vorzeigemerkmalen mitbringen. Doch allen Stärken zum Trotz bleibt statistisch jede dritte Akademikerin Single, Tendenz steigend. Die Emanzipation scheint in der Partnerwahl noch nicht angekommen zu sein. Je „fachmännischer" eine Frau heute ist, desto geringer scheint ihr „Marktwert" im großen Liebeszirkus zu sein. Werden Bildung und Unabhängigkeit der Frau zum Verhängnis? Disqualifiziert sich die qualifizierte Frau gar selbst? Zuviel weibliche Bravourleistung scheint das starke Geschlecht zu überfordern, es reagiert eher erschreckt als erregt. So orientieren sich Männer bei der Wahl der Herzdame intellektuell eher nach „unten". Liegt es in der Natur des Mannes, dass er ungern nach oben schaut? Müsste er sich etwa ein- und der Frau zugestehen, dass sie etwas besser kann als er? Gehört es zum biologischen Programm des Mannes, dass er glaubt, nur dann wahrgenommen zu werden, wenn er an der Spitze ist?

In seiner Versorgerrolle hat sich der Mann in den letzten Jahrhunderten eine mehr oder weniger bequeme Nische eingerichtet, in der für die Frau kein Platz vorgesehen war. Die Frau von heute, die das Alleinverdienermodell bezwungen und sich aus der finanziellen Abhängigkeit weitgehend befreit hat, weiß das Versorgerpotenzial nicht als „Beziehungsqualifikation" zu schätzen. Sie sucht und findet zudem ihren Platz in kampferprobten ehemaligen Männerdomänen und Selbstverwirklichungsimperien. Wenn sie dort auch noch entsprechend erfolgreich agiert, ist das ein zusätzlicher Schlag für den Herrn, weil sein natürlicher Beschützerinstinkt nun total ins Leere läuft.

Die Frau hingegen liebt ungern „abwärts". In den seltensten Fällen wählt sie einen Junggesellen mit geringerem Status. Darüber hinaus soll der progressive Mann mindestens so klug und viel versprechend sein wie sie. Nicht, dass wir uns missverstehen – sie wünscht sich nach wie vor einen Mann an ihrer Seite, nur eben unter reformierten Bedingungen. Die neu gewonnene Freiheit der

Frau ändert das Paarungsverhalten in seinem Wesenskern, wovon auch der potenzielle Nachwuchs betroffen ist. Wenn auf dem „Ja-Markt“ nicht der Richtige durch den Zauberspiegel in das Reich ihrer geheimen Wünsche tritt, verzichtet sie lieber ganz. Auch in dieser Hinsicht scheint sie taffer als der Mann zu sein – wenn nötig, um den Preis des Alleinseins.

Der natürliche Feind der modernen Frau ist ihr Optimierungswahn. Manchmal hat es den Anschein, als wollten wir innerhalb von 30 Jahren 300 Jahre Frauenunterdrückung wettmachen. Wir sind mit den Freiheiten aufgewachsen, für die die zweite Welle der Frauenbewegung in den 1970er-Jahren gekämpft hat. Das bedeutet auf der einen Seite Selbstbestimmung und Unabhängigkeit, auf der anderen Seite der verinnerlichte Anspruch, fleißig und erfolgreich zu sein, um die gebotenen Möglichkeiten in allen Dimensionen auszuschöpfen. Deshalb haben Partnersuche und Kinderwunsch auf der Agenda der Lebensplanung zunächst nicht oberste Priorität. In der Rushhour ihres Lebens, also zwischen 28 und 35 Jahren, hat die Frau – ggf. nach Abschlussprüfung, Praktika, Auslandssemester, Berufseinstieg und Etablierung – viele Stationen auf ihrem Lebensfahrplan. Irgendwann, wenn sie mit Mitte/Ende dreißig in ihrem Karriere-Dauerlauf zum Durchatmen kommt, muss sie oftmals völlig verdutzt feststellen, dass sie mit ihrem Durchhaltevermögen alle hinter sich gelassen hat und nun allein auf weitem Managerkorridor steht. Vor lauter Funkstille nimmt sie die biologische Uhr plötzlich lauter tickend wahr. Parallel dazu flüstert die evolutive innere Stimme, dass es noch etwas Existenzielleres im Leben gibt als Brainstormings, Cashflows oder Futures. Wird sie nach dieser Selbstbekehrung nicht relativ zügig partnerfündig, muss der Traum vom Mutterglück früher oder später als zerplatzte Seifenblase der beruflichen Laufbahn zum Opfer fallen. Beruflicher Erfolg fordert einen hohen Preis. Für den irritierten Mann hingegen ist im Wesentlichen alles gleich geblieben – und doch alles anders. Verunsichert zieht er bei diesem „Fräuleinwunder“ den Schwanz ein.

Der Mann an unserer Seite steht ebenso auf unserem Perfektionsprüfstand wie wir selbst. Ist er auch wirklich der „Real Deal“? Ist er das kultivierteste, humor- und verständnisvollste, zärtlichste, treueste, charmanteste, eloquenteste, verwandtschaftskompatibelste, erotisierendste, tiefgründigste, bestaussehendste etc. p. p. Modell auf dem Markt? Gewissenhaft wie wir sind, wollen wir schließlich auf Nummer sicher gehen und nicht unnötig die Trennungsstatistiken nach oben befördern! In dieser Hinsicht ist der Mann zuweilen einfacher gestrickt, wie Kurt Tucholsky (1890–1935) in selbstironischer Genügsamkeit einräumt: „*Man möchte immer eine große Lange, und dann bekommt man eine kleine Dicke, Ssälawih!*"

So faktentreu und realitätsnah die fortschrittliche Frau von heute im Job ist, so mädchenhaft realitätsfern und gutgläubig verhält sie sich auf dem Zirkusplatz der Liebe – bis irgendwann die Karawane nach Nirgendwo weitergezogen ist. Es liegt die Befürchtung nahe, dass das Gros der patenten Männer (zumindest vorübergehend) liiert ist – und Frauen mit wunderlichen Single-Allüren gar nicht bereit sind, ihren nonchalanten Lebensstil zu ändern.

Männer sind nun auch im Privaten gefordert und sollen sich bereitwillig an Haus- und Liebesarbeit beteiligen. Diese Doppelrolle ist für den Mann von gestern nicht nur befremdlich und ungemütlich, sondern verlangt ihm schier Unvorstellbares ab: das berufliche Tempo zu drosseln und Energie ins Privatleben zu investieren. Frau und Mann sind gleichermaßen in einer Zwangslage: Sie will einen verantwortungsbewussten Partner, der sich zwar permanent in Frage stellt, aber gleichzeitig weiß, was er will (und zwar sie!). Derweil leidet der arme Ego-Geschwächte unter seiner Scheu vor der starken Frau. Hiermit steht er übrigens in alter Tradition mit philosophischen Vertretern seines Geschlechts wie René Descartes, Thomas Hobbes, David Hume, Blaise Pascal, Gottfried Wilhelm Leibniz, Immanuel Kant, Arthur Schopenhauer, Friedrich Nietzsche, Sören Kierkegaard und Gustave Flaubert – die allesamt Junggesellen blieben. Es heißt, Männer wenden sich immer dann erhitzt dem Metaphysischen zu, wenn sie sich überfordert vom Physischen abkehren – in dem Fall also von der physisch existenten Frau.

Wie lassen sich nun Liebe, Karriere und Kinderwunsch in post-modernen Zeiten vereinbaren? Wir alle, Frauen wie Männer, kommen für ein Gemeinschaftswerk wohl nicht umhin, vom Kurs unserer egozentrisch durchorganisierten Routenplanung abzuweichen, offen für gegenseitigen Austausch zu sein, neue Rollen auszuprobieren und Mut für mehr Chaos und Kunststücke im Liebeszirkus aufzubringen – ohne uns dabei zu sehr zu verbiegen. Wir wissen zwar nicht, wohin der eingeschlagene Weg uns führen wird, aber wir wissen, dass wir heute die Verantwortung dafür tragen, ihn für die Generation von morgen zu ebnen. So wie es einst die Vorkämpfer(innen) von gestern für uns taten. Ein großer Dank an dieser Stelle an die couragierten Damen und Herren, die Geschichte schrieben und diesen Rollen-Flic-Flac geleistet, hiermit etwas Großes bewegt haben. Mit diesem Coup sind mir von meinen Eltern reizvollere Optionen als die traditionelle Rollenaufteilung mit in die Wiege gelegt worden.

Liebe ist a-normal

Wie die Zeiten, so wandelt sich auch unser Verständnis von Liebe. Es ist bereits deutlich geworden, dass wie, wen und warum wir lieben, von gesellschaftlichen Traditionen und Gewohnheiten, Religion und Gesetz, Kunst und Literatur, kurz: von unserer Kultur geprägt wird. In Abhängigkeit vom bestehenden „Liebescode" wandelt sich auch das Erscheinungsbild der Liebe. So ist die erotisch-emotionale Begegnung mit einem anderen Menschen heute im Vergleich zu früheren Zeiten eine geschichtlich neuartige Begebenheit, weil wir aufgrund heutiger „Wahlfreiheiten" getrieben werden, eine Fülle von Entscheidungen zu treffen. Der Soziologe Niklas Luhmann erfasst „Liebe" als ein (verblüffendes) *„kulturelles Klischee"*, die geteilte Weltsicht des Paares ist demzufolge das Fundament passionierter Liebe.

Können wir das, was wir fühlen, wirklich nur in den symbolischen Bildern unserer Zeit erfahren? Wenn dem so ist, müsste eine Art verbindlicher *common sense* darüber bestehen, an dem sich alle Gesellschaftsmitglieder in ihrem Liebestreiben orientieren. Im großen Liebeszirkus existiert jedoch kein einheitlicher Königsweg. Die individuell sich formende Liebe ist insofern auch ein Stückweit „a-normal". Im Zuge unserer (Literatur-) Geschichte blitzten am Liebeshorizont immer wieder himmlische Kamikazeflieger auf, die losgelöst von jeder Etikette anders geartet waren als die Norm. Liebeskühne Clowns, die nicht dem gesellschaftlich normierten Programmheft, sondern ihrer persönlichen Dramaturgie folgten. Wagemutige Helden, die in ihrem Aufbegehren gegen Zwänge und Traditionen neue Wege in der Geschichte der Liebe einleiteten. Geschichtsträchtige Widerständler, die den Rahmen ihres kulturellen Aquariums sprengten – selbst wenn dabei ihre eigene Liebe an der jeweiligen Kultur zu Grunde ging.

Die verzehrende Liebe zwischen dem Kleriker Peter Abaelard (1079–1142) und seiner Schülerin Heloise (1095–1164) führte das Skandalpaar des 12. Jahrhunderts über unzählige quälende Erniedrigungen geradewegs hinter Klostermauern. Der 61 Jahre alte Bayernkönig Ludwig I. (1786–1868) opferte für seine junge Liebe zur Tänzerin Maria de los Dolores Porris y Montez die Liebe seines Volkes. Ein Jahrhundert später verzichtete Edward VIII. (1894–1972) aus Liebe zur Bürgerlichen Wallis Simpson auf Englands Krone. Ein dämonischer Zauber ließ Tristan und Isolde, die Helden der berühmtesten Liebesgeschichte des Mittelalters, alle gesellschaftlichen und religiösen Gesetze brechend gegen die höfische Gesellschaft handeln.

„Lieben heißt Alles wollen ...Ich nehme Dich für alles, ich ziehe Dich allem vor, ich liebe Dich vor Allem und für Alles", gestand der Dichter Clemens Brentano (1778–1842) im Jahre 1803 in einem Schreiben an die Schriftstellerin Sophie Mereau und machte ihr daraufhin einen Heiratsantrag. Das für uns heutzutage selbstverständliche Glück der wahren, grenzenlosen Liebe galt über viele Jahrhunderte hinweg als unmoralischer, befremdlicher Spuk. Dem Wahn der Leidenschaft begegnete man mit Furcht, denn der Seelenfang bedeutete eine wüste Höllenfahrt ins Nichts. Beziehungen ging man aus Vernunftgründen ein, die praktischen Zwecken dienten.

Im 18. Jahrhundert, in einer sich rasant wandelnden und zunehmend technisierten Fortschrittswelt voller Umbrüche, suchten die Menschen nach Beständigkeit und Schutz. Diese Werte fanden sie im Ideal der Liebesheirat, das sich innerhalb weniger Jahrzehnte in der gesamten Gesellschaft ausbreitete. So definierte der Brockhaus in seinen vier Auflagen zwischen 1817 und 1827 die Ehe als *„lebenslängliche Verbindung zweier Personen verschiedenen Geschlechts, die in ihrer Vollkommenheit auf Liebe beruht.“* Dass eine Liebesheirat zur allgemeingültigen Norm wurde, war ein Novum in der Geschichtschronik des männlichen und weiblichen Zusammenspiels.

Die Besonderheit der heutigen Zeit liegt darin begründet, dass wir im Großen und Ganzen lieben dürfen, wie und wen wir wollen. Wir sind nicht mehr gezwungen, gegen Konventionen zu kämpfen bzw. uns ihnen zu beugen. Der größte zeitgenössische Gegner der Liebe sind keine von außen oder oben gegebenen Doktrinen, sondern meist wir selbst, im Kampf zwischen Gefühl und Verstand. Wer auch immer als Sieger daraus hervorgeht – ein Teil von uns verliert. Uns bleibt nur, die Zusammengehörigkeit von Emotion und Logik, von Herz und Hirn, zu akzeptieren. Wie bei einer Symbiose kann das eine ohne das andere nicht bestehen. Ohne Herz bleibt das Gehirn eine dumpfe Masse, da es nicht von Gefühlen zur Bewegung gereizt wird. Und umgekehrt: Ohne Hirn erhält das Herz keine Rückmeldung und somit keine Motivation zu mutigem Vorwärtsgang. Wir versuchen, uns bei diesem Balanceakt möglichst im Gleichgewicht zu halten – und dürfen dabei dennoch einen gewissen Grad an Verrücktheit riskieren. Friedrich Nietzsche trifft den Kern mit fühlbarem Sachverstand: *„Es ist immer etwas Wahnsinn in der Liebe. Es ist aber auch immer etwas Vernunft im Wahnsinn“* (Zarathustra I). Dem habe ich nichts mehr hinzuzufügen.

6.4 Einmal Zirkuskind, immer Zirkuskind?

Entwicklung der Liebe in der Zeit der Ontogenese: Liebesakrobatik erwächst aus Kinderschuhen

Der Bindungsstil – ein Bund fürs Leben?

Ob wir überhaupt Liebe geben und empfinden können, entscheidet sich zum großen Teil auf dem Fundament unserer emotionalen Prägung in den ersten drei Lebensjahren. In diesem Zeitraum werden in unserem Gehirn die Beziehungsmuster für spätere Bindungen programmiert. Anhand etlicher Studien konnte bestätigt werden, dass die so genannte „Bindungstheorie" die überzeugendste Theorie zum menschlichen Liebesverhalten ist. Demnach dominiert bei jedem Menschen einer von vier „Bindungsstilen" (Aufteilung nach Erich Witte, 2001): dem *„sicheren"* dem *„gleichgültig-vermeidenden"*, dem *„ängstlich-vermeidenden" oder dem „ängstlich-ambivalenten"*.

Im Laufe seiner individuellen Lebenszeit entwirft jeder von uns ein Liebesmodell, in dem unsere persönlichen Beziehungserfahrungen gespeichert sind: wie wir in früher Kindheit unseren Eltern verbunden waren, wie wir unsere Geschwisterbindung wahrgenommen und Freundschaften sowie vergangene Lieben erlebt haben. Jede neue Beziehung und die Art und Weise, wie wir uns an sie herantasten, wird unbewusst von diesen verinnerlichten Bindungsentwürfen geprägt. Parallel dazu wirkt unsere aktuelle „Liebesperformance" auf diesen Code zurück. Darüber hinaus üben frühe Bindungserfahrungen Einfluss auf neurophysiologische Prozesse aus. Die Urbindung, deren Grundlage das Urvertrauen bildet, entsteht durch die zuverlässige liebevolle Hinwendung der ersten Bezugsperson. Solcherart Bande bedingen die Ausbildung der Rezeptoren des Hormons Oxytocin, das wiederum auf unser Bindungsverhalten zurückwirkt. Dramatische Unterschiede im Liebesverhalten von Person zu Person werden mit dieser Theorie unweigerlich verständlich.

Er gilt als Vater der Bindungstheorie: John C. Bowlby, britischer Psychoanalytiker, erkannte bereits in den 1950er Jahren die Bedeutung des Säuglingsalters für unseren späteren Bindungsstil. Den Anstoß zu seiner lebenslangen Forschungsreise gab seine Tätigkeit als Kinderpsychiater in zwei Heimen für schwer erziehbare Kinder und Jugendliche im England der Nachkriegszeit. Durch die Kriegswirren waren die Kinder, die zum Teil ausgeprägte Persönlichkeitsstörungen aufwiesen, früh von ihren Eltern getrennt worden. John Bowlbys Grundannahme lautet, dass die lang andauernde Trennung eines Kindes von der Mutter (bei unzureichendem Ersatz) ein zentraler Risikofaktor für die seelische Entwicklung des Kindes ist. Ein Neugeborenes kann nur überleben, wenn es von einer eng vertrauten Person, im Regelfall von der Mutter, liebevoll umsorgt wird. Ein Baby entwickelt zügig und lauthals nach der Geburt Strategien, um sich die Nähe seiner Bezugsperson zu sichern. Erkennen die Eltern die Bedürfnisse ihres Kindes und gehen zuverlässig darauf ein, entwickelt das noch hilflose Wesen Ur-Vertrauen und in der Folge einen sicheren Bindungsstil *(Bowlby, 2001)*.

Menschen mit einem *sicheren* Bindungsstil (ca. 60 % aller Deutschen) glauben fest an die Haltbarkeit der Liebe. Entsprechend fällt es ihnen leicht, einer anderen Person gefühlsmäßig nahe zu kommen. Sie schenken dem Partner Vertrauen, weil sie sich selbst vertrauen. Ihnen gelingt die Balance aus Nähe und Distanz: Sie mögen Nähe, können aber auch gut damit umgehen, wenn die geliebte Person mal fern ist und eigene Interessen verfolgt.

Menschen, die früh Zurückweisung erfahren haben, unterdrücken oftmals ihre Sehnsucht nach Nähe, indem sie sich einen *gleichgültig-vermeidenden* bzw. *abweisenden* Bindungsstil als Schutzpanzer zulegen (ca. 30 % der Deutschen). Liebesvermeider bleiben auf Distanz. Während sie von anderen Menschen ein negatives Bild haben, ist ihr Selbstbild positiv. Elementar ist für sie das Gefühl der Unabhängigkeit und Selbständigkeit. Sie fühlen sich ohne emotionale Beziehungen wohl. Da sie davon überzeugt sind, dass Liebe unvermeidlich ein Verfallsdatum hat, verhalten sie sich nach außen hin nicht selten wie ein Eisschrank, in dem für warme Gefühlskost kein Platz ist.

Ängstlich-vermeidende Bindungstypen (zusammen mit Besitzergreifern ca. 10 % der Deutschen) haben ebenfalls Zurückweisung erfahren, aus der sie fatalerweise deuten, nicht liebenswert zu sein. Sie haben sowohl ein negatives Bild von anderen als auch von sich selbst. Der Stachel sitzt so tief, dass sie sich aus Angst vor Abhängigkeit weigern, sich einem anderen Menschen getrost hinzugeben. Zugleich sehnen sie sich gefühlsmäßig nach inbrünstiger Zweisamkeit. Ihren Mitmenschen vollständig zu vertrauen oder von ihnen abhängig zu sein, stellt eine große Belastung für sie dar.

Ängstlich-ambivalent gebundene bzw. *besitzergreifende* Partner haben ein positives Bild von anderen, hingegen ein negatives von sich selbst. Aus diesem Grund bemühen sie sich einerseits wie Klammeraffen um die Nähe des anderen, müssen aber häufig zu ihrem Leidwesen feststellen, dass dieser sich gegen so viel (erstickende) Nähe sträubt. Verstrickt in ihre Liebesbeziehung beklagen sie, vom Partner nicht genug Aufmerksamkeit zu bekommen. Dieser Bindungstypus fühlt sich ohne feste Verbindung wertlos.

Zwei sicher Gebundene haben die Zügel in der Hand. Ja, sie sind souveräne Dresseure ihrer wilden Kunststücke mit der Liebe. Ihre Attraktionskraft liegt darin, dass sie nicht nur selbstsicher, sondern sich auch des Partners und dessen Liebe sicher sind. Sie lassen Nähe zu, ohne sich dabei zu verlieren. Sie setzen Grenzen, ohne den anderen auszugrenzen. Beziehungen sicher gebundener Paare halten durchschnittlich zehn Jahre (aus), demgegenüber die der unsicher gebundenen Typen nur halb so lang, so der Untersuchungsbefund der US-amerikanischen Psychologen Cindy Hazan und Phillip Shaver. Chancen und Risiken gibt es nach Ansicht der Bindungsforscher zwar bei jedem der vier Bindungsstile, das Motto sollte dennoch lauten: „Es gibt keinen falschen Stil, es gibt nur die falsche Kombination". Auch sicher gebundene Beziehungstypen sind nicht vor einer Bauchlandung geschützt. Durch ihren Hang zur Selbstüberschätzung laufen sie schneller Gefahr, ausgenutzt zu werden, so der Hamburger Sozialpsychologe Erich Witte.

Obgleich ängstlich-ambivalente Personen mit einigen Tücken zu kämpfen haben, neigen sie aufgrund ihrer sensiblen Vorsicht dazu, sich intensiver um die Beziehung zu bemühen, indem sie für eine größere Nähe sorgen. Gleichgültig-vermeidende oder abweisende Bindungstypen, die beziehungstechnisch gelernt haben, auf eigenen Füßen zu stehen und innerhalb der Partnerschaft eine größere Distanz leben, lassen dem Partner am ehesten Freiraum zur Selbstentfaltung. Die größten Fallstricke ergeben sich vermutlich im partnerschaftlichen Umgang mit ängstlich-vermeidenden Personen.

Mir drängt sich die Frage auf, zu welchem Liebesstil ich eigentlich tendiere? Das bleibt wohl besser ein Geheimnis zwischen mir und denjenigen, die heute still und stillos die Straßenseite wechseln, wenn sie mir über den Weg laufen!

Hätten wir die freie Wahl zwischen den aufgeführten Bindungsstilen, so würden wir uns wohl mit deutlicher Mehrheit für „sicher gebunden" entscheiden. Näher betrachtet liegen die Dinge wiederum anders. Machen wir uns nichts vor – es waren selten die sicher Gebundenen, die schiller-nde Dramen, goethliche Werke und mo-zarte Kompositionen schrieben. Kunstwerke, geschaffen von rastlosen Selbstzweiflern, die mit ihrem Blick in menschliche Abgründe wiederum unsere Sehnsüchte wachrufen – und uns damit reich beschenkten!

Wenn auch Sie sich fragen, ob es einen Trick gibt, den Bindungsstil unserer Neueroberung zu durchschauen und einem bösen Erwachen vorzubeugen, so muss ich Sie enttäuschen. Unsere angelegten Stile agieren im Backstagebereich und sind somit auf offener Bühne nicht einfach zu enttarnen. Nicht umsonst sind wir Liebesakrobaten, deren Medium die Illusion ist. Wer jedoch ein echter Zirkuskünstler ist, der verschafft sich einen Bachstage-Pass und riskiert den zweiten Blick hinter die Kulissen.

Lieben wir als Erwachsene unweigerlich so, wie wir es als Kind gelernt haben? Anders gefragt: Sind „Mama und Papa" schuld, wenn Sohnemann oder Töchterchen zum x-ten Male in den gleichen Liebesfettnapf stapft? Die Mehrheit der Bindungstheoretiker war tatsächlich lange der Überzeugung, dass der jeweilige Bindungsstil unwiderruflich und schicksalhaft in der Kindheit geprägt wird und dieses Bindungsmuster sogar über Generationen hinweg wirkt. Wir wären bis in alle Ewigkeit verdammt, die vorgelebte Beziehung unserer Eltern zu wiederholen. Ein empirischer Beweis dafür liegt allerdings nicht vor, und einiges spricht faktischen dagegen. Zum einen ist diese Determinationsthese aufgrund zahlreicher Gegenbeispiele widerlegt. Zum anderen versteckt sich hinter der Annahme einer Erbschaftsbürde ein behavioristisches Reiz-Reaktions-Schema, das als „Black Box“ in der Seelenforschung vergangener Tage ebenfalls entkräftet wurde.

Für den Bochumer Bindungsforscher Hans-Werner Bierhoff lässt sich der Bindungsstil im Erwachsenenalter nicht kausal aus der Kindheit ableiten. Dagegen kam das deutsche Bindungsforscher-Duo Klaus und Karin Grossmann in seinen zwei Langzeituntersuchungen zu dem Befund, dass Eltern ihre Bindungssicherheit oder -unsicherheit meist auf ihre Kinder übertragen (Mütter mit sicherem Stil zu 65 %, sichere Väter zu 62 %). Schlussendlich ist nicht von der Hand zu weisen, dass ein Mensch, dem seine zugeneigten Eltern das Einmaleins der Liebe mit auf dem Weg gegeben haben, später ein leichteres Voltigier-Spiel im Weichen stellenden Liebeszirkus hat. Er wird sich selbst, seinem Stil und möglicherweise auch seinem Partner eher treu bleiben.

Trotz prägender Elternbindung bleibt Raum für Plastizität. Selbst wenn wir ein bestimmtes Liebesmodell gelernt und Wurzeln darin geschlagen haben, so können wir dennoch umlernen. Es heißt für uns also keineswegs zwingend „Einmal Zirkuskind, immer Zirkuskind“! Unsere ersten Bezugspersonen sind die Lehrmeister unseres Liebeszirkus, sie stellen uns die Requisiten bereit. Was wir letzten Endes aus diesen Vorgaben machen und wie wir unsere Galavorstellung gestalten, liegt an uns selbst. Die Stilfrage kann durch einschneidende Erfahrungen im Verlauf der Kindheit und Jugend, durch Schicksalsschläge wie Todesfälle, Enttäuschungen, gebrochene Herzen oder durch totale Verliebtheit eine ganz neue Wendung erlangen. Fest steht nur: Die Show muss weitergehen! Unser Gehirn ist und bleibt in seiner inneren Struktur und Organisation höchst anpassungsfähig. Es lernt immer weiter. Bestärkende Erlebnisse überlagern frühere. Beziehungsmuster lassen sich daher durchaus positiv modifizieren. Kindheit ist also kein unabwendbares Schicksal, im Gegenteil.

Um den eigenen Denkstil zu ändern, beginnen wir am besten bei uns selbst, indem wir die Ursachen unseres Liebesverhaltens durchschauen. Was können wir uns selbst und dem anderen geben, um uns sicher zu fühlen? Die Antwort ist nahe liegend, nämlich das, was auch beim Kind zu einem sicheren Bindungsstil führt: verlässliche Zuwendung. Wir können aufatmen und hinzulernen. Es ist nicht der lange Arm unserer Eltern, der über unser Liebesleben bestimmt! Einem „Stil-Bruch“ stehen sie nicht im Wege – höchstens wir selbst.

Alles Finden ist Wiederfinden

Sigmund Freud ist *der* Zeremonienmeister, wenn es um die Wirkung der frühen Kindheit auf unser späteres Liebesleben geht. Ein entscheidendes Partnerwahlprinzip entdeckte der Psychoanalytiker in der *Wiederholung* und befand, dass alles Finden ein Wiederfinden ist. Die ursprüngliche Mutter-Kind-Symbiose ist die Urform und somit Schlüsselereignis für die spätere Liebe zwischen Mann und Frau. Das kindliche Bedürfnis nach bedingungsloser Liebe, das „*Sehnen nach dem Du*“, bleibt ein Leben lang bestehen. Dieser Anschauung folgen weitere große Seelenmeister wie John Bowlby, Günter Dux und Fritz Riemann. Wir Menschen sind Wiederholungstäter. In der Liebe und in der sexuellen Vereinigung mit unserem Partner versuchen wir die ursprüngliche Bindung mit der Mutter wiederzugewinnen. Entsprechend gestaltet sich die Wahl des Partners in Abhängigkeit zum verinnerlichten und idealisierten Mutterbild. John Bowlby bewertet die Bindung an eine andere Person als ein universales menschliches Bedürfnis, ausgehend von dieser frühen Mutter-Kind-Dyade, die sich ins kindliche Gedächtnis eingräbt. Nach der erfolgreichen Lösung aus der Mutterbindung bleibt der Wunsch, die Welt in der intimen Zweierbeziehung zu erfahren.

In Wirklichkeit bestehen universelle Muster sowohl bei der Mutter-Kind-Beziehung als auch beim menschlichen Flirtverhalten. So ist der Blick sowohl das wirkungsvollste Mittel menschlichen Werbens als auch mütterlicher Ausdruck der Faszination von ihrem Neugeborenen. Der Oxytocinspiegel einer Mutter während des Stillens ist annähernd so hoch wie während eines Orgasmus. Geschlechtliche Liebe ist also eine Weiterentwicklung unserer Urbindung. Wir koppeln die in der frühen Kindheit erfahrene Vertrautheit ab dem Zeitpunkt der Pubertät mit Sexualität und beziehen sie auf das andere Geschlecht. In der gleichen Weise wie zwischen Mutter und Kind eine intensive wechselseitige Bindung entsteht, sind zwei von leidenschaftlichen Gefühlen überschwemmte Geschöpfe aufeinander bezogen.

In der dargestellten Wiederholungstheorie liegt gewiss ein großes Stück Wahrheit. Der wesentliche Unterschied liegt darin, dass die Mutter-Kind-Liebe die Beziehung zweier Menschen ist, die eins waren und sich irgendwann trennen (müssen), während die erotische Liebe die Beziehung zweier getrennter Menschen ist, die eins werden wollen. Doch warum sehnen sich auch oder gerade Menschen nach Bindung und Geborgenheit, die diese Zuneigung in ihrer Kindheit nie erfahren haben? Anders gefragt: Sind Menschen, denen es nicht vergönnt war, bedingungslose Elternliebe geschenkt zu bekommen, im weiteren Verlauf ihres (Liebes-) Lebens unumgänglich phobische Vermeider?

Die Mutter-Kind-Beziehung ist eine Ungleichheitsbeziehung. Das Kind ist auf die unterstützende Hilfe der Mutter angewiesen, ist ihr unterlegen. Hingegen ist die geschlechtliche Verbindung im Idealfall keine sklavische Verbindung, in der sich einer dem anderen unterwirft, sondern eine Begegnung auf Augenhöhe. Ungewiss bleibt, ob wir die Art von Nähe und *bedingungsloser* Liebe, die wir bei unseren Eltern im Idealfall erfahren haben, wahrhaftig beim Liebespartner finden. Bedingungslos bedeutet selbstlos – in der partnerschaftlichen Liebe ein fatales Los! Die Voraussetzungen für die Erfüllung dieses Repetitionswunsches sind also mehr als ungünstig. Grob gesagt besagt die Wiederholungstheorie, dass wir uns nach unserer ersten intimen Bindung in allen folgenden ein Leben lang etwas vorzaubern. Immer wieder aufs Neue.

Bestimmen Liebeskarten den Kandidaten?

Unbestritten: In Sachen Liebe durchlaufen wir von Kindesbeinen an eine Prägung. Folgt man der Theorie des US-amerikanischen Psychologen John Money, so entwickelt sich unser emotionales Beuteschema zwischen dem fünften und achten Lebensjahr in Reaktion auf Familie, Freunde und anderen mehr oder minder abenteuerlichen Begegnungen. Diese unbewusste *Liebeskarte* („*lovemap*") bildet eine Art Leitfaden für unsere späteren Liebes-Vorlieben, der letztlich immer den gleichen Faden spinnt, was wir als anziehend oder abstoßend empfinden: die Art und Weise, wie unsere Mutter eine innige oder distanzierte Beziehung zu uns aufbaut, wie sie uns anlächelt, streichelt, liebkost und wie sie uns bestraft, wie sie riecht und sich bewegt; die Zuneigung unseres Vaters, welchen Männertyp er verkörpert, ob er nahbar oder unnahbar ist; der Umgangston und die Form des Miteinanderumgehens im Elternhaus, Kontakte mit Geschwistern, Freunden, Mitschülern, Lehrern, gespeicherte Gesichter nahe stehender Menschen. Auf Grundlage all dieser unzähligen frühen Einflussgrößen formt sich ein Modell unseres späteren Partners zusammen, das sich bis zur Pubertät immer weiter ausdifferenziert. Begegnen sich zwei Menschen, die sich gegenseitig in ihren früh verinnerlichten Mustern zu entsprechen scheinen, so projizieren sie wechselseitig ihre Liebeskarten auf den viel versprechenden anderen.

Der Gedanke an sich ist überzeugend. Allerdings ist fragwürdig, warum diese innere Landkarte erst ab dem fünften Lebensjahr beschrieben wird. Bleibt sie tatsächlich in all den Jahren zuvor ein unbeschriebenes Blatt? Einerseits wären wir – ausgestattet mit dem Hintergrundwissen, dass sich unser Urvertrauen in der allerersten Lebenszeit als Urknall weiterer Bindungsfähigkeit entwickelt – in der von John Money festgelegten Altersstufe jämmerliche Spätzünder. Andererseits wären wir in unserer Entwicklung extrem frühreif, wenn wir bis zum achten Lebensjahr in Sachen Liebe bereits emotional wie erotisch „fertig" geprägt wären.

Unumstritten ist, dass in unserer Kindheit gespeicherte Partnerschaftsmuster enormen Einfluss auf unsere spätere Liebeswahl haben. Unsere Liebeskarte bietet aufgrund früher positiver wie negativer Besetzungen vertraute Wege an. Diese sind aber nicht unwiderruflich vorgezeichnet. Ob wir gebahnte Wege letztlich einschlagen oder eine andere Route wählen, ist von weiteren Faktoren abhängig, die unsere Wahl beeinflussen. Unsere Liebeskarte kann zeitlebens korrigiert werden. Gravierende Eindrücke, die Spuren hinterlassen, verändern unser geistiges Suchbild. Weil auch wir uns dadurch verändern. Und umgekehrt.

In welchem Film spielen Sie?

In Bezug auf unsere persönlichen Romanzen haben wir alle hollywoodreife Filmqualitäten. Sollte der US-amerikanische Psychologe Robert J. Sternberg mit seiner Vermutung richtig liegen, folgt unsere Lovestory einem von uns ausgewählten „Drehbuch", das wir bereits kurz nach unserer Geburt zu schreiben beginnen. Insgesamt steht uns ein Repertoire von sechsundzwanzig grundlegenden Liebes-Drehbüchern *(Storylines)* zur Verfügung, die Sternberg in unserem Unterbewusstsein ausfindig gemacht haben will. Wir wählen dasjenige aus, das für uns den besten Stoff liefert und uns auf den Leib geschrieben scheint. Der entscheidende Kunstgriff liegt darin, jemanden mit einem harmonierenden Drehbuch, mit einer kompatiblen Geschichte zu finden. Je ähnlicher die Geschmäcker, umso harmonischer die Besetzung und das Zusammenspiel. Sternbergs Gedanke ist, dass wir uns zu jemandem hingezogen fühlen, der die gleiche Story im selben Genre erleben möchte wie man selbst.

So überwacht in der „Polizisten-Story", bestehend aus Polizist und Verdächtigem, der misstrauische Part jeden Schritt des undurchsichtigen Partners. Die Mitwirkenden einer „Garten-Story" hegen und pflegen ihre Beziehung wie ein sensibles Pflänzchen, wobei die Spontaneität vor lauter Überzüchtung häufig auf der Strecke bleibt. „Liebe ist Krieg" lautet das martialische Motto von kämpferischen Darstellern einer „Kriegs-Story", die im steten Unfrieden zur Höchstform auflaufen. Sternberg ist davon überzeugt, dass Märchen wahr werden können. Menschen mit einer „Fantasy-Story" suchen die Märchenprinzessin oder den Traumprinzen. Wenn beide sich finden, kann der eigene Liebesstreifen ganz großes Kino werden.

Aus Erfahrung wissen wir, dass nicht jede Handlung zwei Solodarsteller zu einem zirkusreifen Duo veredelt. Kaum auszudenken, wenn ein Partner als Akteur in einer „Fantasy-Story" mitwirkt, während der andere in einer Kriegsgeschichte sein Werk verrichtet. Aber ist nicht genau diese Tragikomödie unser tägliches Brot? Der unmittelbare Zusammenhang zwischen unseren in der frühen Kindheit entwickelten Liebes-Drehbüchern und den Drehbuchmustern des Kinos oder Fernsehens bleibt bei Sternberg undurchsichtig.

Dass wir stets nur einem Drehbuch folgen, ist anzuzweifeln. Tragen wir nicht ganz vielfältige Rollen in uns? Sind wir nicht eine Mischform aus all den Vorlagen? Fraglich ist, inwieweit uns das Fernsehen beeinflusst, das mittlerweile unserem Alltagshandeln in erstaunlichem Maße als Folie dient, und umgekehrt. Welchem Drehbuch folgen wir im Zeitalter von Reality- und Casting-Shows (die uns zum Kochen bringen)? Der positive Effekt der Drehbuch-Idee ist nicht von der Hand zu weisen. Wenn wir im Bilde sind und unseren Plot bzw. unsere Grundmuster durchschauen, können wir unsere Rolle positiv herausarbeiten – oder wechseln und unsere Geschichte umschreiben. Hauptsache, wir sind nicht im falschen Film oder erleben gar einen Filmriss!

Selbsterweiterung durch den anderen

Eine unwiderstehliche Anziehungskraft üben Menschen auf uns aus, die etwas Faszinierendes an sich haben, wofür wir sie bewundern. „Gegensätze ziehen sich an" heißt es im Volksmund. Warum eigentlich? Der Psychologe Arthur Aron hat hierzu seine ganz eigene Theorie entwickelt, nach der jeder Mensch grundsätzlich auf der Suche nach *Selbsterweiterung* ist. Neue Erfahrungen sorgen für Aufregung, sie beleben uns. Wir kennen das Spiel mittlerweile: Dopamin wird ausgeschüttet, wir fühlen uns motiviert, weitere körpereigene Opiate werden freigesetzt, wir fühlen uns beglückt. Aus diesem guten Grund streben wir danach, neue Perspektiven zu gewinnen und unser Wissen, unsere Fähigkeiten und damit unser Selbst zu erweitern.

Die Liebe, die Verbindung mit dem anderen, ist hierfür der Königsweg. Nicht nur, dass sich das Ich im Du spiegelt, es integriert zudem das Bild des anderen ins eigene Selbstbild. Seine Welt wird (zumindest partiell) zu meiner Welt und umgekehrt, wodurch sich unser Selbst erweitert. Umgangssprachlich reden wir vom gegenseitigen „Sich-Ergänzen" (erinnert sei an Platons Mythos vom Kugelmenschen). Der andere Mensch ist unser Gegenpol. Er bringt etwas mit, das uns zu fehlen scheint, nach dem wir uns verzehren. Aus diesem Grund fühlen wir uns in höchstem Maße bereichert, wenn wir verliebt sind.

Als der Schauspieler Clark Gable 1939 „*Vom Winde verweht*" drehte, hatte ihm die amerikanische Schauspielerin Carole Lombard, die er später heiratete, bereits heftig den Kopf verdreht. Während er durch sie zur Ruhe kam und Selbstvertrauen entwickelte, erlangte sie durch ihn Freude am Landleben, an der Jagd und am Fischen. Lombard kam 1942 bei einem Flugzeugabsturz ums Leben. Zwar heiratete Gable nach ihrem Tod zwei weitere Male, doch beerdigt wurde er neben Carole Lombard. Selbsterweiterung im Glauben fand die aus ärmlichen Verhältnissen stammende Schneiderin und Miss France Yvette Labrousse. Inspiriert durch ihre Liebe zu Aga Khan III. trat sie vor ihrer Heirat zum Islam über. Zehn Jahre später war sie die erste Europäerin, die nach Mekka pilgerte.

Deine Welt ist auch meine: In Tests mit frisch Verliebten versuchte Arthur Aron nachzuweisen, dass sich in der Liebe die Grenzen zwischen dem Ich und dem Du auflösen. Die Versuchspersonen wurden beauftragt, Begriffe aufzulisten, die mit ihnen selbst im direkten Zusammenhang standen. Groteskerweise erweiterte sich diese Aufstellung schon in den ersten zehn Wochen Liebesglück fortwährend, während parallel das Selbstvertrauen der Teilnehmer stieg. Die Experimente zeigen, dass die Partner häufig nicht mehr eindeutig trennen können, welche Eigenschaften zu wem gehören. Bereits nach dieser kurzen Zeitspanne hatten die Partner Persönlichkeitsmerkmale des jeweils anderen in ihr Selbstbild integriert, wodurch sie inneres Wachstum erfuhren *(Aron und Aron, 1986)*. Diese Erkenntnis sollten wir jedoch nicht dahingehend missverstehen, unsere Beziehung als eine Art Selbsterfahrungsgruppe oder den Partner als Persönlichkeitscoach zu missbrauchen.

Es sind nicht nur unsere Interessen, die sich synchronisieren. Auch unsere Gehirne gleichen sich in Dauerbeziehungen bis zu einem gewissen Grad an und steuern unsere Körperfunktionen wie Hormonausschüttung, Blutdruck und Schlaf. Wir beginnen, die Welt aus der Perspektive des anderen zu betrachten, denken und fühlen uns in ihn hinein. Doch ist diese gegenseitige Angleichung eine nicht ungefährliche Akrobatikkunst. Je symbiotischer ein Paar wird, desto geringer werden die Perspektiven zukünftiger Selbsterweiterung im Zweierteam.

Ist es wirklich das Andersartige am anderen Menschen, das unser Leben ausfüllt? Oder komplettiert er uns, weil wir über ihn zugleich auch mehr über uns erfahren? Mit seinem Motiv der narzisstischen Partnerwahl war Sigmund Freud der Überzeugung, dass sich jeder Mensch einen Komplizen auswählt, der so ist, wie man selbst ist, wie man es war oder wie man sein möchte. Man l(i)ebt sich selbst im anderen, erkennt sich in der egozentrischen Suche nach dem eigenen Gefühl in ihm wieder. Liebe ist somit auch Sinnsuche. In der Vereinigung mit dem Liebesobjekt entsteht ein Gefühl der Ganzheit, der Regeneration und die Zuversicht, intensiv zu (er-) leben. Metaphorisch gesprochen möchte ich in der Liebe zum anderen aus mir selbst heraus neu geboren werden.

Stillen wir unsere Sehnsucht nur, indem wir uns am anderen bereichern oder auch, indem wir das Gefühl haben, den anderen durch unser Dasein bereichern zu können? „Liebe auf den ersten Blick" bedeutet für den Schweizer Psychiater und Psychotherapeut Jürg Willi, die wunderbaren Schwächen des anderen in Sekundenschnelle zu erkennen. Der Clou liegt darin, dass wir uns demgemäß gerade nicht in Mr. oder Mrs. Perfect verlieben, sondern in die Person, von der wir glauben, dass wir sie noch vervollkommnen, ihr gewissermaßen den „letzten Schliff" geben können. Die Anziehung geht also von den verdeckten Unsicherheiten aus, die (Schadens-) Behebung wird dann das große Gemeinschaftswerk. Ein gewagter, doch durchaus überlegenswerter Gedanke.

So gegensätzlich, wie es zunächst scheint, sind die Prinzipien sich anziehender Gegensätze und geselliger Äquivalente gar nicht. Das, was uns am anderen Menschen fasziniert, sind Anteile, die auch in uns stecken und die wir über den anderen ausleben. Fraglich ist und bleibt für mich, ob Liebe aus dem Wunsch nach Selbsterweiterung resultiert, oder umgekehrt. Die Wahrheit liegt vermutlich irgendwo dazwischen. Oder in beidem.

Liebe ist Botschaft über uns selbst

In der Begegnung mit dem anderen begegnen wir uns selbst. Denn der Mensch, in den wir uns verlieben, trägt eine Botschaft über uns in sich. Daher ist Liebe Botschaft über uns selbst. Sie führt uns an die Brennpunkte unserer Entwicklung, an tiefe Sehnsüchte heran. Der andere – oder vielmehr das Bild, das wir in ihn hineinprojizieren – ist uns ein Spiegel, der wesentliche Inhalte von uns selbst zeigt. Merkmale, die in uns verborgen liegen, die wir noch nicht zum Leben erweckt haben oder bei denen wir uns noch sträuben, sie selbst auszuleben. Insofern kann uns insbesondere die Verliebtheit auf unserem Weg zur Selbstliebe ein extrem guter Ratgeber sein. Wir müssen nur die Zeichen lesen. Welche Wahrheit enthält das „Du" über uns selbst?

Der Philosoph Georg Wilhelm Friedrich Hegel (1770–1831) sah in der Beziehung des Selbst zu einem anderen Menschen die einzige Möglichkeit, sich zu erkennen, was er in den Begriff der *Anerkennung* fasste. Das Selbst bleibt ohne die Anerkennung des anderen und durch den anderen leer. Liebe und Partnerschaft beflügeln demzufolge gerade auch die Selbstwerdung des Individuums. In dieser Hinsicht geht es in der Verliebtheit in der Tat nicht nur um den anderen, sondern auch um uns selbst. Sobald wir uns in der Begegnung mit dem Du den eigenen verborgenen Anteilen zuwenden, erfahren wir möglicherweise mehr über uns als in kostspieligen Selbsterfahrungsgruppen, Liebesseminaren und Workshops.

Das existentialistische Gespann Simone de Beauvoir (1908–1986) und Jean-Paul-Sartre (1905–1980) war 50 Jahre lang ein (extravagantes) Paar. Sartres programmatische Aufforderung zur Polygamie machte sich die ewig reflektierende Schönheit de Beauvoir zu Eigen. Zwischen ihrer „wesentlichen" Beziehung und den „kontingenten" Affären stand ihre große Liebe zu dem 1,58 Meter kleinen Sartre im Zentrum. In ihren Memoiren beschreibt sie seine „Botschaft der Liebe": „*Mich hat an ihm fasziniert, dass er intelligenter war als ich, beziehungsweise geschickter darin war, seine Intelligenz zu gebrauchen. Und dann faszinierte mich seine Vitalität, seine Generosität, seine Wärme, sein Witz.*" Es ist sicher kein Zufall, dass die aus einem streng katholischen Elternhaus stammende und sexuell recht unerfahrene junge Frau mittels seiner sinnlichen Verführungskunst zu einer erotisch Unorthodoxen auflebte.

Liebe Dich selbst

„*Nur der kann lieben, der sich selbst liebt*" gab der chinesische Philosoph Laotse (6. Jh. v. Chr.) bereits vor über 2600 Jahren zu bedenken. Um etwa dieselbe Zeit machte Moses in der Bibel sogar zur Bedingung (3. Mos. 19,18): „*Du sollst deinen Nächsten lieben wie dich selbst*". Der russische Schriftsteller Fjodor Michailowitsch Dostojewski (1821–1881) wies darauf hin, dass man diese christliche Aufforderung in dem Sinne aufzufassen habe, dass man den Nächsten nur dann wirklich lieben kann, wenn man sich selbst liebt. Der Urquell unserer Liebe zum anderen ist die Liebe zu uns selbst.

Jetzt wird es abenteuerlich. Ich werde indiskret und frage Sie: Würden Sie mit sich eine Beziehung eingehen wollen, bei all Ihren Entgleisungen und Eigenheiten? Bei mir fällt die Antwort situationsbedingt kontrovers aus. Der amerikanische Schauspieler und Entertainer Groucho Marx (1890–1977) äußerte sich ebenso selbstironisch wie selbstkritisch: „*Es würde mir nicht im Traum einfallen, einem Klub beizutreten, der bereit wäre, jemanden wie mich als Mitglied aufzunehmen.*" Wenn Sie obige Frage also mit „Nein" beantwortet haben, wieso sollte dann ein anderer mit Ihnen wollen? Haben Sie sich einmal mit der Frage auseinandergesetzt, warum Sie es eigentlich wert sein könnten, aufrichtig geliebt zu werden?

„Geliebt zu werden ist auf jeden Fall mysteriös", sinnierte der österreichische Kommunikationswissenschaftler und Philosoph Paul Watzlawick. *„Nachzufragen um Klarheit zu schaffen, empfiehlt sich nicht. Bestenfalls kann es der andere Ihnen überhaupt nicht sagen; schlimmstenfalls stellt sich sein Grund als etwas heraus, was Sie selbst bisher nicht für Ihre charmanteste Eigenschaft hielten"* (Watzlawick, 2008) Ganz im Ernst: Wenn mich meine Abgründe selbst abgrundtief beschämen, was soll dann erst ein Fremder von mir halten, der überdies keine Schönheitsfehler zu haben scheint? Sich in einen möglichst unerreichbaren Menschen zu verlieben, ist der sicherste Weg, das Selbstwertgefühl zugrunde zu richten. Dann scheinen wir die eigene Wertlosigkeit auch noch gespiegelt zu bekommen – ein wahrer Teufelskreis. Mit einem Quäntchen Glück hält dieser Emigrant des Herzens von sich genau so viel wie wir von uns, so dass sich die gemeinsam verzerrte Wahrnehmung noch potenziert. Auf diese Weise wird Nähe und Vertrauen zuverlässig unterbunden. Klassiker in diesem Bindungsdilemma sind natürlich Menschen, die per se keine romantische Vertraulichkeit wollen: bereits Verheiratete, Priester, Künstler, ewige Unabhängigkeitskämpfer oder rastlose Handlungsreisende, die man nicht aufhalten kann. Zwischen Bruchlandung und Höhenflug bleibt unser Liebesleben garantiert stürmisch.

Der Mut, sich in die Liebe fallen zu lassen, ist Voraussetzung für eine aufrichtige Liebe. Falls Sie die Schmetterlinge im Bauch statt im Dauerregen zur Abwechslung im Sonnenschein fliegen lassen möchten, halten Sie es am besten mit Oscar Wildes Bonmot, wonach *„sich selbst zu lieben"* immer *„der Beginn einer lebenslangen Romanze"* ist (*„Ein idealer Gatte"*, 3. Akt/Lord Goring).

6.5 Kontaktjonglage im Liebeszirkus

Kein Gefühl gleicht dem anderen

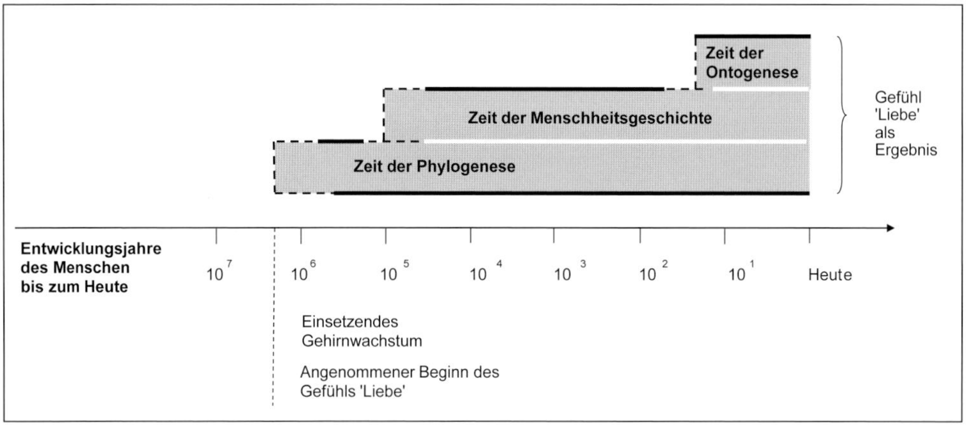

Entstehung des Gefühls Liebe anhand des „Drei-Säulen-Modells" nach Tomasello

Fassen wir zusammen: Wie in den vorangegangenen Programmnummern beschrieben, wirken in unserem Liebeszirkus drei Kräfte als Gefühlserbe zusammen, die unser Handeln wesentlich bestimmen: unsere Biologie, unsere Kultur und unsere Psyche. Genetische Programme, die aus der Menschheitsgeschichte hervorgegangen sind, werden mit sozio-kulturellen Lernprozessen und persönlichen Erfahrungen angereichert bzw. von ihnen überlagert. Liebe ist auf allen drei beschriebenen Zeitebenen immerfort einem Wandel unterworfen.

Die erste Zeitsäule der Phylogenese erhellt die Wirkung genetischer Einflüsse, die im Auftrag der Evolution ihr Wunderwerk im Liebeszirkus verrichten. In unserem Wesen schlummert prähistorisches Erbgut. Selbst der moderne homo sapiens handelt seinem Beuteschema entsprechend Restinstinkt gesteuert nach einer genetischen Checkliste. Unsere Fähigkeit zu lieben, ist aus der Vergrößerung unseres Gehirns hervorgegangen, die vielerlei Konsequenzen für die Partnerwahl mit sich brachte. Erfahrungen, die unsere Gattung im Verlauf der Phylogenese gemacht hat, sind im evolutionären Gedächtnis gespeichert. Vergleichbar mit der Schwanzfeder des Pfauen, mit der er ein farbenprächtiges Rad schlägt, ist bei uns Menschen der Geist das Werkzeug der Partnerwerbung. Die Fähigkeit zur Rollenübernahme ist der entscheidende biologische Mechanismus und bildet den Grundstein für unser soziales Leben. Die Biologie kann die Entstehung grundsätzlicher Verhaltensweisen der menschlichen Spezies beschreiben, nicht jedoch das Verhalten eines Individuums. Sie liefert keine Erklärung dafür, warum uns gerade das Lächeln eines Menschen bezaubert oder dessen souveräne Art, Probleme zu meistern, Faszination auf uns ausübt. Dass Ursprünge der Partnerwahlstrategie in der Evolution der Natur liegen, bedeutet nicht, dass wir Menschen dem Diktat unserer biologischen Natur ausgeliefert sind.

Die zweite Zeitsäule der Menschheitsgeschichte beleuchtet sozio-kulturelle Hintergründe für unser Liebesverhalten. Liebe ist zum großen Teil auch gesellschaftlich konstruiert. Die Vielfalt menschlicher Liebesgesinnungen zeigt, dass unsere Partnerbindung von kulturellen und gesellschaftlichen Regeln geprägt ist und im interaktiven Wechselwirkungsprozess immer wieder neu ausgehandelt wird. Aus dieser pragmatischen Sicht bilden Liebeskonzepte, die wir verinnerlichen und permanent verändern, einen bedeutungsvollen Handlungs- und Orientierungsrahmen in unserem konkreten Alltagshandeln. Mit deren Hilfe sind wir befähigt, unsere Gefühle zu ordnen, ihnen einen gebührenden Ausdruck zu verleihen und sozialen Anschluss zu finden.

In der westlichen Gesellschaft werden uns verschiedene Liebesmuster angeboten (wie die Ehe, die trauscheinlose Partnerschaft, Patchwork, die homosexu elle Beziehung u. a. m.), aus denen wir unserem Naturell, unseren Erfahrungen und unserer aktuellen Situation entsprechend auswählen können. In Abhängigkeit zum gesellschaftlich vorgefertigten Liebesentwurf sowie zum Kommunikationswerkzeug Sprache deuten wir unsere emotionalen Befindlichkeiten als Merkmale der Liebe. Umgekehrt kann erst im Austausch zwischen uns und unserer Umwelt das zufällig Neue entstehen, das zur *Emergenz*, zur Herausbildung des Liebesgefühls führt. Dass Liebesmuster innerhalb einer

Gesellschaft der Wandlung unterliegen, zeigt die gleichgeschlechtliche Liebe, deren staatliche Legitimation in Deutschland erst seit 2001 besteht (In Deutschland wurden Zivilehe und gleichgeschlechtliche Lebenspartnerschaft mit dem Lebenspartnerschaftsgesetz im Jahr 2001 nahezu gleichgestellt, allerdings bestehen noch immer gravierende Unterschiede im Unterhalts- und im Sorgerecht).

Die dritte Zeitsäule der Ontogenese veranschaulicht, dass jeder von uns im Verlauf seines Lebens eigene, sehr persönliche Erfahrungen mit der Liebe sammelt. Die instinktgeleitete Partnerwahl ist im Verlauf der Evolution zunehmend durch ein geistvolles Votum ausgemendelt worden. Ausgestattet mit Menschenverstand, bedürfen wir als „biologische Frühgeburt" der intensiven Fürsorge einer engen Bezugsperson. Unsere erste tiefe Bindung, die Mutter- und Elternbindung, prägt unser späteres Bindungsverhalten wesentlich, doch sie entscheidet nicht darüber. Im weiteren Verlauf nehmen Geschwister, Freunde, (Ex-)Partnerschaften und andere Weggefährten Einfluss auf unser individuelles Liebesprofil. So entwickeln wir im Laufe unseres Lebens einen Speicher an Beziehungsvorstellungen, mit dem wir uns an jede neue Beziehung herantasten. Unter dem Bann der großen Liebe stehend, verlieren wir zuweilen schon mal heftig die Kontrolle. Doch hin und wieder setzen wir uns unter Rückgriff auf unseren Erfahrungsschatz über diese Kräfte hinweg und folgen dem „gesunden" Menschenverstand.

Die Liebe ist also ein unglaublich komplexes Zirkusunternehmen, in dem biologische, kulturelle und individuelle Einflüsse miteinander zusammenspielen. Jeder von uns gestaltet sein persönliches Programm, in dem alle Einflussgrößen – Timing, Umstände, Verfügbarkeit, geografische Nähe, Prägungen, Ideale aus der Kindheit, Erfahrungen früherer Beziehungen – als durchgehende Rollen ein festes Engagement im großen Liebeszirkus haben. Die komplementäre Chemie, das Zusammenspiel sich ergänzender Temperamente, besiegeln die Liebe. Der Zirkus ist ein Gemischtwarenladen. Die Liebe auch. Jedes Liebesgefühl, dass wir erfahren und das uns sagen lässt „Ich liebe dich", ist einzigartig. Kein Gefühl gleicht dem anderen.

7. Im Rampenlicht: Zersägte Jungfrau, Feuerschlucker und Schlangenmensch

Sado-Masochismus der Seele: Warum wir uns in der Liebe verletzen

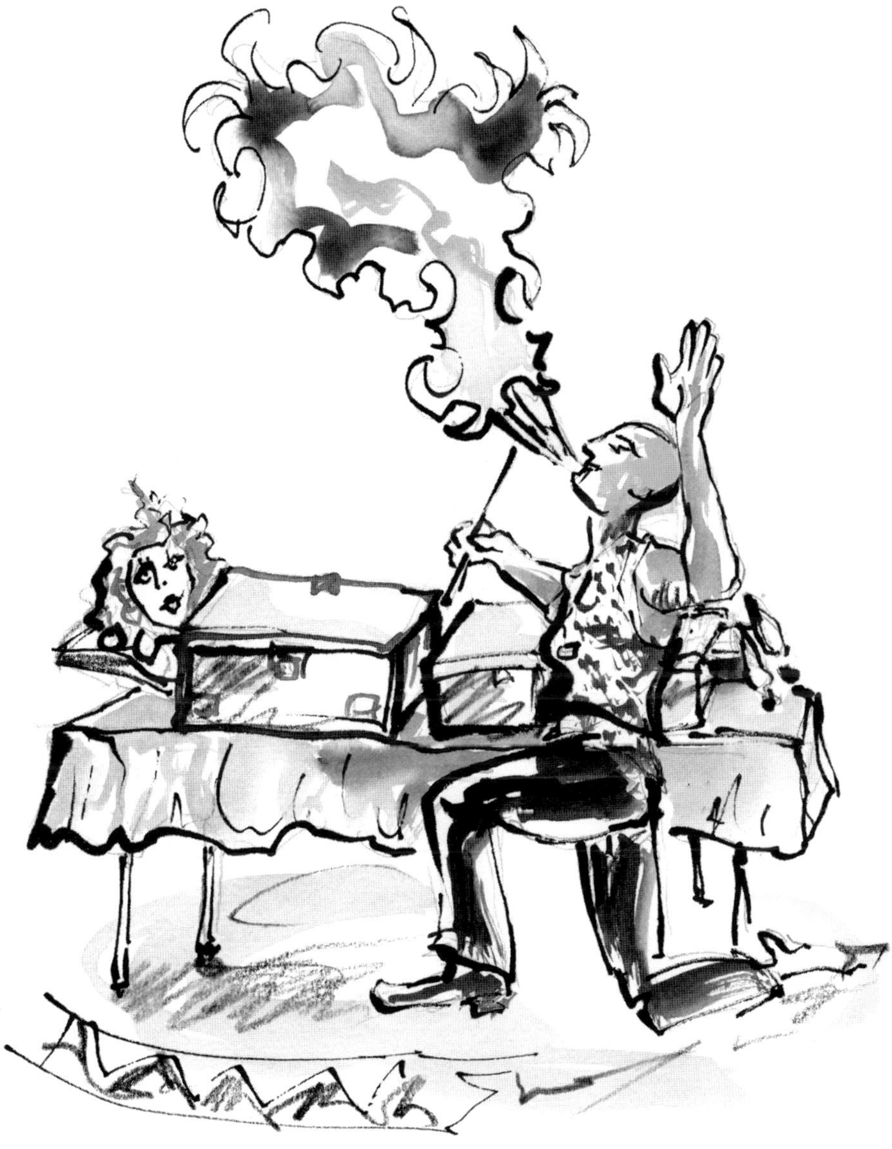

„*In der Liebe wagen die vorsichtigsten und scheuesten Menschen oft die verzweifeltsten Sachen*" (Sören Aabye Kierkegaard, 1813–1855). Mein Dank gilt dem dänischen Philosophen für diese vortreffliche Bemerkung, der beim Verfassen genau wusste, wovon er da schrieb. Nachdem ich mich mit seinen Verzweiflungstaten vertraut gemacht hatte, fühlte ich mich in meiner eigenen masochistischen Abschüssigkeit nicht mehr allein.

Es war Liebe auf den ersten Blick, die den vierundzwanzigjährigen Bummelstudenten Kierkegaard zu dem fünfzehnjährigen Bürgermädchen Regine Olsen hinzog. Im Zwiespalt zwischen einer ästhetischen, sinnlichen und einer ethischen, geistigen Lebensart, scheiterte die Liaison am radikalen „*Entweder-Oder*" (1843) seiner Existenzauffassungen. Durch die väterliche Hypothek des christlichen Schuldkomplexes belastet, entschied sich der Selbstzweifler Kierkegaard für das puritanische Martyrium. Zur konsequenten Umsetzung entwarf der unbedingte Christ (und schwermütige Narziss) folgende makabre Strategie: Er verhielt sich seiner großen Liebe gegenüber so abscheulich, dass sie sich gezwungen sah, die gemeinsame Verlobung zu lösen. Während ihr darüber fast das Herz brach, war auch seine Verzweiflung nicht minder. In seinen Aufzeichnungen blieb Kierkegaard bis zu seinem Tode selbstquälerisch auf Regine fixiert. Er flüchtete vor der Liebe, ohne ihr je wirklich entkommen zu können.

Eine Liebeserfahrung ist immer eine Gratwanderung zwischen Hochgefühl und Schmerz. Insofern ist jede Beziehung auch immer eine SM-Beziehung. Sind wir Sadisten, Masochisten oder Optimisten, wenn wir uns auf diesen Tanz auf dem Trapez einlassen? Ich muss kein Fesselfetischist sein, um zu begreifen, dass wir uns und auch dem anderen in einer Liebesbeziehung Ketten anlegen. Wie weit geht der Mensch aus Liebe?

Zauberhafter Fetisch: Der Begriff „Fetisch“ leitet sich von dem lateinischen Verb „facere“ (machen) und dem portugiesischen Wort „feitico“ (Zauber) ab. Portugiesische Seefahrer gebrauchten den Begriff für westafrikanische Götterbilder. In der zweiten Hälfte des 18. Jahrhunderts bezog der französische Historiker und Geograph Charles de Brosses (1709–1777) den Terminus auf den Glauben der Naturvölker an die Macht von Gegenständen. Solche Objekte werden als Fetische betrachtet, denen die Menschen Zauberkräfte zuweisen. Der französische Psychologe Alfred Binet (1857–1911) war der Erste, der 1887 den Begriff Fetischismus verwendete, um sexuelle Fixierungen auf Objekte zu erklären. Ähnlich einer Pawlow'schen Konditionierung erhält ein Gegenstand dann eine sexuell stimulierende Bedeutung, wenn er zusammen mit natürlichen sexuellen Reizen wahrgenommen wird. Für Sigmund Freud war ein gewisses Maß an fetischistischer Vorliebe normal. Der Psychoanalytiker sah die Ursache in der frühen Entwicklung vor Einsetzen der sexuellen Reife *(Olaf G. Schmidt, 2009)*.

Lange Zeit war ich enttäuscht und wütend – nicht auf ihn, sondern auf mich selbst. Enttäuscht, weil ich mich in ihm getäuscht und mir selbst etwas vorgemacht hatte. Ich war diejenige, die sich selbst fesselte. Das ist paradox, da ich doch eine solche Freiheitsfanatikerin bin! Ich fesselte mich selbst an einen Mann, der panische Angst davor hatte, von mir gefesselt zu sein. Ich war die wirkliche Masochistin, möglicherweise sogar die Sadistin. Eine wahrhaft absurde Vorstellung.

Brauche ich das große Drama für die Liebe? War ich süchtig nach ihm oder nach dem erlesenen Schmerz, jemanden haben zu wollen, der nicht zu haben war? Etwas in mir wusste, dass ich bereits zu weit gegangen war, meine Grenzen längst erreicht hatte. Nach einer Zeit quälender Befangenheit hatte ich irgendwann meine Fessel gelöst. Ich war wieder frei. Doch es war nichts Erlesenes daran.

Zum Thema „Hass-Liebe“ eine wichtige Meldung vorneweg. Dass Liebe und Hass im sprichwörtlichen Sinne nah beieinander liegen, ist nichts Neues. Auch Freud machte darauf aufmerksam, dass im psychischen Haushalt beide Urtriebe existent und miteinander verwoben sind – Eros als zusammenfügende

Kraft und Destruktion als subversive Gewalt. Moderne Hirn-Scans bestätigen Ähnlichkeiten zwischen diesen beiden wuchtigen Gefühlen. Die britischen Neurobiologen Semir Zeki und John Paul Romaya vom University College London wollen im menschlichen Gehirn einen eigenen „Hass-Schaltkreis" aufgespürt haben. Wenn wir einen unausstehlichen Menschen erblicken, regen sich neben unseren Fäusten bestimmte Hirnareale. Den freiwilligen Testpersonen wurden Fotos von Menschen präsentiert, mit denen sie das Gefühl tiefster Ablehnung verbanden, z. B. von der ehemals Geliebten oder vom konkurrierenden Arbeitskollegen. Als Kontrolle dienten Bilder neutraler Personen. Dabei maßen die Forscher die Hirnaktivität ihrer Versuchskandidaten mit der bereits beschriebenen funktionellen Magnetresonanztomographie.

Die Ergebnisse zeigten zwei Gehirnbereiche, die auch beim Liebes-Schaltkreis aktiviert sind: das Putamen und die Insula. Das Putamen, so wird vermutet, bereitet aggressives Verhalten gegen die verachtete Person vor. Eine geliebte Person dagegen wird unter seiner Einwirkung geschützt. Die Insula ist mit Gefühlen des Leides wie Eifersucht verknüpft. Hass- und Liebesschaltkreis offenbaren überdies einen markanten Unterschied: Der Hass ist berechnender. Bereiche der Hirnrinde, die dem logischen Denken und Urteilsvermögen zugerechnet werden, zeigten sich bei der Liebe typischerweise weniger aktiv als beim Hass. Die Diagnose der Gehirnkundschafter lautet, dass die hassende Person ihre Kontrolle zu wahren versucht, um Racheakte strategisch durchdacht planen zu können. Denkbar ist auch, dass in aggressiver Alarmbereitschaft die Kontrollfunktionen für drohende physische Auseinandersetzungen bereitstehen müssen.

Was will uns diese Studie mitteilen? Haben wir als (unglücklich) Liebende nun die Lizenz zum Reifen aufstechen, Auto zerkratzen, Krawatten zerschneiden, Virenschutz deaktivieren, Handynummern löschen, Telefonterror, Beton in das Cabrio laden, Rufmord, Trostsuche beim besten Freund des/der Verflossenen, Anschwärzen beim Finanzamt? Der Racheakt – eine gewaltige Hochseilnummer, und nur mit einer abwägenden Vorsicht genießbar. Aber schwarzer Fantasien müssen wir uns nicht schämen. Im Gegenteil, wir müssten uns

Gedanken machen, wenn wir sie nicht hätten. Menschliche Abgründe sind nun einmal – unergründlich …

Liebe muss scheitern, wenn wir von ihr erwarten, in ihr den vollkommenen Seelenfrieden zu finden. Der Schweizer Paartherapeut Jürg Willi erteilt dem Harmoniemodell eine klare Absage. Für ihn ist die Liebe ein *„sportlicher Wettkampf"*. Lieben bedeutet per se Spannung, nicht nur Einklang, wodurch sie lebendig und eben *spannend* bleibt. Einerseits sehnen wir uns nach einem Partner, mit dem wir den Rest unseres Lebens teilen. Andererseits verlangen wir nach Aufregung und Abwechslung. Diese naturgegebene Kontroverse verfluchen wir zwar hin und wieder, können sie aber nicht auflösen. Nur so ist unser Gehirn, ja sind wir imstande, zu lernen. Diese Diskrepanz zwischen den Polen ist die große Hürde, sie ist zugleich aber auch das Elixier der Liebe, hält sie lebendig.

Liebe ist nicht nur Sicherheit. Und das ist auch gut so. Gewissheit macht uns Menschen lahm, bequem und initiativlos – abgesehen von unserer Sexualität, die nicht mehr im Beischlaf, sondern bestenfalls in lethargischem Tiefschlaf mündet. Die bestehende Unsicherheit hingegen lässt uns wachsam, aufmerksam und begehrenswert bleiben. Diese Abweichung zwischen Du und Ich bringt Bewegung in die Liebesbeziehung. Indem wir mit Nähe und Distanz jonglieren, halten wir Eros am Leben. Unser Streben richtet sich fatalerweise nach einer immer „in*takt*en" Beziehung. Das muss uns scheitern lassen. Zwei Menschen im selben Takt, das sind flüchtige Augenblicke höchsten Glücks, die Ausnahme von der Regel. Es sind Geschenke, für die es sich lohnt, im Alltag auszuhalten, dass der andere in einem anderen Takt tickt, auch mal austickt oder taktlos wird und bis zu einem gewissen Grad ein geheimnisvoller arhythmischer Fremdkörper für uns bleibt. Und wenn wir daran immer wieder aufs Neue glauben, sind wir nicht nur Sadisten und Masochisten, sondern auch Optimisten!

Eine weit verbreitete Annahme lautet: Je größer die Widrigkeiten, desto größer die Liebe. „*Warum ziehen wir eine Erzählung von einer unmöglichen Liebe jeder anderen vor?*", fragte der französische Essayist und Kulturkritiker Denis de Rougemont. Sogleich fand er die Antwort: „*Weil wir das Brennen lieben, und das Bewusstsein von dem, was in uns brennt.*" In Oscar Wildes Stück „*Lady Windermeres Fächer*" (Uraufführung am 20. Februar 1892) heißt es im 3. Akt: „*Auf dieser Welt gibt es nur zwei Tragödien. Wenn Wünsche enttäuscht und wenn sie erfüllt werden. Das zweite ist viel schlimmer.*" Johann Wolfgang von Goethe skizzierte in den „*Leiden des jungen Werther*" jene große Sehnsucht des Liebenden, die das Subjekt des Verlangens von der Wirklichkeit narzisstisch abspaltete. Und auch Kierkegaard blieb in seinem persönlichen Liebesdrama um Regine Olsen ein romantischer Phantast. Er schwelgte reflexiv sublimierend in der eigenen Liebesillusion. Bei seiner unendlichen Suche nach persönlicher Wahrheit kam er sich selbst in geistiger Hinsicht zwar nahe, verfehlte das Du jedoch in körperlicher Beziehung. Eine Art „Jungfräulichkeitskomplex" wird übrigens auch Friedrich Nietzsche und Immanuel Kant nachgesagt. Das sado-masochistische Nähe-Distanz-Problem schwant uns fernerhin in Richard Wagners „*Lohengrin*". „*Nie sollst du mich befragen*" droht der von der Gralsburg auf einem Schwan übers Wasser Ausgesandte seiner Elsa. Freilich bricht die Neugiergetriebene das Gelöbnis und stellt die verhängnisvolle Frage nach seiner Herkunft. Lohengrin, Schmerzverursacher und Schmerzleidender zugleich, demütigt die verbitterte Elsa bis aufs Mark, indem er sie für immer verlässt. Mein lieber Schwan!

„*Wir fühlen eine Sehnsucht nach dem, was wir schon im Stillen besitzen*", befand Goethe. „*So verwandelt ein leidenschaftliches Vorausgreifen das wahrhaft Mögliche in ein erträumtes Wirkliches*" („*Dichtung und Wahrheit*", IX). Die Liebe ist das eigentliche Thema in Goethes Poesie. Sie ist es, die ihn die ganze Intensität des Lebens spüren lässt. „*Das ewig Weibliche zieht uns hinan*" ist bei ihm nicht theoretisch (im Gegensatz zu vielen seiner Dichterkollegen, bei denen die leidenschaftliche Anziehung eine Projektion Geist gewordener Erotik bleibt), sondern ganz konkret. Wilde Passion und beschauliche Harmonie – auch Goethe suchte ein Leben lang beides.

Ich habe den Zirkus als Rahmen für die Ergründung der Liebe gewählt. Er ist bewegend, schillernd, bunt – kurz: ein Faszinosum. In seiner Ganzheit vereint er für mich all die Facetten, die mit Liebe im Zusammenhang stehen. Vor allem ist er eines, sado-masochistisch im Spiel mit der Grenzüberschreitung – und überdies voyeuristisch in Bezug auf die Rolle des Publikums. Als Kind hatte ich vor dem Zirkus große „Ehr-Furcht", fand ihn gleichermaßen anziehend und abstoßend; eben so wie die einzelnen in ihm agierenden Figuren, in denen sich die Tiefen menschlicher Abgründe spiegeln. Voller Neugier zog es mich dennoch immer wieder in diese befremdlich anmutende Erlebniswelt. Berauscht von ihrer Magie, habe ich mir die Frage gestellt, warum Menschen sich nicht nur gegenseitig, sondern auch selbst verletzen bzw. sich bewusst der Gefahr ausliefern. Möglicherweise tragen wir sadistische und masochistische Anteile in uns, die hie und da ins Rampenlicht treten. Pulsierende Neigungen, die uns spüren lassen, wie lebendig wir sind.

Die Magie der Liebe funktioniert ganz ähnlich. Wie zum Leben immer auch der Tod, zum Diesseits das Jenseits, zum Licht der Schatten, zur Komik die Tragik, zur Leichtigkeit die Schwermut und zur Ordnung das Chaos gehört, sind Liebe und Leid unauflöslich miteinander verbunden. Um die Einheit von Olymp und Unterwelt begreifbar zu machen, bediente sich Friedrich Nietzsche in der „*Geburt der Tragödie*" (1872) der Bilder zweier griechischer Götter: Apollo und Dionysos. Während Apollo, Gott von Delphi, Licht, Klarheit und den generellen Formtrieb des Lebens repräsentiert, verkörpert Dionysos, der undurchsichtige Gott aus Thrakien, Herr des ekstatischen Sinnenlebens und des Todes, den dunklen triebhaft-gestalterischen Untergrund. Das Moment des Apollinischen, Maß und Ordnung, steht in ständigem Kampf mit dem Dionysischen, dem Prinzip der Zerstörung und zugleich der schöpferischen Mächtigkeit. Es ist das ewige Duell der Götter zwischen Vernunft und Intuition, bei dem beide Kräfte untrennbar zusammengehören. Unter dem vollkommenen Schein Apollons quillt die Unbeherrschtheit von Dionysos hervor. Die höchste Leistung kann nur beiden Impulsen entspringen.

Nietzsche war besonders von der befremdlichen Dionysischen Welt *„des Ewig-sich-selber-Schaffens, des Ewig-sich-selber-Zerstörens“* gefesselt, weil sie ihm eine Erklärung für die abgründigen Mysterien unserer menschlichen Existenz, die Lust an Gewalt und am Zerstören, die Befriedigung durch Schmerz und Leid lieferte. Was Nietzsche erkannte, ist für unseren Liebeszirkus von elementarer Bedeutung. Liebe (das Lebendige und Pulsierende) und Tod (Verlust und Vergänglichkeit) sind Blutsverwandte. Ohne die Mächte der Unterwelt ist auch die obere Welt nicht vollständig. Um mit einer alchemistischen Weisheit zu klugscheißen: *„Damit die Krone eines Baumes in den Himmel wachsen kann, müssen seine Wurzeln bis in die Hölle reichen!“*

Die klassisch-griechische Grundhaltung sieht in Leid und Schmerz die Bedingung des Lebens. Fatalerweise haben wir Menschen – porentief und chemisch gereinigt, aalglatt und antiseptisch steril, ökologisch an- und abgebaut und ultrahocherhitzt, Trieb-aus-gezüchtet und moralisch unfehlbar, wie wir sind – den Drang, Unangenehmes stets in die „Unterwelt“ zu verdrängen. Goethe hat es in einem Epigramm so formuliert: *„Alles geben die Götter, die unendlichen, ihren Lieblingen ganz, alle Freuden, die unendlichen, alle Schmerzen, die unendlichen, ganz“*. Soll heißen: Man bekommt immer nur beide Seiten der Geschichte. Es gibt keine Leidenschaft ohne Leid. Es gibt keine Enttäuschungsprophylaxe. Im Gegenteil, Liebe hat immer auch mit Täuschung zu tun, der wir uns jedoch nur von Zeit zu Zeit bewusst werden.

Liebe überkommt uns wie ein unabwendbares Schicksal. Die Unfähigkeit, sich der Leidenschaft entziehen zu können, ist die eigentliche Erfahrung der Liebe und zugleich des Leides. Gefangen vom anderen und in uns selbst, verletzen wir Lebens- und Liebeskünstler nicht nur uns, sondern manchmal den geliebten Menschen und lassen es zu, von ihm verletzt zu werden. Können wir uns von dieser Dialektik befreien? Jede Liebe beansprucht, ewig zu währen und muss jedoch zugleich erfahren, dass sie ein Provisorium ist. Im Türkischen gibt es ein treffendes Sprichwort: *„Wen wir lieben, dem geben wir die Macht, uns Leiden zu bereiten“*. Problematisch wird es erst, wenn sich diese Staffage zu einem krankhaft neurotischen Muster verdichtet.

Die Zersägte Jungfrau

Eine Frau legt sich in eine Kiste, die daraufhin verschlossen wird. Der Zauberkünstler zersägt nun die Kiste (und damit scheinbar auch unweigerlich die Frau) in zwei Teile. Für den ergriffenen Zuschauer sind hier die Rollen eindeutig aufgeteilt: Der manipulierende Künstler ist aktiver Täter, die unterwürfige Frau passives Opfer; er Sadist, sie Masochistin. Es scheint, als habe jemand einen Schockzauber über die Dame ausgesprochen, der ihre gänzliche körperliche und geistige Starre zur Folge hat. Das sich dahinter verbergende Beziehungsmuster ist so alt wie die Menschheit – ein unselbständiges Wesen, das sich in Abhängigkeit zu einer scheinbar übermächtigen Figur begibt. Es ist ein typisch albtraumhaftes Motiv, die Leid(er)tragende ist machtlos, der Leidzufügende erhält die totale Kontrolle über das Opfer. Das liebende Geben scheint hier mit Aufgeben verwechselt zu werden. Man gewinnt den Eindruck, Zweck der Abhängigkeit scheint Enttäuschung und Erniedrigung zu sein. Diese Form von Hörigkeit steht dem Masochismus nahe. Die eigene emotionale Abhängigkeit gilt nicht ursächlich dem überlegenen Charakter. Die hörige Person hat ihren Komplex, bestehend aus Wünschen und Ängsten, lediglich auf ein anderes Individuum übertragen.

Sobald das Trugbild enttarnt ist, wird die Zersägte Jungfrau wieder beweglich, kann sich aus ihrem Beziehungsgefängnis, aus der Abhängigkeit vom Partner befreien und steigt unversehrt, aber gestärkt aus der (Beziehungs-) Kiste aus. Sie ist nicht nur Opfer, sie ist auch Täterin. Ihr Trick oder ihre Autoblockade bestand darin, dass sie sich kleiner gemacht hat, als sie tatsächlich ist, indem sie ihre Beine versteckt hielt. Obwohl sie sich zunächst scheinbar vorführen ließ, verlässt sie als der wahre Star die Manege. Sie steht nicht nur auf ihren eigenen Füßen, sie steht vor allem zu sich selbst.

Die vom britischen Zauberkünstler Percy T. Selbit erstmalig 1921 präsentierte Performance der Zersägten Jungfrau gilt noch heute als die wohl täuschendste Illusion. Ebenso täuschen wir uns gewaltig, wenn wir meinen, eine Beziehung darauf aufbauen zu können, unsere Eigenverantwortung abzugeben und den anderen für unsere Unzulänglichkeiten verantwortlich zu machen. Hier halte ich es mit dem Lahnsteiner Psychotherapeuten Mathias Jung: „*Wer nicht handelt, der wird behandelt!*" Auch für uns Beziehungsakrobaten lohnt es sich immer, einen Blick hinter die Kulissen unseres Beziehungsmusters zu wagen und Verborgenes aufzudecken. Andernfalls kommt unsere (Selbst-) Täuschungsperformance zum Schock aller Beteiligten irgendwann von allein ans Licht. Übrigens wurde auch Selbits Aufsehen erregendes Geheimnis der Zersägten Jungfrau schließlich in einer Camel-Zigaretten-Werbeanzeige enttarnt.

Sollte Ihre „Nervensäge" daheim an Ihnen herumschneiden oder Sie absägen wollen, überdenken Sie noch einmal genau Ihre Optionen als „Zersägte Jungfrau": Sich in der Kiste malträtieren lassen? Die eigene Kistenakrobatik genießen? Rollentausch? Oder vielleicht einfach gemeinsam in die Kiste springen?...

Der Zauberer

Die Besonderheit des Zauberers liegt darin, dass er Fähigkeiten besitzt, die aus unserer Sicht nicht im Einklang mit bisherigen Deutungen der Wirklichkeit stehen. Er ist Sinnbild für eine konstruktivistische Weltsicht, nach der Erkenntnisse, Ideen und Wissen nicht naturgegeben, sondern von uns Menschen erschaffen sind. Oft krallen wir uns an überlieferten Paradigmen dogmatisch fest, ohne deren Sinngehalt zu hinterfragen. Dabei haben wir auf diese verinnerlichten Weltdeutungen mächtig Einfluss, indem wir sie gegebenenfalls falsifizieren, unsere Perspektive ändern und ureigene neue Wege einschlagen. Im großen Stil leisteten dies Weltveränderer wie Nikolaus Kopernikus (1473–1543), Galileo Galilei (1564–1642), Isaac Newton (1642/43–1727), Mahatma Gandhi (1869–1945), Albert Einstein (1879–1955), Mutter Teresa (1910–1997), Martin Luther King (1929–1968). Ihr Mut, gegen den Strom zu denken und zu handeln, lenkte unser kollektives Wissen und Bewusstsein in neue Richtungen. Genau das können wir auch im Kosmos unserer Liebesbeziehungen vollbringen.

Der Zauberer ist ein „Wissender" („Auf der Hut sein" lautet das Hexeneinmaleins: Manch ein Zauberer demaskiert sich zuweilen als Blender!). In früheren Kulturen wurde ihm magisches Wissen beigemessen. Seine Gabe liegt darin, in uns Menschen eine verloren gegangene Sehnsucht nach Spiritualität und Übersinnlichem zu stillen. Unser Glaube an den Zauber der Liebe mag deshalb so groß sein, weil sie vieles suggeriert, was wir in unserem Leben vermissen: Anregung, Begehren, Glanz, Seelenheimat, Vertraulichkeit, Magie. Wir sollten uns davon inspirieren lassen, indem wir Risiken eingehen, Mut zu Veränderung haben und uns von lähmenden Denkmustern befreien. In der Weise, wie Bedürftige vom Zauberer seit jeher die Erfüllung primärer Bedürfnisse wie Heilung, Prophezeiung und Begünstigung in jeder Lebenslage verlangten, erwarten wir häufig von dem Menschen an unserer Seite, dass er auf ebenso wundersame Weise all unsere Sehnsüchte erfüllt – und nur die! Sobald der Tiger in ihm an die Oberfläche tritt, versuchen wir, einen dressierten Salonlöwen aus ihm zu machen. Wandelt er sich zu einem abgerichteten Karnickel, sehnen wir uns nach dem unbezähmbaren Raubtier. Bis wir eines Tages völlig desillusioniert feststellen müssen, dass unser einstiger Weggefährte zur emotionalen Salzsäule erstarrt ist.

Der römische Dichter Ovid schildert in seinen „*Metamorphosen*" die Geschichte des Bildhauers Pygmalion von Zypern, der aufgrund enttäuschender Erfahrungen zum Frauenfeind wird. Zurückgezogen in sein Schaffen, meißelt er eine Elfenbeinskulptur nach seinem Ideal. Er verliebt sich in seine leblose Kunstfigur und bittet Aphrodite, die Göttin der Liebe, dem Stein Leben einzuhauchen. Ein potentielles gewagtes SM-Unternehmen. Man bedenke, Pygmalion liebt seine eigene Schöpfung, ein von ihm erschaffenes Ideal, weil er an und in der Realität scheitert.

Als Gegenmodell empfiehlt sich die anregende Haltung des italienischen Bildhauers Michelangelo (1475–1564), die er in einem seiner Sonette beschrieben hat: „*Der beste Meister kann kein Werk beginnen, das nicht der Marmor schon in sich umhüllt*". Weiter heißt es bei dem italienischen Bildhauer: Die Figur stecke immer schon im groben Stein, er lege sie nur frei. Ein schönes Bild für die Partnerschaft, wie ich finde, die Entwicklungspotenziale des anderen herauszumeißeln. Die freie Entfaltung des Partners bejahen zu können und zugleich für die eigene Sorge zu tragen: eine monumentale Herausforderung in der Liebe.

Der Feuerschlucker

Der Feuerschlucker spielt mit dem Feuer, indem er brennende Fackeln in den Mund nimmt, wodurch er die Flamme erstickt. Diese Zirkusnummer kommt unserem oft narzisstisch geprägten Liebeswesen sehr nahe. Verliebt in das Gefühl des Verliebtseins wollen wir uns das Feuer der Liebe ohne Rücksicht auf Gefahren einverleiben. Getrieben vom liebeshungrigen Wahn verbrennen wir Liebesakrobaten uns lieber an sehnsüchtiger und maßloser Gier, statt das aufkeimende Flammenspiel sich von selbst entfalten zu lassen. Das Feuer verpufft, ehe es richtig zünden kann. In Abhängigkeit von den verwendeten Mitteln kann Feuerschlucken durchaus lebensgefährlich sein.

Die „*Leichtigkeit des Seins*" (1984) ist das Lebensprinzip des jungen Prager Chirurgen Tomas im gleichnamigen Roman des tschechischen Autors Milan Kundera. Mit zahlreichen Liebesaffären führt der unersättliche „Womanizer" ein ungezwungenes Bettkantenleben. Unentwegt schöpft er aus dem Überfluss, ohne seine ureigenen Bedürfnisse zu kennen. Er charakterisiert sich selbst als liebesunfähig (Die Selbstdiagnose „Liebesunfähigkeit" ist übrigens ein beliebter Trick, um Zügellosigkeit und Verantwortungslosigkeit im Liebeszirkus zu rechtfertigen). Als er während des Kalten Krieges in einer böhmischen Kleinstadt die Kellnerin Teresa kennen lernt, beginnt zwischen beiden eine lebenslange Verbindung, die jedoch unter Tomas' ständigen Affären leidet. Seine verschwenderisch abgeklärte Leichtigkeit, die Genüsse des Lebens in sich einzusaugen, ist für Teresa untragbar. Im Bewusstsein darüber, dass sie beide ein unterschiedliches Verständnis von Liebe und Sexualität haben, erträgt sie leidvoll sein (selbst) vernichtendes Verhalten. Erst als Tomas aufgrund der politischen Situation aller Privilegien beraubt ist, gelingt es ihm, zu sich selbst zu finden. Der spannende und tiefsinnige Roman ist mit Daniel Day-Lewis und Juliette Binoche in den Hauptrollen eindrucksvoll verfilmt worden.

Der Feuerspucker

Der Feuerspucker speit ein Brandmittel gegen eine Fackel. Es entsteht eine heiße lodernde Flamme, die schnell wieder erlischt. Aus Angst, von einem Hauch Liebe nicht satt zu werden, streben wir allzu oft nach dem geballten Feuer der Leidenschaft, in das wir uns mit Haut und Haar hineinstürzen und unsere Mit-Gift komplett verpulvern. Wie die intensive Stichflamme kann auch unsere auflodernde Liebe schnell erlöschen, wenn es vorrangig darum geht, unsere Bedürfnisse sofort und oberflächlich zu befriedigen. Wir verletzen uns am selbst gezündeten Spektakel, übrig bleibt verbrannte Asche. So eilen wir rastlos von einer Flamme zur nächsten, bis wir ausgebrannt sind. Aufrichtige erwachsene Liebe beruht, wie die hohe Feuerkunst, auf einer stimmigen Choreographie, die stets aufs Neue geübt sein will.

Das Messerwerfen

Der Nervenkitzel beim Messerwerfen besteht darin, die Messer möglichst haarscharf um einen vor einer Wand postierten Menschen (vorzugsweise natürlich eine schöne Frau …) herum zu platzieren. Wie schon bei der „Zersägten Jungfrau“ finden wir hier erneut eine Täter-Opfer-Verbindung. Während der eine Part Macht ausübt, indem er den Partner attackiert, ist der andere die Zielscheibe auf dem Beziehungsschlachtfeld. Ein klassischer Fall von Dominanz und Unterwerfung: Das hilflose Opfer sonnt sich zugleich im Scheinwerferlicht des mutigen Helden. Beide Akteure stehen unter einem Bann, der sie zwingt, bestimmte leidvolle Erfahrungen ständig neu zu inszenieren. Hinter diesem sado-masochistischen Seelenmechanismus verbirgt sich im klassisch-freudianischen Sinn der „*Wiederholungszwang*“. Messerwerfer und Zielscheibenopfer halten gerade an den Verhaltensmustern und Beziehungskonstellationen fest, unter denen sie am stärksten leiden.

Sigmund Freud übernahm die von Friedrich Nietzsche geprägte Formulierung der „*ewigen Wiederkehr des Gleichen*“, was er auf das Leben des Einzelnen bezog. Über diesen selbstzerstörerischen Mechanismus kam Freud zu seiner

Theorie des Todestriebes. Hinter unserer verhängnisvollen Messerwurf-Nummer verbirgt sich eine subtile Todessehnsucht, die den Worten Franz Kafkas (1883–1924) folgt, mit denen er seine spannungsvolle Beziehung zur tschechischen Journalistin Milena Jesenská zum Ausdruck brachte: *„Liebe ist, dass Du mir das Messer bist, mit dem ich in mir wühle“* (Kafka, 1986). Warum neigt der Mensch dazu, schmerzliche Erfahrungen zu wiederholen?

Einschneidende Ereignisse hinterlassen Spuren im Gehirn, da jede Erfahrung, die wir machen, neuronale Ketten produziert. Wenn spezielle negative Erfahrungen zuverlässig wiederholt werden, breiten sich die gelegten Gehirnbahnen immer weiter aus und stärken damit negative Gefühls- und Verhaltensmuster. Erlernte Wiederholungsmuster lassen sich nur dadurch brechen, dass alte Gehirnbahnen stillgelegt und neue geknüpft werden. In der praktischen Umsetzung bedeutet das konkret, dass wir impulsgebende positive Erfahrungen sammeln müssen, die die frustrierenden alten „überlagern“. Prinzipiell kann der Wiederholungszwang (sofern wir ihn uns bewusst machen) durchaus ein förderlicher Mechanismus sein, wenn wir ihn nutzen, um unbewältigte Traumata in der Gegenwart zu heilen. So viel zur Pflicht. Die Kür ist, wenn es uns gelingt, einen schädigenden Wiederholungszwang derart schöpferisch umzuwandeln, dass wir uns gezwungen fühlen, beglückende Erlebnisse zu wiederholen.

Trapez

Das Trapez ermöglicht eine luftige Paarakrobatik in gefährlicher Höhe. Der „Fänger“ hängt in der Regel kopfüber an einer schwingenden Schaukel. Er hält den „Flieger“ in verschiedenen Positionen, beziehungsweise fängt ihn aus seiner genau zu berechnenden Flugbahn auf. Basis jeden neuen Flugakts ist ein unbedingtes, existenzielles Vertrauen. Wie in der Luftakrobatik führen wir in der Zweierbeziehung mit viel Geschicklichkeit verschiedene Hänge-/Fall-/Fang-Situationen durch. Ein großer Kraftakt, bei dem beide mitwirkende Arrangeure Flieger und Fänger zugleich sind. Patzt einer der beiden oder lässt los, ist der Absturz unvermeidlich. Verlässlichkeit und Zuversicht sind Bedingungen für spektakuläre Verwicklungen und Reibungen. Wir Menschen sind zwar die intelligentesten, aber auch die unsichersten Wesen. Trotz gründlicher Planung und Abwägung bleibt stets ein offener unlösbarer Rest an Risiko. Diese Lücke können wir nur durch entgegenbringendes Vertrauen schließen. Durch die Zuversicht, dass der Partner unsere ausgestreckte Hand ergreift bzw. sie nicht plötzlich und unerwartet los- und uns fallen lässt. Basis all dieser alltäglichen Vertrauensvorleistungen ist die Liebe. Der französische Philosoph Nicolas Grimaldi beschreibt diese Kraftakrobatik mit folgenden Worten: „*Liebe lässt sich nicht beweisen. Sie verlangt nach gegenseitigem Vertrauen. Das allein ist schon Beweis genug.*"

Kontorsion

Ein Kontorsionist (lat. *contortio* = Drehung, Windung) bzw. Schlangenmensch ist ein Akrobat, der seinen Körper aufgrund langjähriger Übung extrem biegen, überstrecken und überdehnen kann. Eine spezielle Art von Kontorsion ist ein „Adage-Akt": ein langsamer, akrobatischer Tanz, bei dem der männliche Part die Akrobatin hebt und trägt, während sie außergewöhnliche Beweglichkeits-Posen zeigt. Vergleichbar mit dieser Kunst sind wir Liebesakrobaten im partnerschaftlichen Zusammenspiel permanent gefordert, beweglich zu bleiben – und manchmal, unmöglich Scheinendes dennoch „hinzubiegen". Vergleichbar mit geübten Bewegungskünstlern steigern wir unsere Anpassungsfähigkeit in jahrelangem, nie endendem Training. In Abhängigkeit von unserer Persönlichkeit und unseren Ansprüchen kann unsere Partnerkontorsion verschiedene Stimmungen vermitteln. Sie kann ästhetisch, verrückt, sinnlich, humorvoll, unheimlich oder aggressiv sein. Jeder Stil variiert von Paar zu Paar, von Situation zu Situation. Allerdings sollten wir auf der Hut sein und Acht geben, dass wir uns weder zu sehr verbiegen noch verrenken.

Der Clown

Der Clown ist der wahre König der Manege und im Zirkusprogramm eine konstante Größe. Für uns ist er eine Art Entwicklungshelfer. Grundlage seiner weisen Darstellung ist ein reiches inneres Erleben. Um mit seinem Publikum in Resonanz zu treten, muss er ein hohes Maß an Einfühlungsvermögen aufbringen. Seine Attraktionskraft liegt darin begründet, zum Lachen, Erstaunen und Nachdenken zu bringen – und gelegentlich zu Tränen zu rühren. Dabei spiegelt er unsere selbst auferlegten sado-masochistischen Zwänge auf närrische Weise.

Der Clown ist insofern authentisch, als er seine Wesensmerkmale glaubwürdig und symbolhaft nach außen trägt. Paraderollen unter den Clownsfiguren sind der Weißclown und der Dumme August. Während August bei den gemeinsamen Späßen aufgrund seiner Tollpatschigkeit stets den Kürzeren zu ziehen scheint, ist ihm der klügere Weißclown vermeintlich in allem überlegen. Clownsein bedeutet, sich frei zu machen von einer makellosen Scheinwelt, um der eigenen Liebes-Dramaturgie zu folgen. In unserem privaten Heimwerker-Liebeszirkus tragen wir vielfältige Rollen, mit denen wir jonglieren, darunter gleichermaßen die des Dummen Augusts und des Weißclowns. In diesem ständigen Wechselspiel sind wir gefordert, unsere ureigenen, komischen, humorvollen und satirischen Clownnummern aufzuführen. Manchmal ist der Partner für uns dabei ein Entwicklungshelfer, wie auch wir ihm als Entwicklungshilfe zur Seite stehen. Das gelingt umso besser, wenn wir uns bewusst machen, in welcher Beziehung der andere wegweisend für uns ist. In diesem Sinne ist Liebe nicht reines (Zirkus)Vergnügen, sondern auch eine Schule fürs Leben.

Bis an die Gefängnismauer, nur nie drüber: Ich habe einige Jahre mit einem Mann verbracht, der meiner Partnerpräferenz auf den ersten Blick zu 0,0 % entspricht. „Man muss immer bis an die Gefängnismauer treten. Man darf nur nie drüber gucken", so lautete seine kesse Devise; Typ warmherziges Schlitzohr, Sonnyboy und Sonntagskind. Wenn ich ihn heute mit über 40 in seinem Porsche vorbeiflitzen sehe, atme ich (berechtigterweise) erleichtert auf, dass ich nicht mehr neben ihm sitze. Doch in der Rückschau auf damals überkommt mich ein Lächeln, weil er mir in seiner unbeschwerten Art, auf das Leben zuzugehen, ein Entwicklungshelfer war. Die Gefängnismauer habe ich allerdings noch nicht aus nächster Nähe gesehen …

Trotz Stolperfallen, Brandflächen und Verletzungen glauben wir an die Kraft der Liebe. Möglicherweise könnten wir sie im Alltag viel humorvoller umsetzen, wenn wir uns dabei parodistischer Stilmittel bedienten. Warum entwickeln wir Menschen nicht einfach eine unbedarfte „homöopathische" Form von Sado-Maso? Wir sollten es halten wie der Clown und den großen und kleinen Katastrophen des Alltags eine skurrile, gern auch überzogene Seite abgewinnen, um in diesem Spannungsbogen herzlich über uns und den anderen, aber vor allem gemeinsam mit dem anderen lachen zu können.

Wenn es um die Liebe geht, sitzen wir alle im Glashaus und sollten nicht mit Steinen werfen. Manche haben von dem, was sie erlebt haben, genug. Manche Menschen werden genügsam. Und manche begnügen sich mit nichts weniger als damit, der Liebe immer wieder eine Chance zu geben.

8. Das Pan-Optikum von Traumvorstellung und Glanznummer

Gleichberechtigt, ohne gleich zu sein

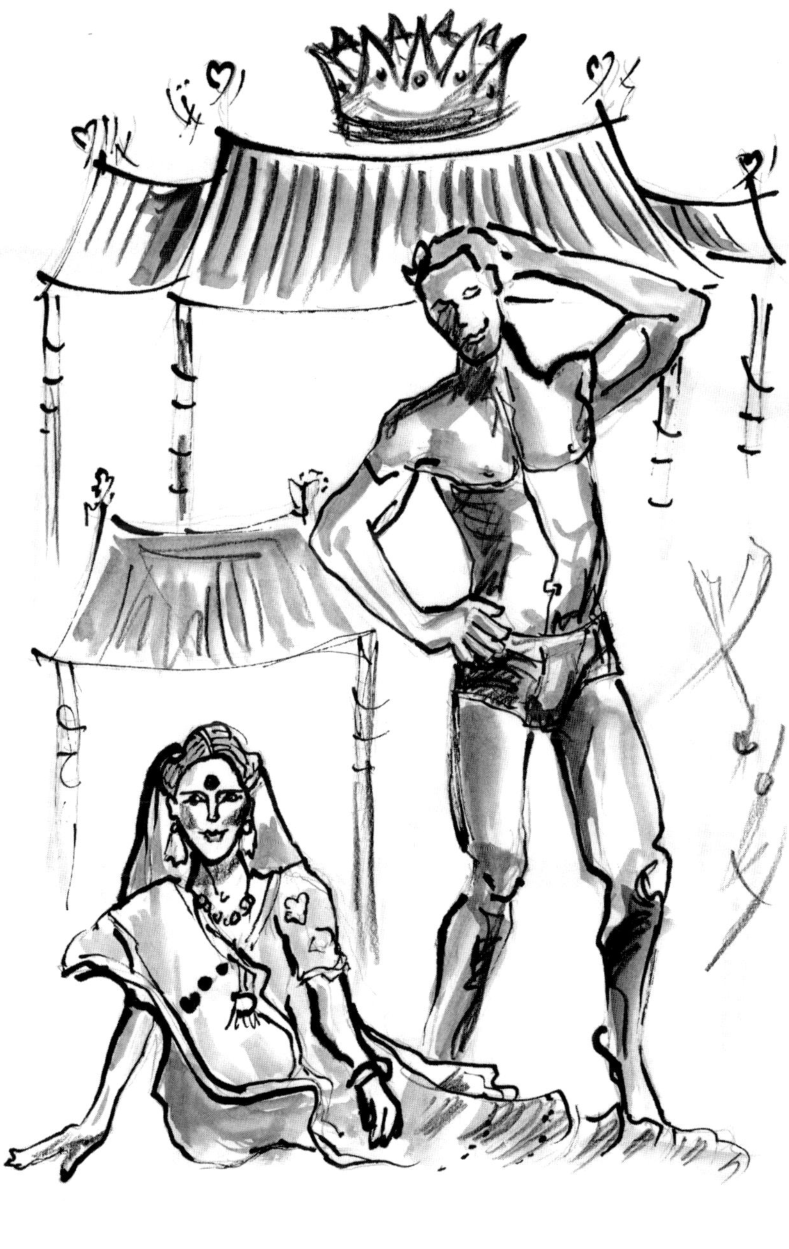

Mutterliebhaber und Vatermörder
Weil ein Orakelspruch in ihm den zukünftigen Mörder seines Vaters verkündet, wird Ödipus in der griechischen Sage als Säugling ausgesetzt. Von Hirten gerettet und an einem fremden Königshof aufgezogen, tötet er Jahre später in einem Handgemenge unwissentlich seinen eigenen Vater, König Laios von Theben. Später errettet Ödipus Theben von der Sphinx, indem er ihre Rätsel löst. Zur Belohnung erhält er die thebanische Königswürde und seine ihm unbekannte Mutter Iokaste zur Ehefrau. Als im Land die Pest ausbricht und Ödipus das delphische Orakel um Rettung befragt, erfährt er die Wahrheit über das sündhaft begangene Drama, das die Namen Mord und Inzest trägt. Er sticht sich die Augen aus und geht, begleitet von seiner Tochter Antigone, ins Exil.

„Frag nach der Beziehung zu seiner Mutter" ist die Standardmitgift meiner Mutter, seitdem ich mich auf den Weg gemacht habe, das männliche Geschlecht zu ergründen. Heute bin ich davon überzeugt, dass sie in allen männlichen Erdbewohnern getarnte Könige von Theben wähnt. Doch sehen wir den Tatsachen ins Auge. Das Letzte, worüber ein Mann bei der ersten Verabredung reden wird, sofern er überhaupt reden will, ist sein Mutterkomplex. Und das Letzte, worüber ich mich mit meinem Liebling unterhalten würde (auch wenn es mich brennend interessiert), ist seine Mutterbeziehung. Schließlich will ich mich weder als Therapeutin, geschweige denn als Ersatzmutter qualifizieren. Gleichwohl stelle ich mir seit meiner ersten Sitzung mit Sigmund Freud die Frage, ob in allen Männern potentielle Mutterverehrer und Vaterverächter schlummern?

Die Geburtsstunde des Ödipuskomplexes ereignete sich am 15. Oktober 1897, als sich der 41-jährige Freud in einem Brief an den vertrauten Freund Wilhelm Fließ selbstanalytisch zur kindlichen Verliebtheit in die Mutter bekannte: *„Ein einziger Gedanke von allgemeinem Wert ist mir aufgegangen. Ich habe die Ver-*

liebtheit in die Mutter und die Eifersucht gegen den Vater auch bei mir gefunden und halte sie jetzt für ein allgemeines Ereignis früher Kindheit." Weiter schreibt er: „ … *die griechische Sage greift einen Zwang auf, den jeder anerkennt, weil er dessen Existenz in sich verspürt hat.*" Der erstgeborene „*Goldsohn*" Sigismund reiste als knapp Vierjähriger gemeinsam mit seiner Mutter in einem Zugabteil von Leipzig nach Wien, als er sie für einen Augenblick entblößt sah, woraufhin seine „*libido gegen matrem*", sein geschlechtliches Verlangen gegenüber der Mutter, erwachte.

Ein Mann muss nicht notgedrungen von seiner Mutter „*Pussi*" genannt werden, ein Foto von ihr auf dem Nachttischchen thronen haben, sich von ihr bekochen und sich seine Hemden von ihr bügeln lassen, um wie Paul Winkelmann alias Loriot ein *Ödipussi* zu sein. Umgekehrt ist er noch lang kein tragischer Ödipus, nur weil er Ihnen gesteht, dass er sich glatt mit Ihnen in einer Tonne durch die Niagarafälle treiben lassen würde – um im gleichen Atemzug zu bemerken, er habe dieses Wagnis bislang nur mit seiner Mutter angehen wollen.

Sehr verehrte Herren der Schöpfung, dass Ihr Euch einen Funken Milch-Bübchen-Charme bewahrt, finden wir Frauen ja ganz erfrischend. Der traumatische Prozess der Abnabelung schmerzt auch uns heute noch in sensiblen Momenten. Als Trostpflaster lassen wir hier und da gerne unsere mütterlichen Instinkte walten und verwöhnen Euch mit fürsorglichen Streicheleinheiten. Dass Ihr aber nie erwachsen werden und Euren Mann stehen wollt, finden wir Frauen total unsexy! Es ist schon kurios. Über Jahrtausende musstet Ihr heldenhaft stark, tapfer und edelmütig sein, um bei uns Frauen zu punkten. Ist der „Mama-Macho" ein Bumerang der Historie, eine Abwehrreaktion auf veränderte gesellschaftliche Standards? Ist womöglich die Frau das eigentliche starke, der Mann das wahre „schwache Geschlecht" (Hüther, 2009)?

Mark Twain (1835–1910) beschrieb die Bedürfnisse der männlichen Spezies sehr treffend: „*Jeder Mann braucht fünf Ehefrauen: einen Filmstar, ein Dienstmädchen, eine Köchin, eine Zuhörerin und eine Krankenschwester*". Liebe Männer, bitte wundert Euch bei einem solchen Rollenverständnis nicht, wenn die

Ersatz-Mama, die wunschgemäß synchron als Geliebte funktionieren soll, eines Tages unpässlich reagiert und irgendwann aus Eurem Leben verschwindet, sprich: sich emanzipiert. Die folgenden Seiten sollen nicht nur ein Man(n)-ifest sein – das Mannsein sollte wieder ein Fest sein!

Zur dichotomischen (*nicht zu vereinbarenden*) Rollenverteilung heißt es im Ratgeber „*Die Gute Ehe*" von Gertrud Oheim aus dem Jahr 1959: „*Zwischen den beiden genannten Extremen (Putzteufel und Schlampe) liegt für die Hausfrau das, worauf es ankommt: ihrem Mann ein Heim zu schaffen, in dem er wirklich zu Hause ist, in das er nach des Tages Arbeit gern zurückkehrt.*" Weiter heißt es: „*Man vergißt vor allem, daß man ja mit der Heirat Verpflichtungen übernommen hat, deren Wesen man kannte und die man nun erfüllen muß, ob sie einem passen oder nicht – der Mann in seinem Beruf, die Hausfrau in dem ihrigen: im Haushalt.*" (Oheim 1959). Das, was vor über 50 Jahren noch gesellschaftliche Norm war – der Mann Ernährer, die Frau „Heimchen am Herd" –, ist heute eher ein Auslauf- und vor allem: ein Weglaufmodell. Laut SPIEGEL-Umfrage (Spiegel spezial 1/2008) sprechen sich nur noch 13 % der 18- bis 29-Jährigen für diese Form des Zusammenlebens aus. Das bevorzugte Modell der Befragten (41 %) besteht darin, dass Mann und Frau Vollzeit arbeiten und sich die häuslichen Aufgaben teilen. Ist das gleichberechtigte Prinzip in der Alltagswirklichkeit tatsächlich so fortschrittlich umgesetzt wie die verbalen Bekenntnisse verlauten lassen?

„*Der neue Mann, die gleichberechtigte Frau und die Geschlechterdemokratie*" bilden für den Psychotherapeuten Mathias Jung „*die großen Herausforderungen des Dritten Jahrtausends*". „*Es gibt nicht nur das Programm der Frauenemanzipation, sondern auch die Notwendigkeit der Männerbefreiung*", appelliert er wegweisend. Ich haue in die gleiche Kerbe: Nicht neue Männer braucht das Land, sondern „mannzipierte" Männer. Diese Programmnummer beschäftigt sich deshalb

- sowohl mit verunsicherten Männern, deren Neudefinition von Männlichkeit im Dickicht von Frauenbewegung und Emanzipation nur im Entenmarsch vorankommt

- als auch mit fortschrittlichen Frauen, die heutzutage angeblich im Affenzahn an den Mannsbildern von gestern vorbeipreschen.

Sind wir einem Geschlechterparadoxon ausgesetzt? „*Die Männer, wir Männer, sind verunsichert*", kommentiert Deutschlands Literaturschöngeist Hellmuth Karasek bekennend offen die aktuelle Krise der Männer als Antwort auf die paradigmatische Veränderung tausend Jahre währender (Un-)Sitten und Traditionen (Karasek, 2009). Humorvoll veranschaulicht er diese Verunsicherung: *Fragt der Mann danach die Frau: „Möchtest du nicht auch manchmal ein Mann sein?" Antwortet sie: „Nein. Und du?"*

Trotz fortschreitender Gleichberechtigung auf sozial-politischer Ebene, scheint sich zusehends eine virulente Retro-Welle auszubreiten, die sowohl Männer als auch Frauen überschwemmt. Die Rede ist von *Peter-Pan-Syndrom* (PPS) und *Wendy-Dilemma*. Bereits in den 1980ern sah sich der amerikanische Familientherapeut Dan Kiley veranlasst, diesem beunruhigenden Trend seine Aufmerksamkeit zu widmen und den heranwachsenden Sorgenkindern einen Namen zu geben. Der Begriff *Peter Pan* steht hier stellvertretend für ein unangemessenes kindisches Verhaltensmuster beim Mann. Das *Wendy Dilemma* beschreibt das weibliche, ebenso unbefriedigende Pendant, nämlich eine mädchenhafte Abhängigkeit von solch lausigem Bubenspiel.

Peter Pan heißt Anfang des 20. Jahrhunderts der Titelheld einer beliebten Kindergeschichte des schottischen Dramatikers Sir James Matthew Barrie (1860 – 1937). Er ist der faszinierende Junge, der niemals erwachsen werden will. Zusammen mit anderen Kindern, Elfen, Piraten, Indianern und Meerjungfrauen lebt er in „Neverland", einer fiktiven Trauminsel. Peter ist Bandenanführer der „Lost Boys", einer Jungengruppe. Sein Gegenpart ist der Piratenanführer Captain Hook. Eines Nachts begegnet er bei einem Ausflug nach London in Begleitung der fliegenden Fee Tinker Bell dem Mädchen Wendy Darling und ihren Brüdern John und Michael. Er lockt die Londoner Kinder in sein traumhaftes Neverland, um „Wendy-Dame" zu seiner Ersatzmutter und Michael und John zu Mitgliedern seiner „Legion der Verlorenen Jungen" zu ernennen. Alle zusammen erleben unvergleichliche Abenteuer. Schließlich werden die „Darling"-Kinder so sehr vom Heimweh getrieben, dass Peter sie in ihre Welt zurückbringt. Auch die „Lost Boys", die von den Darlings adoptiert werden, verlassen Neverland. Peter Pan, der sich partout dagegen wehrt, erwachsen zu werden, bleibt einsam zurück. (Michael Jackson, 2009 verstorbener „King of Pop", bekannte sich als 44-Jähriger in der Presse offiziell dazu, „Peter Pan" zu sein. Sein riesiges Anwesen, das einem kindlichen Vergnügungspark glich, taufte er konsequenterweise „Neverland"...)

Woran erkennen wir nun einen „Peter Pan"? Sechs miteinander vermischte Symptome lassen das Syndrom offensichtlich werden: Verantwortungslosigkeit, Angst, Einsamkeit, sexueller Rollenkonflikt, Narzissmus und Chauvinismus.

Verantwortungslosigkeit

„Ich möchte nie groß werden", sagte er heftig. „Ich will immer ein kleiner Junge bleiben und meinen Spaß haben". Während sich all seine Spielgefährten eines Tages aus der kindlichen Erfahrungswelt lösen und erwachsen werden, sträubt sich der ewige Lausbub gegen die Anforderungen des Älterwerdens. PPS-Opfer machen ihre *Verantwortungslosigkeit* zum Lifestyle. Oberste Maxime ist, sich alle Optionen offen zu halten und keine Verpflichtungen einzugehen. Diese Anschauung transportiert „Panik-Peter" mit folgenden Worten: *„Fass mich nicht an, schöne Dame, niemand fängt mich und macht einen Mann aus mir."* Nein, diese Bürde wäre zu viel für den potenziellen Schmerzensmann. Stattdessen rockt er lieber waghalsige Transaktionen, wirbelt mit seinem 200-PS-Flitzer die Straßen auf oder tollt mit drolligen Feen umher.

Angst

„Vor langer Zeit", sagte er, „dachte ich wie du, dass meine Mutter immer das Fenster für mich offen lassen würde. Also blieb ich viele, viele Monde fort und dann flog ich zurück. Aber das Fenster war verriegelt, denn meine Mutter hatte mich ganz verges-

sen und ein anderer kleiner Junge schlief plötzlich in meinem Bett". Peters Angst vor Gefühlen offenbart sich darin, dass er sie mit aller Macht verdrängt und dabei emotional verarmt. Zu unreif für tiefe Liebe, flüchtet er sich lieber in Abenteuer, sucht nach Grenzerfahrungen. So spielt er auf seiner Flöte, während Captain Hook die Lunte der Bombe anzündet. Auch die Aussicht zu ertrinken fesselt ihn: „*Sterben ist bestimmt ein furchtbar großes Abenteuer.*" Seine Verlustangst und Bedürftigkeit treten unbewusst in Träumen zutage. Von den Eltern vernachlässigt, führte ihn sein Weg ins „Niemalsland", in die seelische Isolation, die er tragischerweise mit kindlicher Unbeschwertheit verwechselt. Zur Bewältigung der nie vollzogenen Abnabelung, sucht er in der Begegnung mit dem anderen Geschlecht lediglich einen Muttererersatz. Sobald Tinker Bell, die Frau an seiner Seite, auf seine Kleinjungen-Spielchen nicht (mehr) eingeht, wird Peter zum übellaunigen, unberechenbaren Spielverderber.

Einsamkeit

„*Aber wo wohnst du denn meistens?*" „*Bei den Verlorenen Jungen.*" „*Wer sind die denn?*" „*Das sind Kinder, die aus dem Kinderwagen fallen, wenn die Kindermädchen gerade in die andere Richtung schauen. Wenn sie nach sieben Tagen nicht abgeholt worden sind, werden sie nach Nimmerland geschickt, als Finderlohn. Ich bin ihr Anführer.*" „*Das muss ja Spaß machen!*" „*Ja*", *sagte der gerissene Peter,* „*aber wir sind ziemlich einsam.*" In der griechischen Mythologie ist der Hirtengott Pan – ein Mischwesen aus Mensch und Ziegenbock – der Sohn des Hermes und der Eichennymphe Dryops. Als seine Mutter nach der Geburt entsetzt feststellt, dass ihr Sohn Ziegenfüße, -horner und einen Bart hat, setzt sie ihn aus. Von der Mutter verlassen zu werden, ist die tiefe Urangst eines jeden Kindes. Unser Peter Pan verwandelt das Gefühl des Abgelehntwerdens und der daraus resultierenden emotionalen Unterversorgung in einen vermeintlichen Sieg. Er gründet aus all den „Verlorenen Jungen", die so einsam sind wie er, eine Legion und ernennt sich, den unberührbaren Helden, zu ihrem Anführer. Die Bandengemeinschaft ist die einzige Chance für menschliche Nähe. Einsamkeit wird durch Spaß und Erlebnissucht kompensiert.

Sexueller Rollenkonflikt

„Peter", fragte sie und versuchte ganz fest zu sprechen, „was genau empfindest du denn für mich?" „Ich liebe dich, wie ein Sohn seine Mutter liebt, Wendy." Mamma Mia! Peter bleibt verhaftet in seinem Wunsch nach bedingungsloser mütterlicher Anerkennung und Annahme. Wird die Rolle der aufopfernden Märtyrerin verweigert, wendet er sich ab. Sein Protest dagegen, endlich „seinen Mann zu stehen", ruft in Wendy und Tinker Bell, stellvertretend für zwei gegensätzliche Frauentypen, äußerst unterschiedliche Reaktionen hervor. Aus Angst, Peter zu verlieren, liebt Wendy (wenn auch unglücklich) das an ihm, was er ist: Ein verunsicherter infantiler Macho im lähmenden Konflikt zwischen Verlangen und Versagensangst, der ihr seine Männlichkeit verweigert. Hinter ihrer emotionalen Abhängigkeit und Überfürsorge verbirgt sich das „*Wendy-Dilemma*". Die lebenssprühende Tinker Bell hingegen liebt an ihm das, was er potenziell werden kann, nämlich ein Mann. Als sie merkt, dass er aus seinem Nimmerland nimmer herauskommt, macht die Elfe die Fliege. Unbeweglich in seinem *sexuellen Rollenkonflikt* gefangen, bleibt Peter Pan bei Wendy. Dies ist der Beginn einer beispiellosen Co-Abhängigkeit.

Narzissmus

„Ja, ich bin süß, o bin ich süß!", sang Peter selbstverliebt und vergaß wieder seine Manieren. Peter Pan ist von sich selbst so begeistert, dass er am liebsten solchen Geschichten sein Ohr schenkt, in denen er die Hauptrolle spielt. Als auch Wendy ihn verlässt, fühlt er sich tief in seiner nicht vorhandenen Mannesehre gekränkt. Doch statt Schwäche zu zeigen, zieht er mit heroischer Kampfeslust sein Schwert. Seinen *Narzissmus* abzulegen, würde nicht nur bedeuten, sich der inneren Einsamkeit zu stellen, sondern auch seine Vollkommenheit in Frage stellen zu müssen. Seine Selbstschutz-Strategie besteht darin, diejenigen Menschen, die ihm nahe gehen, zu vergessen. Nachdem ein Jahr vergangen ist, kann er sich weder an Wendy noch an Tinker Bell oder Captain Hook erinnern. Er sieht nur das, was er sehen will: sich selbst.

Chauvinismus

„Er sprühte nur so vor Lebendigkeit und seine Selbstgefälligkeit kannte keine Grenzen. Bin ich nicht ein toller Kerl, oh, ich bin ein toller Kerl!", flüsterte er Wendy zu. Allein in der Rolle der mütterlichen Wendy innerhalb der „Männerclique" offenbart sich Peter Pans subtiler *Chauvinismus*. Dieser verächtliche sexistische Charakterzug, der ihn vor Enttäuschung schützen soll, deutet auf tiefe Selbstzweifel an der eigenen Sexualität hin. Später, nachdem auch Wendy Neverland verlassen hat, lässt der Miesepeter sie zum alljährlichen Frühjahrsputz antanzen. Das „Mädchen für alles", ist eins-zu-eins austauschbar. Als Wendy ihre Blütezeit überschritten hat, übernimmt im bekannten Wiederholungszwang deren Tochter Jane die Funktion der altruistischen Versorgerin, bis auch sie in die Jahre gekommen ist und ihre Tochter Margaret ins Pan'sche Nimmerland fliegt.

So viel zu Peter Pan – zurück zu Loriot. Hat der Humorist mit seinem sprichwörtlichen Diktum Recht, wonach *Männer und Frauen einfach nicht zusammenpassen*? In einer Zeit, in der die Geschlechterrollen durcheinander geraten sind und neu verhandelt werden müssen, sollten sich altbackene Stereotype längst selbst überholt und eingeholt haben. Wie weit haben wir uns seit Inkrafttreten des ersten Gleichberechtigungsgesetztes (BGB) am 1. Juli 1958 nun tatsächlich von der klassischen Rollenverteilung entfernt? Für den Psychoanalytiker Horst-Eberhard Richter ist die Lage eindeutig: Frauen haben *„zu ihren ursprünglichen Stärken neue hinzugewonnen und sich vervollkommnet."* Die Männer hingegen sind *„geblieben, was sie waren"* und zeigen sich im Vergleich als *„unvollständige, sozusagen halbe Wesen"* (Richter, 2006).

Der Mann in der Misere. Harter Tobak, Alice Schwarzer reloaded? *„Seit einigen Jahren sind wir die Herren der Erschöpfung"*, beklagt Hellmuth Karasek. *„Wir erleben eine Gleichheit der Geschlechter als work in progress, bei der man sich Rückschläge, aber keinen Rückschritt, vorstellen kann und will"* (Karasek, 2009). Kritische Stimmen lassen verlauten, dass dem Mann etliche Zacken aus seiner Krone der Schöpfung gebrochen worden sind, seitdem Frauen Männerterrain erobert haben und sogar über geheimnisvolle Insidervokabeln wie Blutgrätsche oder Abseitsfalle Bescheid wissen. „*Frauen sind den Männern überlegen! Sie denken in gewisser Weise logischer*", so Loriot weiter. Männer und Frauen scheinen in ihrer Denkart noch immer nicht richtig zusammenzupassen. Sollten wir uns nicht damit abfinden, dass das, was nie der Fall war, auch nie der Fall sein wird?

Es gibt mehr „moderne Frauen" als „moderne Männer", so das Ergebnis der Studie „*Männer in Bewegung*", die 2008 im Auftrag der Männerarbeit der Evangelischen Kirche (EKD) und der Gemeinschaft der katholischen Männer Deutschlands (GKMD) durchgeführt wurde. 1470 Männer im Alter von 17 bis 85 Jahren und 970 Frauen stellten sich der Befragung zu ihrer Rollenmobilität.

Die Studie identifiziert vier Männertypen: 1. den „*teiltraditionellen Mann*", der sich wie eh und je über den Beruf definiert, Haushalt und Kindererziehung lieber der Frau an seiner Seite überlässt; 2. den „*modernen Mann*" (und „Neuen Vater") mit der Überzeugung, dass sich Mann und Frau gleichermaßen um Beruf, Haushalt und Familie kümmern sollten. Dazwischen siedeln sich 3. der „*balancierende Mann*" und 4. der „*suchende Mann*" an. Während sich der *balancierende Mann* aus traditionellen und modernen Angeboten das herauspickt, was in sein Lebenskonzept passt, kann der *suchende Mann* mit beiden Rollenvorgaben nicht viel anfangen. Er hat sein männliches Leitbild noch nicht gefunden, ist aber generell gegenüber gleichberechtigten Partnermodellen aufgeschlossen. Und nun wird es spannend. Welcher Männertyp ist wohl am stärksten ausgeprägt? Mit knapp einem Drittel der Befragten (30 %) ist es laut Studie (völlig überraschend) der *suchende Mann*. Ihm schließt sich der *teiltraditionelle* Typ an (27 %), gefolgt vom *balancierenden Mann* (24 %). Die kleinste Gruppe bilden die *modernen* Männer (19 %). Wie es scheint, bedeutet die Doppelrolle für viele Männer noch immer eine Überforderung. Der Analyse zufolge hat sich die Zahl der Frauen mit bevorzugtem traditionellem Modell in den vergangenen elf Jahren halbiert, bei den Männern fiel der Rückgang deutlich bescheidener aus. Was sich bei den Herren reformiert hat, ist zwar die Akzeptanz anderer Männlichkeitsmodelle, nicht jedoch ihre reale Umsetzung. Der Soziologe Ulrich Beck spricht zynisch von einer „*verbalen Aufgeschlossenheit bei weitgehender Verhaltensstarre*" (Beck, 2007).

Dass auch junge Männer in Deutschland an tradierten Rollenbildern festhalten, bestätigte eine weitere Analyse des Deutschen Jugendinstituts München, die 2008 im Auftrag der Bertelsmann-Stiftung durchgeführt wurde. Offensichtlich wandelt sich das Männer- und Frauenbild bei den Geschlechtern in höchst divergierender Geschwindigkeit – die Bereitschaft von Männern und Frauen, sich auf ein flexibles Rollenmodell einzulassen, zeigt sich sehr ungleich verteilt. Der Soziologe Klaus Hurrelmann spricht von einer „*40/80-Katastrophe*". Für nur 40 % der jungen Männer ist eine Partnerschaft vertretbar, in der die Aufgabenteilung gleichberechtigt ist (Ergebnis der aktuellen Shell-Jugendstudie)!

Diese Geschlechterkollision hat auf das Gelingen unseres Liebeszirkus' bedeutsame Auswirkungen. Wenn 80 % der Frauen auf nur 40 % Männer treffen, die ihre Liebes- und Lebensperspektive teilen, was tun dann die 40 % ohne *modernen* Mann? Ist für sie der Traum von einer gemeinsamen Paardarbietung ausgeträumt? Einige Damen werden ein Solo-Programm hexen müssen. Andere mimen aus Liebe zum Mann das tragische Traditionsprogramm. Wie haltbar sind jedoch Verbindungen, die auf dermaßen voneinander abweichenden Paradigmen gründen? Die abschließende Prognose der Studie „*Männer in Bewegung*" lautet folgendermaßen: Der starke Überhang an modernen Frauen werde dazu führen, dass sich entweder der Druck auf die Männer erhöhe oder sich die Weiterentwicklung der Frauen verlangsame. Ich tippe (und hoffe) auf erstes.

Der Mann ist auf der Suche. Die Frau hat ihre neue Rolle theoretisch schon gefunden, die praktische Umsetzung lässt allerdings vielfach noch zu wünschen übrig. Ob Affenzahn oder Schneckentempo – der bewegte Mann auf dem Erkundungsweg zu seiner Rolle in der gleichberechtigten Partnerschaft ist gefordert. Wann wird der Mann ein Mann?

Die Vaterfigur spielt im Märchen von „*Peter Pan*" eine Statistenrolle. In unserer Alltagswirklichkeit verhält es sich erschreckend ähnlich. Die Rahmenbedingungen sind äußerst ungünstig, denn die Männer von morgen werden in ihrer heutigen Kindheit überwiegend mit Frauen konfrontiert. Von ihren (oft allein erziehenden) Müttern erzogen, haben sie in Kindertagesstätte, Kindergarten und Grundschule ebenfalls überwiegend weibliche Bezugspersonen als orientierende Leitbilder. Um es auf den Punkt zu bringen: Ein Mann zu sein, lernt Mann in unserer Gesellschaft hauptsächlich von Frauen. So verwundert es kaum, dass Männer in ihrer Rolle, die sie nicht auszufüllen wissen, verunsichert sind. Was es *bedeutet*, ein Mann zu sein, kann der angehende Mann jedoch nur von Männern lernen. Was fehlt, ist das maskuline Gegengewicht. Heranwachsende Jungen benötigen ausreichend Angebote, sich mit gleichgeschlechtlichen Vorbildern zu identifizieren, um ihre Rolle mit deren Unterstützung auszuprobieren. Die Rede ist von männlichen Mentoren (im Idealfall die Väter), die mit den Jungs auf Entdeckungsreise gehen, um mit ihnen im gemeinsamen Erleben zu erfahren, was Mannsein bedeuten kann und dass es Spaß macht, ein authentischer Mensch zu werden. Das Gehirn wird, wie man es benutzt. Eine Transformation auf dem Weg zur Mannwerdung kann für den Hirnforscher Gerald Hüther nur stattfinden, wenn das Gehirn mit Begeisterung benutzt wird, so dass sich die angelegten Potenziale auch entfalten können. („Männer für Jungs" heißt die von Gerald Hüther aktuell ins Leben gerufene Bewegung, in der erwachsene Männer, die im Leben stehen und gerne Mann sind, kleine Jungs mitnehmen auf ihre spannende Forschungsreise zum Mannsein.)

Folgt man dem *Lebensphasen*-Modell des deutsch-US-amerikanischen Psychoanalytikers Erik H. Erikson (1902–1994), so findet die Verselbständigung vom Jugendlichen zum erwachsenen Mann zwischen dem zwanzigsten und dem dreißigsten Lebensjahr ihren Abschluss. Ein Lebensjahrzehnt, in der sich Männer in einer noch immer männerdominierten Berufswelt behaupten müssen und in der zugleich die Frage nach den Erwartungen und Wünschen des anderen Geschlechts zu einer der wichtigen Lebensfragen wird. Was erwarten Frauen eigentlich von Männern? Die Verunsicherung ist groß, die Überforderung nicht minder. Männer haben nur eine ungefähre Ahnung, was Frauen vom anderen Geschlecht wirklich wollen: einen erfolgreichen Mann, der die Hosen anhat, aber keinen Macho; einen Frauenversteher, aber keinen Softie; einen Beschützer, aber keinen hohlen Muskelprotz; einen erfolgreichen Mann, aber keinen Workaholic – kurz: ein Mann, der sich zwischen diesen Polen ständig neu justieren muss.

Es scheint, das Zukunftsinstitut Kelkheim lag vor einigen Jahren mit seiner Einschätzung richtig, die Männer von heute seien „*die Problemzonen der postindustriellen Gesellschaft*"? Im Prinzip ist das Mannsein von heute (zumindest aus Frauensicht) gar nicht so mühsam, wie man(n) denkt. Alte Rollenbilder mischen sich lediglich mit neuen – wie bei uns Frauen. Die Antwort des Mannes auf die Infragestellung seiner Identität im Zuge von Feminismus, Gleichstellungskampf und kulturellen Erwartungen könnte eine Art *flexible response* sein, nämlich: eine offene, aufgeschlossene Identität herauszubilden.

Seit der beginnenden Industrialisierung war der Mann auf eine eindeutig definierte Rolle festgelegt. In gleicher Weise, wie er räumlich entfernt außer Haus tätig war, erwartete man vom starken Geschlecht auch emotionale Distanz. Zwischen 1870 und 1960 wurde (nicht zuletzt in zwei Weltkriegen) der Härte im Männlichkeitsbild am meisten abgerungen. Gefühle offen zu zeigen, war dem Mann quasi gesellschaftlich untersagt. Festgeschrieben in heldischem Männlichkeitswahn lernte er, sie zu unterdrücken. (Die zu Extremen neigenden) Männer sind wie sie sind, weil sie früh die bittere Pille schlucken müssen, dass die Kultur sie zur Ergründung schwieriger Aufgaben und unbekannter Bereiche vorsieht. Halt von außen bietet sich ihnen dann, wenn sie genau die vorgezeichneten Rollen übernehmen, die ihnen die jeweilige Gesellschaft zugesteht. Bereits im Kindesalter wird das starke männliche Bedürfnis nach Anerkennung und Bedeutsamkeit in kulturell geprägte Bahnen gelenkt, so die Argumentation des Hirnforschers Gerald Hüther (Hüther, 2009). Um im 21. Jahrhundert (von Frauen) wertgeschätzt und bewundert zu werden, bekleiden die Erfolgreichen von heute gesellschaftlich geschätzte Positionen wie Topmanager, Naturwissenschaftler, Profifußballer, Entertainer.

Gegenwärtig gibt es verschiedene Offerten, ein Mann zu sein. Dass der weichgespülte Softie keine dauerhafte Lösung ist, hat sich längst herausgestellt. Umgekehrt wirkt die eingleisig-klassische Macho-Attitüde mindestens genauso gestrig. Denken Sie als Mann einmal scharf darüber nach, ob alles, was Sie als Mann haben oder hatten, tatsächlich in jeder Hinsicht lohnenswert war. Ist der Preis dafür nicht viel zu hoch? Männer verzichten nicht nur auf abwechslungsreiche Rollen jenseits der Ernährerfunktion, sondern auch auf kostbare Zeit – für sich und mit Kind und Kegel. Wie bei Adam und Evas Apfel der Erkenntnis, der (wohlgemerkt: „dank" Adams verhängnisvollem Schweigen) beide dazu zwang, sich gegenseitig in ihrer Unterschiedlichkeit wahrzunehmen, so wäre es heute wünschenswert, dass sich Mann und Frau in ihrer *Vielseitigkeit* erkennen. Wenn Frauen heutzutage tun können, was traditionell als „typisch männlich" galt, so hat dieses Arrangement auch umgekehrt Gültigkeit. Eine Neu-Definition von Weiblichkeit und Männlichkeit kann durchaus auch für den Mann eine Bereicherung sein. Ein aserbaidschanisches Sprichwort lautet: *„Ein richtiger Mann ist nicht nur härter als Granit, sondern auch zarter als eine Rose."*

Auch in Deutschland wird es Zeit für neo-maskuline Zeiten, in denen der ganzheitliche Mann seine *„anima"*, seine *„weibliche Seele"* (C. G. Jung), ausleben darf. Früher hätte jedem Mann der soziale Platzverweis gedroht, wenn er, wie einst Fußballtrainer Ottmar Hitzfeld, in der Öffentlichkeit geweint hätte. Obschon die Revolution der „Mannzipation" nur stockend voranschreitet, werden doch unverkennbar Tugenden sichtbar, die lange Zeit als „unmännlich" verhöhnt wurden: Ein taffer Mann darf heute zu seinen Gefühlen stehen. Ja, es wird sogar von ihm *gefordert*, womit wiederum der ein oder andere noch *überfordert* zu sein scheint. Nebenbei dürfen Männer sogar ungestraft den kleinen Macho in sich wieder an die Oberfläche lassen – in aufgeklärter Weise, versteht sich. So wie wir Frauen unsere weiblichen Trümpfe legitim ausreizen, sollte Mann es auch mit seinen spezifisch männlichen Pluspunkten tun. Wir emanzipierten Frauen müssen der „Mannzipation" schließlich ihren Tribut zollen.

„*Frauen wollen erwachsene Männer*", appelliert der Psychologe Roland Kopp-Wichmann an seine (noch) rückständigen Geschlechtsgenossen. Frauen wünschen sich für eine solidarische Partnerschaft Männer, die einen Zugang zu sich selbst haben und emotional greifbar sind. „*Authentische Männer*", bei denen „*Denken, Fühlen und Handeln eine Einheit*" bilden (Hüther, 2009). Auf dem beruflichen Spielfeld ist der Mann Weltmeister in der Offensive: betreibt als Goalgetter und Ballkeeper regelmäßige Kontaktpflege, macht den Hattrick, spielt auf gleicher Höhe, kickt seinen Teamkollegen geschickte (Doppel-)Pässe zu, geht freiwillig in die Verlängerung. Privat ist er Weltmeister in der Defensive: macht die Schwalbe, zieht die Notbremse, mauert, foult, riskiert Eigentor, Platzverweis und rote Karte – und bleibt so ein Bank drückender Auswechselspieler. Warum ist einem Großteil der Männer noch immer suspekt, dass auch die triumphierende Beziehung eines regelmäßigen Trainings bedarf, um ihren Klassenerhalt in der Champions League zu sichern? (Ganz nebenbei bemerkt: Wäre es nicht denkbar, dass der Mann mit der Ausschließlichkeit, mit der er den Fußball vergöttert, auch den „Schuss" an seiner Seite anhimmelt?).

Möglicherweise wird dem technikbegeisterten Mann der fruchtbare Effekt der Beziehungspflege anhand des zweiten Hauptsatzes der Thermodynamik verständlicher, wonach im Verlauf der Zeit ohne *neue Energiezufuhr* maximale Unordnung und damit der Wärmetod des Universums erreicht sein wird. Auf ein einfaches Maß heruntergebrochen bedeutet er, dass alles ohne den Einsatz von Energie mit der Zeit Verschleißerscheinungen hat: das Auto nutzt sich ab, der Garten verwildert, Regale verstauben, unbeantwortete E-Mails versperren das Postfach. Schnell werden wir tätig und reparieren, botanisieren, polieren, sortieren. Diese Aufmerksamkeit, Zeit und Pflege steht auch jeder Beziehung zu, um beim Liebes-TÜV das Qualitätssiegel in Empfang nehmen zu können.

Von politisch unkorrekten Spekulationen über Frauen auf der Venus und Männer auf dem Mars distanziere ich mich. Das hat vor allem pragmatische Gründe. Stereotype bekommen bekanntermaßen Eigendynamik und wandeln sich geschwind in selbst erfüllende Prophezeiungen. Mit anderen Worten, sie können schlagartig zur eigentlichen Ursache für stereotypes Verhalten der Geschlechter werden, was der Annäherung beileibe nicht zugute kommt. Zur Erklärung von Geschlechtsunterschieden existieren zwei Lehrmeinungen. Die eine Fraktion vertritt die Ansicht, dass die Gesellschaft in Form von Erziehung und sozialen Erwartungen Ungleichheiten maßgeblich forme. Die andere Fraktion argumentiert biologisch mit dem Primat des Körpers. Insbesondere wenn es um die Liebe geht, werden grundlegende Geschlechtsdifferenzen bevorzugt mit unterschiedlichen Gehirnen begründet. Nehmen wir zum Beispiel das Schweigen der Männer. Ist der Mann wirklich ein Kommunikationsneandertaler?

Untersuchungen mittels funktioneller Kernspintomographie sollen mehrfach gezeigt haben (z. B. Studien der Hirnforscher Sally und Bennett Shaywitz am Medical Center Hospital der Yale University in New Haven), dass bei Männern für die Sprache nur die linke Hirnhälfte genutzt wird, während die rechte für die mathematischen, räumlich-visuellen Fähigkeiten reserviert ist. Die beiden Hemisphären des männlichen Gehirns scheinen also stärker spezialisiert zu sein, dafür kooperieren sie weniger, als das bei Frauen der Fall sein soll. Genährt durch derartige Forschungsbefunde, wird die männliche Redeschwäche gern als biologisches Faktum verklärt und das Stereotyp „geschwätzige Frau vs. schweigsamer Mann“ frei nach der Devise „Ein Mann – ein Wort, eine Frau – ein Wörterbuch“ aufrechterhalten (häufig genannte Zahl war bislang ein Wort-Verhältnis von 20 000 Worte pro Tag/Frau versus 7 000 pro Tag/Mann. Brizendine, 2007).

Dieses legendäre Klischee wollen nun US-Psychologen der Universität von Arizona in Tuscon in einer Studie widerlegt haben. Sechs Jahre lang (zwischen 1998 und 2004) belauschten sie in Intervallen das natürliche Redeverhalten von 396 Studenten über ein elektronisch gesteuertes Aufnahmegerät. Das Ergebnis verschlug den Forschern die Sprache: Männer und Frauen reden mit rund 16 000 Wörtern am Tag gleich viel (Frauen durchschnittlich 16 215 Wörter täglich, Männer 15 669 – ein statistisch nicht signifikanter Unterschied).

Vielerlei Fragen drängen sich mir auf. Worüber, wenn nicht über Gefühle, unterhalten sich Männer den ganzen Tag? Wieso ist in Beziehungsgesprächen ein „Hm" oder „Nö" oft das höchste der Gefühle? Ist die Annahme, dass Männer äußerst ungern über ihre Gefühle sprechen, etwa auch nur in den Bereich der urbanen Legenden einzuordnen?

xx und xy machen den feinen Unterschied: Verhaltensunterschiede sind nicht genetisch determiniert, so der Standpunkt des Hirnforschers Gerald Hüther. Die genetischen Anlagen sind nicht in der Lage, ein fertiges Gehirn zu konstruieren, sondern sie geben lediglich Vorgaben, was daraus werden könnte. Demzufolge lautet die entscheidende Frage, die wir uns stellen sollten, wie es dazu kommt, dass sich erwachsene Gehirne unterscheiden? Unser Gehirn formt sich erst im Kontakt mit unserer (Um-) Welt. D. h. es entwickelt sich in der Weise, wie wir es mit intensiver emotionaler Beteiligung benutzen. Die genetischen Anlagen für die Ausbildung des Gehirns sind bei beiden Geschlechtern prinzipiell gleich – bis auf den feinen Unterschied, dass Männer zwar über ein y-Chromosom verfügen, aber von der Natur mit nur einem x-Chromosom in die Welt geschickt werden. Wenn man bedenkt, dass der Mensch alle Autosomen, so genannte somatische Chromosomen, immer im „Doppelpack" besitzt, ist dieser Mangel mit einem fehlenden Ersatzrad beim Auto vergleichbar. Aufgrund dieser *„schwachen Konstitution"* ist es für Jungen bei ihrer vehementen Suche nach Halt und Bedeutung im Außen unerlässlich, Bedingungen zu schaffen, damit angelegte Potenziale tatsächlich zur Entfaltung kommen *(Hüther, 2009)*.

Frauen mögen von Mutter Natur zwar zwei x-Chromosomen mit auf den Weg bekommen haben, dafür fehlt ihnen das (testosteronförderliche) y-Chromosom, um sich als Frau von Welt auch Geltung in der (Außen-) Welt zu verschaffen und dort „ihren Mann stehen" zu können. Nicht nur Jungen, sondern auch Mädchen benötigen unbedingt männliche Wegbegleiter, die sie als Gegenpol in ihrer Identitätsentwicklung unterstützen und die ihnen zeigen, wie und wofür wir unser Gehirn benutzen.

Zu uns Frauen. Fairerweise sollten auch wir uns einer kritischen Selbstanalyse unterziehen und fragen, ob wir uns in unseren Erwartungen wirklich konsequent und damit glaubwürdig verhalten? Auf der einen Seite fordern wir den gleichberechtigten Partner auf Augenhöhe, der kocht, wäscht, bügelt, Windeln wechselt und darüber hinaus mit hingebungsvollem Geschick die (Finger-) Fertigkeit des Vorspiels beherrscht. Auf der anderen Seite folgen wir einem primitiven Beuteschema, indem wir uns von Status überlegenen, beruflich erfolgreichen Leitwölfen – sprich: Versorgertypen – ganz gewöhnlich beeindrucken lassen. Das ist *double-bind* in krimineller Form! Ein solch ambivalentes Verhalten fördert die männliche Verwirrung zu Recht. Als Frauen müssen wir uns darüber im Klaren sein, dass sich Männer logischerweise nur dann mit ihren neuen Rollen anfreunden können, wenn sie keine Angst haben müssen, bei diesem Deal den schwarzen Peter zu ziehen. Bei zahlreichen Männern sitzt die Verunsicherung so tief, dass sie heute nicht mehr wissen, ob sie einer Frau die Tür aufhalten, ihr in den Mantel helfen oder einen Kaffee spendieren dürfen. In der Tat ist es mir schon widerfahren, dass ein Mann mich unbeholfen in meinen Mantel hat robben und die Eingangstür vor der Nase hat zuknallen lassen, nur um mir zu zeigen, dass er den Emanzipationsgedanken verstanden hat. Kavaliersdelikte, die meinen Verstand übersteigen.

Fest steht: Der Mann fühlt sich bedroht, weil er andauernd in Frage gestellt wird. Insofern sollten wir uns zumindest mit stigmatisierenden Vokabeln wie „Weichei", „Beckenrandschwimmer", „Auswechselspieler", „Sitzpinkler" oder „Warmduscher" bescheiden zurückhalten (jedenfalls wenn einer von den genannten in der Nähe ist). Andersherum gefragt: Wollen Sie einen Kaltduscher? Ich bin äußerst skeptisch. Zusammen duschen hätte sich nämlich damit für mich erledigt!

Wir bewegen uns irgendwo zwischen Tradition und Zukunft. Alte und neue Geschlechterrollen mischen sich zu einem Angebots-Allerlei, aus dem sich Männer und Frauen Seite an Seite ihren Lebens- und Liebesentwurf zurechtschneidern können – im Idealfall gleichberechtigt, ohne dabei gleich zu sein. Das gemeinsam zu schaffen, ist für mich Traumvorstellung *und* Glanznummer im Liebeszirkus.

Übrigens gibt es in „Neverland" eine goldene Regel: „*Werde groß und mündig, aber bleibe in deinem Inneren immer ein Kind.*"

9. Abgeschminkt – inmitten der Vorstellung!

Geliebt werden nicht trotz, sondern wegen der eigenen Unvollkommenheit

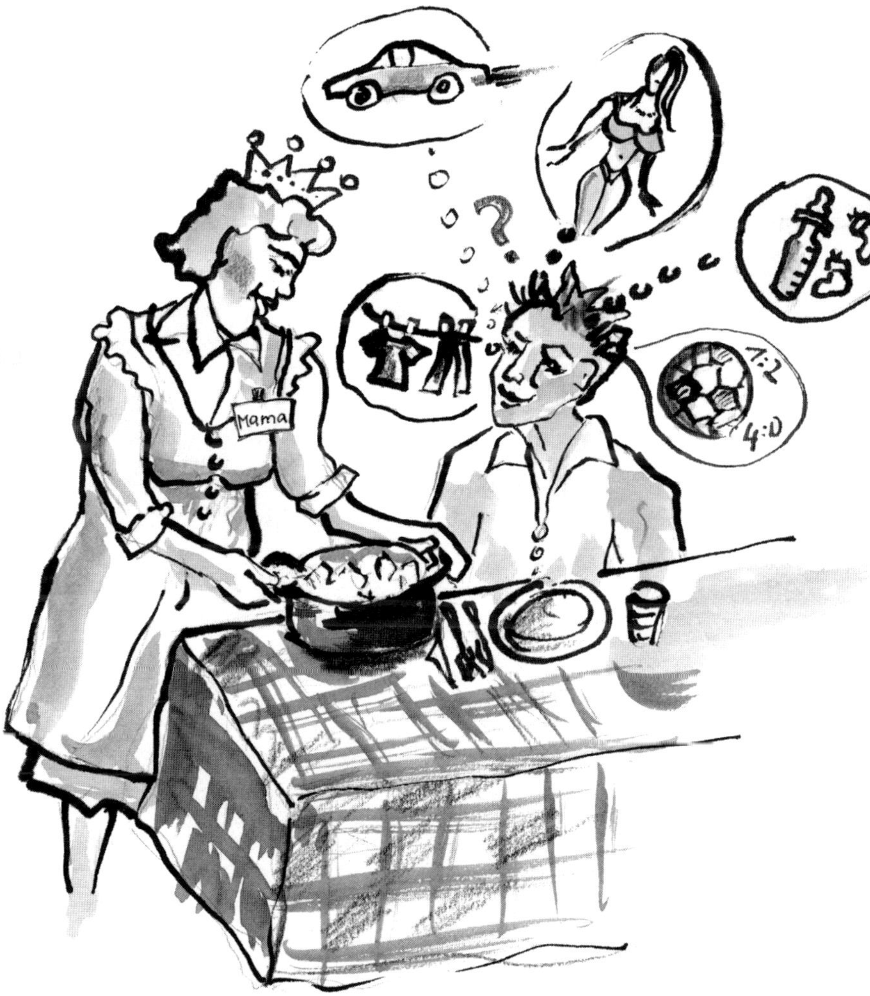

9.1 Salto Mortale: Liebestraum-a

Die Angst als Beziehungshemmer

Der Mensch ist kein Ding

Nach seiner physischen Geburt muss der Mensch einen kontinuierlichen Geburtsprozess über sich ergehen lassen. Die Trennung vom Mutterleib ist die erste Phase dieser Geburt, die von der Mutterbrust die zweite, die aus ihren Armen die dritte. Danach kann der Geburtsprozess zum Halten kommen. Der Mensch kann sich zu einem sozial angepassten und brauchbaren Mitglied der Gesellschaft entwickeln und dennoch geistig tot geboren sein. Wenn er sich zu dem entwickeln soll, was er potenziell als menschliches Wesen ist, dann muss er immer von neuem geboren werden … Er muss von einem Akt der Loslösung und Trennung zum nächsten voranschreiten. Er muss Gewissheit und Geborgenheit aufgeben und den Sprung in den Akt des Vertrauens, des Betroffenseins und der Liebe wagen.
(Erich Fromm, Psychoanalytiker, 1900–1980)

„*Angst ist Scheiße im Kopf*" las ich kürzlich auf einem Holztäfelchen im Atelier eines Mülheimer Künstlers. Diese Wortkombination ließ mich stutzig werden. Angst – Scheiße – Kopf, zu einem Satz verbunden. Ist das schicklich? Angst kann durchaus konstruktiv sein, wenn wir sie uns bewusst machen und mit ihr umzugehen lernen, statt Sorgen unverwertet zu entsorgen. Angst kann aber auch ungeheuer hemmend sein, Macht über uns gewinnen und faszinierende Begegnungen beenden lassen, ehe sie richtig begonnen haben.

Vor vielen Jahren traf ich Olivier. Und mich der Blitzschlag. Ein Prachtexemplar aus der Champagne: charmant, klug, einfühlsam, gourmetisch, männlich. Trotz unterschiedlicher Kulturen fühlte es sich an, als würden wir uns ewig kennen. Vertrautheit und Fremdheit brachten eine aufregende Spannung zwischen uns. Zwei Tage nachdem wir uns begegnet waren, musste er wieder fort nach Frankreich. In seiner Heimat angekommen, wusste er genau, was er wollte, zurück zu mir. Kehrtwende Paris – Düsseldorf – l'amour fou. Jede Frau wäre vermutlich vor Freude in die Luft gesprungen. Ich hingegen sprang im Dreieck und rang nach Luft, bekam Schweißausbrüche, Zweifel, Panik. Sicher, ich freute mich über seine Initiative. Vor allem faszinierte mich seine Entschlossenheit. Doch ich fühlte mich nicht nur geschmeichelt, sondern vor allem der Situation nicht gewachsen. Er ließ sich von seinem Vorhaben nicht abbringen, lernte bereits meine Sprache. Was passierte mit mir? Ich war völlig malade, Magen-Darm-Katarrh (Merde!). Die gemeinsamen Tage mit ihm waren comme ci, comme ça, so là là. Vor lauter Angst ließ ich ihn fortgehen. Adieu, mon amour. „*Angst ist der Schwindel der Freiheit*" erkannte bereits 1844 Sören Kierkegaard.

Ich glaube, dass Bindungsangst bei missratenen Vorstellungen im Liebeszirkus eine nicht unbedeutende Rolle spielt. Darunter fasse ich das andauernde und unfreiwillige Widerstreben, sich auf Bindungen einzulassen bzw. sie langfristig zu halten. Auch ich komme nicht umhin, mein eigenes Liebes(flucht-)verhalten zu reflektieren. Ich kann Ihnen versichern, das ist nicht nur launig. In meiner Seelenanamnese ist mir etwas ziemlich Beunruhigendes aufgefallen. Ich habe mich früher bevorzugt mit Männern abgegeben, die mir gefühlsmäßig nichts anhaben konnten. Solche hingegen, die mich beeindruckten, bei denen ich sehnsüchtig wurde, ließ ich laufen. Ich hatte dafür nie eine richtige, nachvollziehbare Erklärung und rechtfertigte meine zweitklassige Wahl vor mir selbst mit ebenso zweitklassigen Ausreden („Er kann doch alle haben ...", „Welche Frau will so einen Wichtigtuer haben ...", „Er geht mir zu weit ...", „Er kommt mir zu nah ...", „Er legt sich zu sehr ins Zeug ...", „Er macht mich total verlegen ..", „Er will mich nur flachlegen ...", „Er liegt nicht auf meiner Wellenlänge ..." usw.). Im Nachhinein weiß ich: Ich hatte Angst. Was sich wie Angst vor Nähe anfühlte, war die versteckte Angst, irgendwie, irgendwo, irgendwann zurückgewiesen und verletzt zu werden.

Die Liebe lässt uns Ängste überwinden, indem sie uns beflügelt. Ebenso kann die Angst, sich fallen zu lassen, eine solche Macht einnehmen, dass sie uns in unserer Liebe hemmt. Leidenschaft anzunehmen bedeutet, mit Angst zu leben. Borwin Bandelow, Professor für Psychiatrie und Psychotherapie an der Universität Göttingen, beschreibt die Crux von extrem schüchternen Menschen. In ihrer Angst vor Ablehnung wagen sie gar nicht erst, einen Schritt auf den anderen zuzugehen, weil sie sich selbst nicht wertschätzen und zugleich den anderen maßlos überschätzen. Verrückterweise verpassen sich aufgrund dieser Selbstblockade viele denkbar passende Partner, weil beide in ihrer Zaghaftigkeit verhaftet vor dem Wunschkandidaten zurückschrecken. Auch mir sind diese vertrackten Situationen vertraut, in denen ich aus Angst, „nicht gut genug zu sein“ um meine erste Wahl einen großen Bogen machte.

Was amüsant anmutet, ist ein durchaus ernst zu nehmendes Problem. Die Rede ist vom totalen Selbstboykott, von der *Flucht in die Seelenkälte* (C. G. Jung, 2004), die den Teufelskreis erst richtig in Schwung bringt. Wenn aufgrund der eigenen Scheu das Liebes(er)leben desaströs bzw. nicht existent ist, zieht sich der Schüchterne im Gefühl der Nicht-Beachtung immer weiter zurück. Da in aller Regel weder der Traumprinz noch Cinderella den heimeligen Elfenbeinturm erklimmen wird, um diesen Dornröschenschlaf zu unterbrechen, sinkt die Chance, einem „Kernerschütterer“ zu begegnen, immer mehr.

Aus den vorigen Programmnummern wissen wir, dass unsere Erwartungen an Partnerschaft, Liebe und Sexualität wesentlich von den Beziehungen geprägt sind, die wir in unserer ersten Erziehung erfahren haben. So haben auch Ängste oftmals ihren Ursprung in unserer Kindheit. Da man sich sein Elternhaus nicht aussuchen kann, ist Charakter zum Teil auch eine Schicksalsfrage. Jeder Mensch hat seine eigene Angstgeschichte, die mit dem Zeitpunkt der Geburt (wenn nicht bereits in der pränatalen Phase) beginnt. Eine eingeprägte Denkart, beeinflusst durch Erziehung und Umwelt, bahnt sich gewisse neuronale Wege durch unser Gehirn. Da wir bequeme Gewohnheitstiere sind, werden diese einmal angetretenen Pfade, auch wenn sie sich irgendwann als Irrwege oder Sackgassen zu erkennen geben, immer wieder gern beschritten. Wir fallen in die gleichen Fallen.

Die Intensität unserer „Angstbereitschaft“ und unsere Bewältigungsstrategien hängen entscheidend von frühkindlichen Erfahrungen ab. Nichtsdestotrotz ist es uns auch später noch vergönnt, unsere Sicht auf die Dinge neu zu gestalten. „*Die zweite Erziehung*“, so der Psychotherapeut Mathias Jung, „*geht von uns selbst aus. Sie macht uns vollends reif und souverän.*“ Das Gehirn ist und bleibt unser Leben lang lernfähig. Nervenzellen und Netzwerke knüpfen sich in der Weise zusammen, wie wir sie benutzen. Diese *neuronale Plastizität* bedeutet, dass eindringliche Erfahrungen unsere Gehirnnetzwerke durch veränderte synaptische Verschaltungen unser Leben lang weiter ausbauen. Ebenso verhält es sich mit unserer Wesensart. Liebe und Leid sind die zwei großen Triebkräfte für eine Neugestaltung unserer Identität. Dass die Liebe „*ein Transmissionsriemen für Metamorphosen*“ sein kann, beobachten wir sowohl bei Kindern, die bei liebevollem Rückhalt motivierter lernen, als auch bei Erwachsenen, die aus Liebe zu einem Menschen plötzlich bereit sind, über ihren eigenen Schatten und kopfüber ins kalte Wasser zu springen. Krisenzeiten sind ebenfalls vielfach ein Startschuss zur Reifung. Ein Mensch, der zum x-ten Mal verlassen wird, befragt sich gewöhnlich irgendwann nach seinem eigenen (masochistischen) Anteil. Das Märchen von Peter Pan veranschaulicht, dass die große Herausforderung in unserem Entwicklungsprozess darin liegt, uns selbst zu erkennen und zum Wandel bereit zu sein. Friedrich Nietzsche umschrieb dieses Lebensstudium mit den Worten: „*Eine Schlange, die sich nicht häutet, stirbt*“.

Während wir unsere Schokoladenseite lieber einmal zu viel als zu wenig nach außen kehren, werden unsere Schattenseiten als beschämende Übel zu blinden Flecken. *Schatten* sind für C. G. Jung Persönlichkeitszüge, die wir vorzugsweise ablehnen und verleugnen. Aus genau diesem Grund sollten wir sie uns jedoch besser einmal zu viel als zu wenig anschauen. Die eigenen Schattenseiten aufzudecken und anzunehmen bedeutet nicht Charakterschwäche, sondern im Gegenteil Charakterreifung: „*Schattenakzeptanz und Schattensensibilität bringen meistens auch einen Zuwachs an Selbsterkenntnis, Vitalität, Toleranz sich selber und den anderen gegenüber*", schreibt die Schweizer Psychologin Verena Kast.

Der Tiefenpsychologe Fritz Riemann (1902–1979), Mitbegründer der Akademie für Psychoanalyse und Psychotherapie in München, betrachtet die Angst als eine nicht wegzudenkende Bestimmungsgröße unserer Entwicklung. In seinem Standardwerk „*Grundformen der Angst*" (1961) unterscheidet er vier Grundängste (und den Ängsten entsprechende Persönlichkeitstypen), die zu unserem Menschsein gehören und unsere Fähigkeit zu lieben grundlegend prägen: die Angst vor der Hingabe der schizoiden Persönlichkeit, die Angst vor der Selbstentfaltung der depressiven Persönlichkeit, die Angst vor der Veränderung der zwanghaften Persönlichkeit und die Angst vor dem Notwendigen der hysterischen Persönlichkeit. Die jeweiligen Angsttypen treten nicht in Reinform, sondern kombiniert auf, wenngleich eine davon meist dominiert. Nach Auffassung der Psychoanalytiker ist unsere Persönlichkeit umso „lebendiger", je mehr man sich in allen vier Bereichen wiederfindet (In meiner „lebendigen" Art glaube ich das gerne und ohne Vorbehalte!). Die Herausforderung besteht darin, die jeweilige Angst anzunehmen und zu versuchen, sie zu bewältigen. Auf geht's!

Angst vor der Hingabe

Eine *schizoide* Persönlichkeit neigt dazu, ihre Gefühle abzuspalten. In Bindungsangelegenheiten tut sie sich schwer, zu viel Nähe ist ihr unbehaglich. Insofern liegt nahe, dass sie sich in der Liebe nicht fallen lässt. Die typische Grundangst des schizoiden Menschen liegt in der Selbsthingabe, die er als Ich-Verlust und Abhängigkeit erlebt. Die Fähigkeit, Hingabe zu riskieren, hängt zum großen Teil von der Geborgenheit stiftenden Nähe der ersten Bezugsperson(en) ab. Der Bindungstheoretiker John Bowlby hat mit seiner Studie „*Das Glück und die Trauer*" (Bowlby, 2001) die lebenswichtige Bedeutung der mütterlichen Fürsorge in den ersten Lebensjahren aufgezeigt. Menschen, die in ihrer Kindheit nicht in den Genuss bedingungsloser Mutterliebe kommen, zärtliche Zuwendung entbehren oder einen häufigen Wechsel an

Bindungspersonen erfahren müssen, sind besonders gefährdet, ein tiefes Urmisstrauen zu entwickeln.

Nicht selten stammen schizoide Persönlichkeiten aus einem Elternhaus, in dem mit Gefühlen äußerst ökonomisch gehaushaltet wurde. Maximen wie „Augen zu und durch“, „Zähne zusammenbeißen“ oder „Ein Indianer kennt keinen Schmerz“ bestimmten die Tagesordnung. Mit sentimentalen Liebesbekundungen wie „Ich liebe dich“ hält sich der schizoid Geprägte diskret zurück. Er ist eher der verschlossene, sachliche und kontrollierte Typ, der seine Zuneigung in praktischen Dingen unter Beweis stellt. Seiner Umwelt gegenüber ist er misstrauisch, er vertraut (wenn überhaupt) nur sich selbst. In seinen Beziehungen legt er gesteigerten Wert auf seine Unabhängigkeit und Selbständigkeit, weshalb er allem Anschein nach wunderbar mit sich allein zurechtkommt. „*Ich bin ich, Du bist Du*“ lautet seine Abgrenzdevise. Entsprechend ist die Fähigkeit, sich in den anderen hineinzufühlen, eher bescheiden ausgeprägt, weshalb er von Fall zu Fall verletzend wirken kann. Seine Entwicklungschancen liegen darin, Empathie für andere aufzubringen und sich auf Bindungen einzulassen bzw. Nähe zuzulassen. (Entsprechend liegt sein Gegentypus in der depressiven Persönlichkeit.) In unserem Zirkus ist der Liebes-Rationalist für die Rolle des Zirkusdirektors geradezu prädestiniert. Als solcher muss er nicht nur zu jeder Zeit einen kühlen Kopf, sondern ganz nebenbei auch den Gesamtüberblick bewahren, die Zügel fest im Griff haben und all seine Schäfchen ins Trockene bringen. Neben der Zirkusleitung verwaltet er sachkundig das Finanzwesen.

Erinnern Sie sich an das kongeniale Paar „*Harold und Maude*“ aus dem gleichnamigen Hal-Ashby-Kultfilm von 1971? Der bindungsscheue Harold zeigt stark schizoide Tendenzen. Alle Verkupplungsversuche seiner exzentrischen Mutter beendet er durch schwarzhumorige Eskapaden. Als todessehnsüchtiger soziopathischer Alleingänger kultiviert der Siebzehnjährige eine sehr kapriziöse Freizeitbeschäftigung: Er wohnt fremden Beerdigungen bei. Auf einem seiner Friedhofbesuche trifft er auf seinen Gegenpol, die weitaus ältere Maude. Angeregt durch ihre impulsive und lebensfrohe Art verliebt er sich gegen alle konventionellen Widerstände zunächst in Maude und schließlich in das Leben. Sie wird für Harold zur Inspirationsquelle für ein neues Selbstbild, wodurch es ihm unter anderem endlich gelingt, sich von seiner Mutter zu lösen. Wenn auch mit zeitlicher Verzögerung lernt er in einer befreienden Reifeprüfung, sich selbst anzunehmen und zu lieben. *„Alle Bindungskranken oder Bindungsschwachen müssen durch die Feuerprobe der Eigenliebe gehen. Sonst bleiben sie Emigranten des eigenen Herzens*" (Mathias Jung, 2004). Auf diesem Weg *„aus der Entmutigung und geistigen Todesstarre in das Wagnis der Liebe*" sammelt Harold bereichernde Erfahrungen, durch die sich sein Misstrauen und seine Angst vor Nähe auflösen.

Wie am Beispiel Harold ersichtlich wird, ist Bindungsfähigkeit auch auf unsere „alten Tage" erlernbar, indem enttäuschende Erfahrungen durch anregend positive überlagert werden. *„Am Ende der Bindungsangst*", so Mathias Jung, *„steht das Bindungsglück des Lebens*". Die Liebe kann (belastende) Berge versetzen – oder zumindest einen schweren Stein ins Rollen bringen.

Angst vor der Selbstentfaltung

Lebensthema der *depressiven* Persönlichkeit sind Trennungs- und Verlustängste, weshalb sie dazu neigt, sich auf Gedeih und Verderben vom Partner abhängig zu machen. Am liebsten möchte sie symbiotisch mit dem anderen verschmelzen, die Grenzen zwischen Ich und Du auflösen. (Am Rande bemerkt: Da der Graben zwischen Ich und Du nicht zu überwinden ist, gibt es für den Lyriker Rainer Maria Rilke keinen Königsweg aus der Einsamkeit in die Zweisamkeit. Mir stellt sich die Frage, ob das Zusammensein ein Zusammensein zweier Einsamer oder zweier selbständiger Personen ist?) Unter dem Deckmantel der Selbst-Losigkeit vermeidet der Depressive seine persönliche Entfaltung, weil er befürchtet, nicht um seiner selbst willen geliebt zu werden. Oftmals ist er in der Kindheit „parentifiziert", sprich von den Eltern vereinnahmt worden, indem er als Partnersubstitut oder als Ersatzelternteil für Geschwister herhalten musste. In der Weiterführung entwickelt er sich zu einem beziehungsorientierten und aufopfernden Helfertyp, der für den Partner und dessen Liebe alles tut. Der Balanceakt zwischen Bindung und Abhängigkeit ist ungemein knifflig, denn *„aus einer Bindung wird umso leichter Abhängigkeit, je weniger wir eine eigenständige Persönlichkeit geworden sind“* (Riemann, 2008).

In sexueller Hinsicht ist der depressiv geneigte Charakter hingebungsvoll, zuwendend und zärtlich. Immerzu sucht er die Nähe des Partners, will sich seiner Liebe vergewissern. Dabei weiß doch jeder, dass die Berührung zur Qual wird, wenn wir zu intensiv greifen. Sobald sich der andere distanziert, übermannt den depressiv Gestimmten die Panik, denn: *„Je tiefer wir lieben und geliebt werden, umso mehr haben wir zu verlieren und umso mehr bedroht uns die Verlustangst, gegen die es keine letztliche Sicherheit gibt“* (Riemann, 2008). Wirkliche Sicherheit kann der depressiv orientierte Mensch nur durch Selbstsicherheit, d. h. in sich selbst, finden. Sein Entwicklungspotenzial liegt darin, sich abzugrenzen und die trennende Grenze wischen Ich und Du anzuerkennen. (Somit ist der Gegentypus des Depressiven die schizoide Persönlichkeit.) Ein beliebter Therapeutensatz lautet: *„Ich kann erst mit dir leben, wenn ich ohne dich leben kann“*. Wem das zu kompliziert ist: „Ich kann ohne Dich nicht leben“ gilt erst ab Pflegestufe 3!

Zur Warnung sei an die *„Liebenden von Pont Neuf“* (französischer Spielfilm von 1991, mit Juliette Binoche und Denis Lavant) erinnert. Auf der ältesten Brücke von Paris entspinnt sich eine mitreißende *amour fatal*, die in eine *liaison dangereuse* ausufert. Der obdachlose Feuerschlucker und Akrobat Alex verliebt sich in die fast erblindete, ziellos streunende Malerin Michèle. Während sie sich die Welt gierig einverleiben will, bevor sie vollends ihr Augenlicht verliert, sehnt er den Tag ihrer Erblindung herbei, damit sie ausschließlich auf ihn angewiesen ist. Eines Tages entdeckt er in den Metrostationen Suchplakate, auf denen Michèles Familie mit Heilungsmöglichkeiten nach ihr fahndet. Vor lauter Verlustangst vernichtet der Besitz ergreifende Alex die Aushänge und verheimlicht ihr diese Nachricht. Nach großem Showdown zieht Michèle die notwendige Konsequenz und verlässt den von ihr Besessenen. Zugegeben, ein stark pathologischer Fall von perfider Liebe.

In unserem Zirkus ist der depressiv Gestimmte eindeutig der Helfertyp bzw. die gute Seele des Hauses, die im Hintergrund vorbildlich wirkt. Bei Kummer und Sorgen wird an ihre Wohnwagentür geklopft. Sie hat für die gesamte Bagage allzeit ein offenes Ohr, steht jedem Bedürftigen mit Rat und Tat zur Seite, kocht bei Wehwehchen ein Teechen, beim Schnüppchen ein Süppchen.

Angst vor der Veränderung

Die *zwanghafte* Persönlichkeit fürchtet alles Ungewisse! Ihr Sicherheitsbedürfnis ist derart ausgeprägt, dass sie jedes Vorhaben im Voraus bis ins Detail konsequent durchplant. Am wohlsten fühlt sie sich, wenn alles so bleibt, wie es ist. Veränderungen haben eine bedrohliche Wirkung. Gewöhnlich stammt sie aus einer Familie, in der strikte Regeln und Ordnungen vorherrschten, deren Überschreitung mittels ebenso strenger Sanktionen gemaßregelt wurde. So wird in anerzogenem Perfektionismus, der kaum Raum für Kreativität und Spontaneität lässt, an verinnerlichten Dogmen und unhinterfragten Prinzipien tragisch festgehalten.

Zwar ist der Zwanghafte zuverlässig und verantwortungsbewusst, doch in der Liebe führt seine Geradlinigkeit und Starre allzu oft dazu, den Partner nach seiner einzig wahren Vorstellung formen zu wollen. Als sicherheitsfanatischer Mensch geht er in seinen Beziehungen mit Gefühlen sparsam dosierend um. Auch in seiner Sexualität ist der gefühlskontrollierte Traditionspfleger wenig experimentierfreudig. Er hat typischerweise keinen Casanova-Faktor, dafür ist er der sichere Fels in der Brandung. Ausgeprägte Zwänge stehen jedoch in Konflikt mit Lebendigkeit, Wagnis und Wandlung. Daher bleiben in seiner Überangepasstheit Lust und Lebendigkeit meist auf der Strecke.

Sein Steckenpferd liegt in der Kleintier- und Pferdedressur. Er tritt bevorzugt mit Partnern in die Manege, die sich gut einfügen und nicht aus der Reihe tanzen. Nebenher beherrscht er die „Hohe Schule“ der Freiheitsdressur, so dass er die Kontrolle über seine Pferde bewahrt, die immer die gleichen Dressurnummern wie Walzerlaufen, Achterlaufen oder Pirouetten zeigen. Sein Entwicklungspotenzial liegt im Mut zu Risikobereitschaft und Lebensfreude. (Die *hysterische* Persönlichkeit ist sein Gegenpol.)

Metathesiophobie lautet der psychologische Fachausdruck für die Angst der zwanghaften Persönlichkeit vor Veränderung. Autisten, die bereits bei kleinen Alltagsabbweichungen in Panik ausbrechen, zeigen eine besonders ausgeprägte Form von Metathesiophobie. Im Ansatz ist sie in jedem von uns existent, wie auch ihr Gegenspieler, die gleichfalls wichtige Neugier. Die Angst vor Veränderungen zeigt sich vor allem dann, wenn lieb gewordene Rituale oder Gewohnheiten unterbrochen werden, z. B. dass der Kaffee oder Tee anders zubereitet oder das Bett anders aufgeschlagen ist, die geliebte Fernseh- oder Radiosendung aufgrund eines aktuellen Ereignisses ausfällt oder der Partner ohne Vorwarnung mit einer neuen Frisur heimkehrt. Mir wird dieses Phänomen vor allem an Sonn- und Feiertagen bewusst, wenn die Geschäfte geschlossen sind und die Uhren anders zu ticken scheinen – als ob die kleine Veränderung des Vertrauten symbolhaft für eine größere, drohend-unheilvolle steht …

Franz Polzer, Hauptfigur in Hermann Ungars (1893–1929) ungewöhnlichem Hauptwerk „*Die Verstümmelten*“ (1922), zeigt starke Tendenzen des Zwanghaften. Für Polzer hat die Systematik eines geplanten Tagesablaufs fast religiöse Bedeutung. Beharrlich versucht er, seinen Alltag vor unvorhersehbaren Erschütterungen zu bewahren. Ohne das Bild des heiligen Franziskus über seinem Bett hängend würde Franz nicht eine Nacht dort verbringen können. Mit dem Schicksal des Bildes scheint auch sein eigenes geheimnisvoll verknüpft. Es dient ihm zur Bestätigung, dass die feste Ordnung auch in der Dunkelheit gesichert ist und nicht dem Unvorhergesehenen die Tür öffnen kann. Seine Beziehung zu dem Bild spiegelt sowohl seine Beziehung zur Ordnung als auch seine Furcht vor dem Vergänglichen wider.

Angst vor Verpflichtungen

Der *hysterische* Persönlichkeitstyp meidet Verpflichtungen. In seiner Angst vor dem Verbindlichen empfindet er Regeln als einengend und entwicklungshemmend. Der Inspirationsquell des hysterischen Bonvivants liegt im Reiz des unbekannten Neuen und in der Lust am Risiko, weshalb es mit ihm nie eintönig wird. Als Selbstdarsteller und Meister der Improvisationskunst eilt der hysterisch gepolte Mensch auf der Bühne des Lebens von Auftritt zu Auftritt. Gewöhnlich galt in seinem Elternhaus das Leitprinzip, etwas Besonderes zu sein und sich von anderen abzuheben. Schon hier, im Kreise seiner Lieben, spielte sich das Leben auf der Bühne ab – entweder in der alltäglichen Aufrechterhaltung der Fassade oder tatsächlich als gefeierter Kunstschaffender auf den Brettern, die die Welt bedeuten. Nähe und Bindung bringen dem hysterischen Tanzbär, der bevorzugt in der Eigendrehung kreist, in die Bredouille. Ebenso leidenschaftlich wie in seiner Selbstbehauptung gibt er sich der erotischen Liebe hin und dabei seinem Gegenüber das Gefühl, seine Primadonna zu sein – allerdings mit extremer zeitlicher Beschränkung. Da er die Liebe meist mehr als den jeweiligen Partner liebt, hält er es mit der Treue nicht allzu streng – zu sehr liebt der Unersättliche nämlich auch die Abwechslung. Ein Abgelehntwerden erlebt er in Bezug auf seinen gesamten Selbstwert und stellt dadurch sein ganzes Sein in Frage.

Die Zeituhr des Lebens ist nicht sein Orientierungsmaßstab. In seiner Angst vor dem Älterwerden ignoriert der hysterisch getönte Mensch die Vergänglichkeit des Lebens und zieht es vor, der ewige Wildfang zu bleiben. Das Ausblenden der Zeit tritt oft als Unzuverlässigkeit, chaotische Planung und Unpünktlichkeit zutage. (Die zwanghafte Persönlichkeit ist sein Gegenpol.) Entsprechend liegen seine Entwicklungschancen darin, sich in ernsthaften Bindungen zu erproben, aufrichtiges Interesse für den anderen aufzubringen und sich in Verlässlichkeit zu üben.

Um Späne fliegen zu lassen, mischt der Hysteriker als Spitzenreiter im Zirkuszelt ordentlich mit. Ihm steht die Clownsnase oder alternativ der Zauberstab gut zu Gesicht. Als Clown vermag er es, seine Zuschauer, die er wie die Lust zum Atmen braucht, durch humoristische Nummern zu unterhalten. Als Zauberer mit magischen Fähigkeiten täuscht er seinen Bewunderern mittels Illusionskunst verblüffende Gaukeleien vor.

Wolfgang Amadeus Mozarts „*Don Giovanni*“ (Uraufführung: 29. Oktober 1787), ein rastloser Geist auf der Jagd nach Liebe und Bestätigung, ist der Archetypus des seriellen Weiberhelden. Mit seinen Verführungskünsten überzeugt der vergnügte Wüstling jedes weibliche Wesen, das ihm zu nahe kommt. Wandlungsfähig wie er ist, spielt der Unverfrorene immerzu Komödie: klagt seinen Diener Leporello der Verführung Zerlinas an, die in Wahrheit er selbst begangen hat; tauscht mit ihm die Rollen, um ein leichteres Spiel zu haben. Selbst das Töten des Komturs scheint ihm ein vergnüglicher Spaß zu sein. Ende vom Opern-Lied ist, dass der reuelose Don Giovanni angesichts seiner Sünden von der Erde verschlungen wird. Nach 2063 Eroberungen verlässt den erotischen Nomaden sein Sinnenglück. Letzten Endes führt ihn sein unnachgiebiger Freiheitsdrang genau dorthin, wovor er sich fürchtete: in den Tod als Erstarrung. Don Giovanni, der ewig Reisende, ein Erotomane aller Epochen, ein „*Hedonist jenseits moralischer Kategorien*“, wie Sören Kierkegaard ihn 1843 anerkennend beschrieb, dessen Attraktivität für den enthaltsamen Kostverweigerer im Fehlen jedes Schuldbewusstseins lag. Don Giovannis Welt ist kein undurchdringlicher, hermetischer Kosmos. (Der Gleichberechtigung gebührend sei an dieser Stelle auch „Carmen“ als unbeständige Liebesheldin genannt, deren Liebesempfindungen ebenso rasch verschwinden, wie sie im Augenblick entstehen.)

Resumée der Psychoodyssee

Um ehrlich zu sein, mir sind alle vier Ängste nicht fremd, im Gegenteil, und ich frage mich bei Bearbeitung dieses Kapitels, ob ich nicht synchron schizoid, depressiv, zwanghaft und hysterisch und damit Exot in der Liebesmanege bin? Das Geheimnis liegt wohl darin, dass wir tatsächlich all diese Ängste – die eine stärker, die andere weniger stark ausgeprägt – in uns tragen.

Repräsentativ für unsere vier Grundängste sind Franz Kafkas Tagebucheintragungen vom 21. Juli 1913. Seine ambivalenten Gefühle sind nicht weiter verwunderlich. Die Notizen verfasste er als eine Zusammenstellung aller „Pro und Contras" hinsichtlich seiner anstehenden Heirat. Schizoid: „*Die Angst vor der Verbindung, dem Hinüberfließen. Dann bin ich nie mehr allein.*" Depressiv: „*Unfähigkeit allein das Leben zu ertragen, nicht etwa Unfähigkeit zu leben, im Gegenteil, es ist sogar unwahrscheinlich, daß ich es verstehe, mit jemandem zu leben, aber unfähig bin ich den Ansturm meines eigenen Lebens, die Anforderungen meiner eigenen Person, den Angriff der Zeit und des Alters, den vagen Andrang der Schreiblust, die Schlaflosigkeit, die Nähe des Irreseins – alles dies allein zu ertragen bin ich unfähig. Vielleicht, füge ich hinzu. Die Verbindung mit F. wird meiner Existenz mehr Widerstandskraft geben.*" Zwanghaft: „*Ich muss viel allein sein. Was ich geleistet habe, ist nur ein Erfolg des Alleinseins.*" Hysterisch: „*Ich bin vor meinen Schwestern (...) oft ein ganz anderer Mensch gewesen, als vor andern Leuten. Furchtlos, bloßgestellt, mächtig, überraschend, ergriffen wie sonst nur beim Schreiben. Wenn ich es durch Vermittlung meiner Frau vor allen sein könnte! Wäre es dann aber nicht dem Schreiben entzogen? Nur das nicht, nur das nicht!*"

Eine originelle Haltung zum Thema gibt auch der französische Schriftsteller Gustave Flaubert (1821 – 1880) in einem Brief an seine „Frau Mama" kund, den er am 15. Dezember 1850 in Konstantinopel verfasste. „*Wann denn nun ich heiraten werde, fragst du mich anlässlich der Hochzeit von Ernest Chevalier*", so dessen Wortlaut. „*Wann? Hoffentlich nie!*" Der Neunundzwanzigjährige erinnert die Mutter an seine Lebensmaximen, so heißt es einige Zeilen später: „*Man kann Wein, Liebe, Frauen und Ruhm darstellen, solange man nur nicht Trunkenbold, Liebhaber, Ehemann oder Soldat ist. Wer sich ins Leben mischt, der sieht es nicht recht; er leidet darunter oder genießt es zu sehr.*" Davon überzeugt, sich als Künstler vom gewöhnlichen Leben abzusondern, schreibt Flaubert: „*So nehme ich also hin, zu leben wie bisher schon: allein, mit vielen großen Männern, die mir als Zirkel dienen, mit meiner Bärenhaut, bin ich doch selbst ein Bär.*"

Flaubert – ein Bär? Das klingt ganz neckisch, trifft jedoch nicht den Ernst der Lage. Ausgestattet mit einem dicken Bärenfell, vermeidet er es, das pralle

Leben an sich herantreten zu lassen. Angemessener wäre es wohl, ihn als einen Wolf im Schafspelz mit stark ausgeprägten Grundängsten und Fluchttendenzen zu typisieren. Willkommen im Club (der toten Dichter)!

Wir Liebeskünstler sind vor allem damit beschäftigt, unsere Stärken nach außen zu tragen und die unliebsamen Schwächen zu kaschieren. Das ist auf Dauer nicht nur mühsam, sondern äußerst kontraproduktiv, weil unser größter Wunsch doch darin besteht, *„nicht trotz, sondern wegen unserer Unvollkommenheit geliebt zu werden“* (Mathias Jung, 2004). Selbst-Offenbarung, sich zu geheimen Träumen und Ängsten zu bekennen, gilt als eines der mächtigsten Bindeglieder der Zweisamkeit. Die Wahrheit ist doch, dass wir alle damit leben müssen, irgendetwas nicht hinzubekommen und uns davor fürchten zu scheitern. Wollen wir jemandem aufrichtig verbunden sein, so kommen wir um folgende Beziehungslogik nicht herum: Je näher uns ein anderer kommt, desto näher kommt er unseren Ängsten und Schwächen. Die Lösung dieser einfachen Gleichung kann nicht darin liegen, jegliche Form von Nähe zu vermeiden. Eine echte Chance haben wir als Paar erst dann, wenn wir es schaffen, auch die dunklen Seiten unserer Persönlichkeit miteinander zu teilen; das, was man sich selbst ungern anschaut. Wir müssen mit unseren Dämonen leben. Bekennen wir uns zum anderen Menschen, so müssen wir zudem mit den seinen leben. Das ist die Feinkunst der Liebe.

Wenn wir unsere inneren Schreckensbilder in das Schattenreich verbannen, bauen wir eine Fallgrube, denn der Mensch ist so morbide wie seine tief in ihm verborgenen Geheimnisse. Im Idealfall laden wir unsere Gespenster regelmäßig zum Kaffeetrinken ein, um ihnen die Hand zu reichen und sie dem anderen vorzustellen. Unsere sonderlichen Macken geben uns Menschen erst unser Profil. Ferner zeigen sie uns, dass der andere ebenso menschlich ist wie wir selbst, wodurch viel unnötiger Druck abfällt. Schließlich ist die Akrobatik der Liebe kraftaufwendig und kompliziert genug.

Bei der Gelegenheit verrate ich Ihnen, liebe Leser, ein Geheimnis: Wir Frauen finden diejenigen Männer erotisch, die sich trauen, über ihre Eigenheiten und

Ängste zu reden – als mündiger, bedachter Mensch und nicht als bedauerliche Opferfigur. Offenheit und Nähe sind die kraftvollsten Aphrodisiaka. Langweilig sind Männer, die ihre Schwächen überkompensieren und in ihrer Eitelkeit verhaftet ständig ihre Stärken betonen. Es ist gerade die Unzulänglichkeit, die Abweichung vom Perfekten, die uns attraktiv sein und für andere erstrahlen lässt. Das Leuchten der Liebe ist in jenem Moment am kräftigsten, in dem wir Menschen unser Dunkel teilen.

Der Verliebte schwebe immer in Angst, poetisierte Stendhal. Die Angst trägt eine doppelte Botschaft: einerseits ist sie Warnsignal bei Gefahren, zugleich enthält sie einen „Aufforderungscharakter", nämlich den Appell, sie zu überwinden. „*Da wo die Angst ist, genau da geht es entlang!*" lautet ein richtungweisender Rat aus der kognitiven Verhaltenstherapie. Jede Angstsituation beinhaltet neben der Bedrohung zugleich eine Chance: die Gelegenheit, einen ungewohnten Entwicklungsschritt auszuprobieren, indem wir eine durch die Angst gesetzte Grenze überwinden. Angst ist immer auch Impuls zur Reifung, Antrieb für neue Entwicklungen. In unserem Leben in der Begegnung mit Mitmenschen hat sie ein unglaubliches Potenzial – sofern wir uns gekonnt mit ihr auseinandersetzen: „*Die Bedrohtheit von allem, was wir lieben, gehört zur Liebe, und die einzige Sicherung dagegen wäre, nichts und niemanden zu lieben – aber wer in der Liebe auf Sicherheit aus ist, der sollte gar nicht erst zu lieben anfangen, denn Lieben ist immer auch ein Wagnis*" (Riemann, 2008).

Wie lautete noch das vergessene Zauberwort in Wilhelm Hauffs Märchen „*Kalif Storch*", mit dem sich der zu einem Storch verwandelte Kalif Chasid zu Bagdad und sein Großwesir mit Hilfe einer verzauberten Prinzessin wieder in Menschen zurückverwandelten? „*Mutabor*" – ich werde verwandelt werden. Ein „Ja" zur Liebe ist „*Mutabor*"!

9.2 Glänzende Kinderaugen in der Manege

Rückgewinnung einer kindlich-vorbehaltlosen Perspektive

Why did we make it so hard, this life is so complicated
until we see it through the eyes of a child.
(Reamonn, deutsche Rockband)

Haben Sie schon einmal das funkelnde Strahlen der Kinderaugen im Zirkus wahrgenommen? Meine zwei Nichten sind seit vielen Jahren mit dem Manegen-Virus infiziert. Auf Initiative des ortsansässigen Kinderheims wurde Schulkindern die Gelegenheit gegeben, als „Zirkuskinder auf Zeit" unter sachkundiger Anleitung Zirkusluft zu schnuppern. Die kleinen Stars in der Manege waren gefordert, ein hochkarätiges Programm inklusive Abschlussgala zu gestalten. Welch ein Spectaculum! Diese ungekünstelte Begeisterung und Leidenschaft der Kinder, die eine neue bunte Welt kennenlernen, in der sie sich ausprobieren und Grenzen sprengen dürfen, bringt blitzartig auch trübe Erwachsenenaugen zum Glänzen. Das ist Zirkusmagie!

Die Manege in meinem eigenen Liebeszirkus öffnete sich exakt am ersten Schultag. Fabian war neben meiner Schultüte einfach das Allergrößte. Er war ein Lulatsch. Große Männer imponieren mir bis heute. Diese Hommage entspringt wohl meinem großen Vater (-komplex). Die weibliche Variante von „Ödipussi" ist also wohl zugegebenermaßen die „Öditussi" – ich bin eine Bekennende! (C. G. Jung benannte das weibliche Pendant zum Ödipuskomplex übrigens, ebenfalls nach der griechischen Mythologie, als *Elektrakomplex.*) Zurück zu meiner Grundschulliebe: Optisch gesehen hätten wir Geschwister sein können, der Fabian und ich. Wir passten damals ziemlich gut zueinander. Ich tat alles, um ihm zu gefallen, meine Zuneigung war pur, unbekümmert, ehrlich und ungefiltert. Auch ich gefiel ihm. Er nannte mich „Melissa", weil ich ihn an die reizende Frauenfigur in der US-Serie „Falcon Crest" erinnerte (für Nicht-Kundige: was in den 80ern Melissa war, ist heute Desperate Housewive „Gabby"). Das schmeichelte mir sehr. Jedes Mal, wenn Schul-Ferien waren, sehnte ich mich unendlich nach ihm. Einmal schickte er mir eine Ansichtskarte aus dem Skiurlaub, auf der die schwarze Mordsabfahrt markiert war, die mein unerschrockener Pistenheld gemeistert hatte. Ich überbrückte diese leidige Urlaubsphase, indem ich mir in meinen Träumen ausmalte, ihn zu heiraten und glücklich bis an mein Lebensende … – Sie wissen schon. Vorher wollte ich mich allerdings noch in Pausenhofspielen erproben. Er und seine Küsschen waren süß, die anderen Mädels sauer. Meine unschuldigen Gefühle für ihn dauerten bis zum Gymnasium an und verloren sich schließlich, als er die Schule wechselte. Nie mehr wieder sollte meine Zuneigung so verklärt unaufgeklärt und unbedarft sein.

Viele Jahre später sah ich ihn, meine erste Liebe, zufällig wieder. Es begab sich in einem Supermarkt. Er, mein Kronprinz junger Tage, bestückte die Regale mit Konservenbüchsen. Mit meinem Einkaufswagen im Schlepptau hielt ich, seine damalige Kronprinzessin, einen Moment inne, ließ im Zeitraffer meine Erinnerungen Revue passieren und sinnierte nostalgisch über die vergangenen Kindertage. Mich überkam ein Hauch von Wehmut, weil ich mir eingestehen musste, dass meine späteren Erfahrungen vieles überschattet hatten. Tempi passati, pflegt der Latin Lover zu sagen.

Warum erhalten wir uns in punkto Liebe nicht einen Hauch der Unbeschwertheit unserer Kindertage? Wir mögen Kinder doch genau aus diesem Grund, weil sie ihre Gefühle so beneidenswert aufrichtig und kompromisslos offenbaren. Damit haben sie uns Er- und Entwachsenen etwas Wesentliches voraus. Etwas, das wir verlernt, vergessen oder vergraben in uns tragen. Etwas, das wir nicht mehr zu geben bereit sind; aus Selbstschutz, weil wir Angst haben, enttäuscht zu werden. Dabei wissen wir doch allzu gut, dass zu viele Überlegungen, Abwägungen und Vergleiche Gift für die Liebe sind. Entdecken wir also den anderen neu, mit dem unschuldigen Blick unserer Kindheit!

10. Kür Royal: Großes Lustfinale

Erotik: Höhepunkt des Liebeszirkus

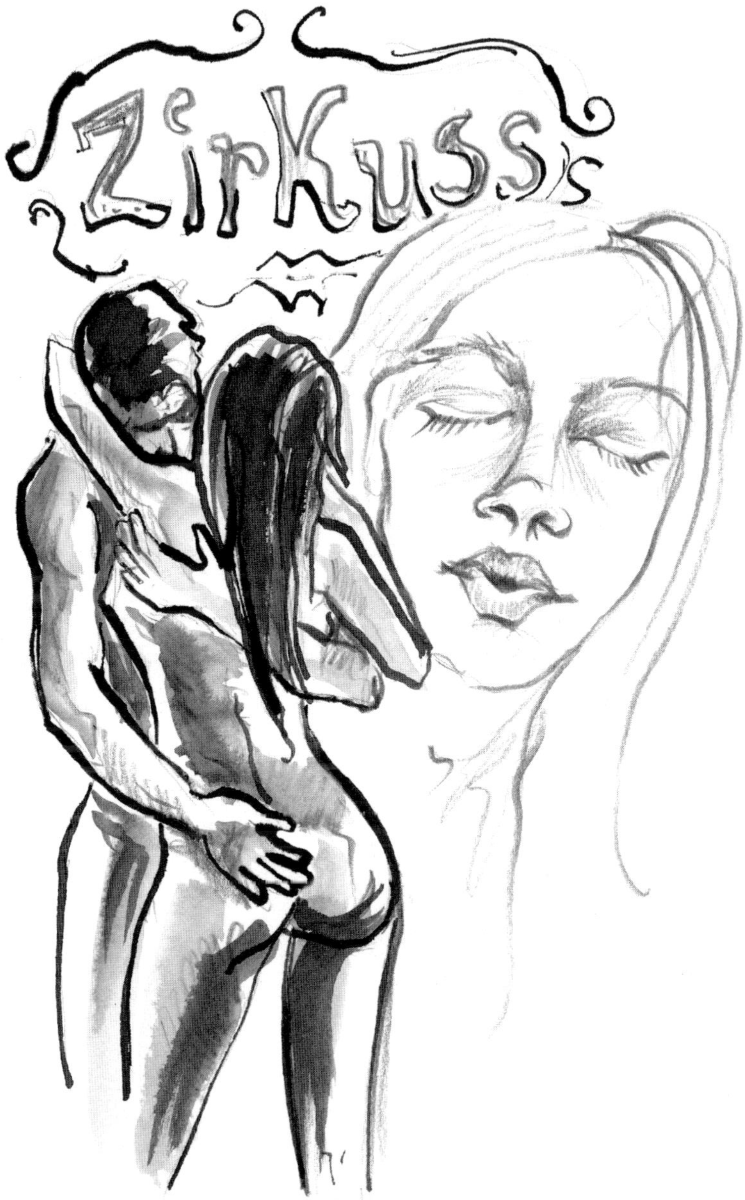

10.1 Die flambierte Frau im dritten Jahrtausend

Weiblicher Sex wird unterschätzt

Vom neunmal höheren Lustgewinn der Frau
Einst sollen Göttervater Zeus und Göttergattin Hera, Schutzgöttin der Ehe, wegen seiner maßlosen Seitensprünge eine stürmische Auseinandersetzung geführt haben. Zeus rechtfertigte seine Liebschaften damit, dass seine Gespielinnen das weitaus größere Vergnügen mit dem Lustspiel haben als er. Die Himmelsgöttin Hera behauptete entrüstet das Gegenteil, eine ausgeprägte weibliche Libido stritt sie ab. Zur Schlichtung ließen sie den weisen Teiresias aus Theben herrufen (Teiresias abgeleitet von „teiros", was Himmelszeichen bedeutet). Aufgrund seiner zwielichtigen Erfahrung mit dem Leben sowohl als Mann als auch als Frau sollte er in der auf dem Olymp hitzig diskutierten Frage das Machtwort sprechen. Teiresias offenbarte ihnen, als Frau neunmal so viel Lust wie als Mann empfunden zu haben. Zornig darüber, dass er den Männern das Geheimnis der Frauen preisgegeben hatte, raubte Hera ihm das Augenlicht. Da Zeus dies nicht rückgängig machen konnte, verlieh er Teiresias zum Ausgleich die Gabe der Prophetie und die siebenfache Lebenszeit.

Inwieweit können wir dem antiken Mythos vom neunmal höheren Lustgewinn der Frau, den Ovid in seinen „Metamorphosen" erzählt, Glauben schenken? „*Die grosse Frage, die nie beantwortet worden ist und die ich trotz dreissig Jahre langem Forschen in der weiblichen Seele nie habe beantworten können, ist die: Was will das Weib?*", suchte Sigmund Freud 1925 bei der französischen Psychoanalytikerin Marie Bonaparte, Urenkelin von Napoleons Bruder, in einem Brief zu ermitteln. Hierzu folgende Hintergrundinformation: Der Psychoanalytiker versuchte als einer der ersten Forscher, das triebhafte Verlangen nach körperlicher Liebe, die Libido, zu ergründen. Ihm folgend schlagen zwei gegensätzliche Grundtriebe den Takt für unser Handeln, die leitmotivisch

Kunst, Literatur und Oper prägen: *Eros*, der Trieb zur Vereinigung sowie *Thanatos*, der Todestrieb, der Trieb zur Zerstörung von Verbindungen (Freud, 1920).

Es war wohl nicht nur die Last mit der weiblichen Lust, die bei Freud zum Frust führte. Während der Tabubrecher die Lust der Frau als unergründlich wie ein „dunkler Kontinent" beschrieb, ließ der 40-Jährige bei seinem vertrauten Freund Wilhelm Fließ sein dunkles Geheimnis selbstanalytisch verlautbaren, dass er *„ohne sexuelle Lust"* und *„impotent"* sei (mit seiner Frau Martha lebte er offenkundig abstinent). Möglicherweise lag in seinem libidinösen Unvermögen das Motiv begründet, warum ihn der heilige Gral der Sexualforschung, der weibliche Orgasmus, derart faszinierte. In Abhängigkeit davon, welche Stelle unseres Körpers stimuliert wird, teilte der Analytiker den weiblichen Orgasmus zu Beginn des 20. Jahrhunderts in *„vaginal"* und *„klitoral"*. Letzteren deutete er als *„infantile"*, dagegen den vaginalen, ausgelöst durch eine schlichte Penetration, als *„reife"* Version des Höhepunkts. Diese stigmatisierende freudianische Vaginalfixierung war (abgesehen von seinen despektierlichen Deutungen über Frauen ohne Vaginalorgasmen) sehr umstritten.

Auf der Suche nach einer befriedigenden Begründung für den ihr versagten Orgasmus stellte ausgerechnet Freuds Brieffreundin Bonaparte, Pionierin des Ekstasenglücks, bereits 1924 in einer medizinischen Fachzeitschrift die Vermutung auf, dass zwischen der körperlichen Distanz von Vagina und Klitoris und der weiblichen Orgasmusfähigkeit beim Beischlaf ein Zusammenhang bestehe. Sie differenzierte zwischen gelungenen *„paraclitoridiennes"*, wenn Vagina und Klitoris in daumenbreiter Nachbarschaft liegen, und weniger gelungenen *„teleclitoridiennes"*, d. h. Frauen mit Klitoris im Abseits. Sie selbst ging sogar so weit, sich ihre eigene Klitoris versetzen zu lassen, um sich aus der unbefriedigenden Abseitsfalle zu befreien. Ekstatischer soll ihr Liebesleben dadurch nicht geworden sein, die Mikrochirugie steckte wie die Sexualforschung damals noch in den Anfängen.

Heute gilt als unumstritten, dass der weibliche Höhepunkt meist durch klitorale Stimulation ausgelöst wird. Zu dieser Schlussfolgerung kam nicht nur der Psychologe Kim Wallen von der Emory University of Atlanta in seinen Untersuchungen, sondern auch Forscher des King's College in London sowie des Kinsey Institute for Research in Sex, Gender and Reproductions in Bloomington (USA) in einer aktuellen Studie. Da die Scheidenwand kaum Nerven aufweist, ist es Frauen selten vergönnt, durch rein vaginale Belebung zum Orgasmus zu kommen.

Was hat das zu bedeuten? Keine Klimax ohne Klitoris (nach griech. klimax, „Treppe", „Leiter", „Steigerung")? Die Natur scheint den Orgasmus der Frau beim Geschlechtsakt offensichtlich nicht zwingend vorgesehen zu haben, *„sonst läge die Klitoris in der Vagina"*, bemerkt dazu der Wissenschaftsautor Rolf Degen (Degen, 2004). De facto sind einige Wissenschaftler davon überzeugt, dass jeder weibliche Orgasmustrip von der Klitoris, der nervenreichsten Metropole weiblicher Erregung, ausgeht. Für die Frau hat man in diesem Kontext folgende dubiose „Daumenregel" aufgestellt: Ist die Klitoris von der Vagina weiter entfernt als eine Daumenbreite (also rund 2,5 Zentimeter), ist es um den weiblichen Orgasmus schlecht bestellt. In diesem Fall ist die Wahrscheinlichkeit, ohne zusätzliche Stimulierung beim Geschlechtsverkehr zum Orgasmus zu kommen, „Pi mal Daumen" so hoch wie ein Sechser im Lotto. Diese Faustregel soll immerhin drei Viertel aller Frauen betreffen ...

In der Tat behielt Freud mit seiner Zweiteilung Recht. Nichtsdestotrotz tickt die Frau nicht so eindimensional klitoral, wie oftmals behauptet. Im Jahr 2002 gelang der Sexualwissenschaftlerin Beverly Whipple und dem Neuropsychologen Barry R. Komisaruk von der Rutgers University in New Jersey (USA) der Nachweis, dass die Stimulation der Genitalien über unterschiedliche Nervenbahnen verläuft und das Gehirn auf zweierlei Wegen erreicht. Während klitorale Reize ihren Weg über das Rückenmark zum Gehirn nehmen, führt der Weg vaginaler Reize zusätzlich über den Vagusnerv direkt ins Gehirn. Bestätigt wurde diese Erkenntnis an fünf Frauen mit Querschnittlähmung, die per Positronen-Emissions-Tomographie (PET) untersucht wurden.

Obwohl sie in ihrem Genitalbereich keinerlei Gefühl mehr verspürten, war es ihnen mit Hilfe eines speziellen Geräts durch Stimulation der Vagina und des Gebärmutterhalses möglich, einen Orgasmus zu erleben. Bei Beschädigung des Rückenmarks bleibt der Vagusnerv nämlich unversehrt. Darüber hinaus ist es durchaus möglich, die erogenen Zonen zu variieren, so dass sich die Sensibilität der Klitoris auf andere Körperzonen verlagert. So erleben manche Querschnittgelähmte den Orgasmus durch Stimulation einer anderen Körperstelle (wie die Schulter, der Nacken oder der Rücken).

Diese richtungweisenden Enthüllungen bedeuten einerseits für den Mann, dass seine (eventuell) eingeschlichene Einfältigkeit im Bett nicht mit Lustarmut der Frau zu verwechseln ist; andererseits für die Frau, dass ihr (gegebenenfalls verwehrter) Höhepunkt ein wunder Punkt in ihrem Sexualleben ist, wenn ihre Klitoris tatsächlich zu weit ab „vom Schuss" liegen sollte. Dennoch ist der weibliche Orgasmus entgegen jeder Mystifikation offenkundig weder komplizierter noch schwieriger erreichbar als der männliche – befindet zumindest die Frau. In einer 2004 angelegten repräsentativen Umfrage unter 776 Hamburger und Leipziger Frauen und Männern fand die Psychologin Margret Hauch vom Universitätsklinikum Hamburg-Eppendorf mit ihrer Kollegin Silja Matthiesen heraus, dass Frauen beim Liebesspiel in Eigenregie, also beim Masturbieren, genauso zuverlässig den Höhepunkt erreichen wie Männer. Im Umkehrschluss besagt diese Erkenntnis, dass Man(n) sein Augenmerk vermehrt auf die Klitoris richten sollte, da hier die sexuellen Wünsche der Frau verborgen liegen. Eine Orgasmuslücke zwischen Mann und Frau ist neben genetischer Veranlagung oder anatomischer Voraussetzungen schlicht auf männliche Unwissenheit hinsichtlich der weiblichen sexuellen Wünsche zurückzuführen. Analog dazu ergab dieselbe Studie, dass fast 50 % der befragten Frauen beim Sex mit dem Partner auch ohne Orgasmus befriedigt seien. An der Frau gibt es also wohl noch so manche „*Terra incognita*" zu erkunden, die den experimentier*freud*igen Forscher im Mann wecken kann.

Sigmund Freud, für den die weibliche Wollust ein Mysterium blieb, verwies 1933 voller Zuversicht auf die Wissenschaft der Zukunft. Von den anderen

Urvätern der Sexualforschung wurde in der Folgezeit die Lust der Frau stiefmütterlich vernachlässigt. Den Grundstein für die wissenschaftliche Sexualforschung legten erst Alfred Kinsey, William Masters und Virginia Johnson – zukunftsorientierte Sexualforscher, deren Veröffentlichungen über die körperlichen Vorgänge beim Beischlaf noch heute als Klassiker gelten. Sie erkundeten die Sexualität in den 1950er- und 1960er-Jahren unter dem zweckdienlichen Aspekt der Reproduktion. Eine der ersten Sexualforscherinnen, die sich in den 1970er-Jahren mit den Methoden der Psychoanalyse auf lustvolle Forschungsreise begab, um das weibliche Begehren zu erspüren, war Helen Singer Kaplan. Ab 1984 führte das dunkle Thema Aids zum Verlust der forschenden Lust an der Lust, eine neue Art der Prüderie machte sich scheinbar auch in der Wissenschaft breit. Und heute, knapp 85 Jahre nach der Freud'schen Frage zu des Weibes Wünschen, ist das Rätsel um deren Libido und der Wunsch nach lupenreiner Aufklärung mindestens noch genauso aktuell.

Die weibliche Sexualität ist ein Randgebiet für sich – was nicht von ungefähr kommt. Noch bis vor wenigen Jahrzehnten war dieser Forschungszweig politisch geradezu inkorrekt subjektiv, da ausschließlich Männer mit schmalem Tunnelblick auf das weibliche Geschlecht darüber entschieden, ob Frauen überhaupt sexuelle Wesen sind und einen Orgasmus erleben können. Freud, Erfinder des Penisneids, setzte voraus, dass *„das Weib anerkennt die Tatsache seiner Kastration*" (Freud, 1972). Bei allem gebotenen Respekt, sehr verehrter Herr Freud, das tun wir nicht! Entwicklungsbiologische Untersuchungen haben mittlerweile offengelegt, dass die weiblichen und männlichen Geschlechtsorgane aus der gleichen Organanlage beim Fötus entstehen. Aus dem Gewebe, das sich beim Mann zu Penis mit Eichel entwickelt, bildet sich bei der Frau die Klitoris mit ihrer äußerlich sichtbaren Spitze. Ebenso entsprechen sich große Schamlippen und Hoden sowie kleine Schamlippen und Schwellkörper des Penis.

Ein Gen macht den feinen Unterschied

Am Anfang sind wir noch geschlechtslos. Der Embryo trägt die Anlagen für *beide* Körperformen, männliche wie weibliche, in sich. Sofern dem zukünftigen Kind bei der Zeugung das „SRY"-Gen mit in die Wiege gelegt wurde, das sich auf dem *männlichen* Geschlechtschromosom befindet und die Entwicklung der männlichen Geschlechtsorgane initiiert, wächst ab der siebten Schwangerschaftswoche ein Junge heran. Bis zu diesem Zeitpunkt verharrt das Gen in einer Art Schlummerzustand. Ist von Anfang an kein männliches Chromosom vorhanden und tritt kein SRY-Gen als Auslöser auf, so wird der Embryo weiblich. Dass unser Geschlecht nur durch ein einziges Gen bestimmt wird, wiesen Londoner Forscher im Jahr 1990 anhand eines Experiments an Mäuse-Embryos nach. Man injizierte weiblichen Mäuse-Embryos Kopien jenes SRY-Gens, woraufhin sie sich zu Mäuse-Männchen, d. h. zu Tieren mit männlicher Anatomie, entwickelten. Da das grundsätzliche Entwicklungsprinzip von Maus zu Mensch identisch ist, trifft diese Erkenntnis auch auf den Menschen zu *(Goodfellow* und *Robin Lovell-Badge, 1993).*

In der Vergangenheit hatten in der Sexualforschung eindeutig die Männer die Hosen an bzw. ließen sie runter, so dass traditionellerweise die Beschäftigung mit der männlichen Sexualität dominierte. Hingegen war das weibliche Begehren lange Zeit eine verschleierungstaktische Angelegenheit. In Friedrich Nietzsches „*Also sprach Zarathustra*" (1885) heißt es: „*Das Glück des Mannes heisst: ich will. Das Glück des Weibes heisst: er will*" (Zu seinem Unglück wollte die Damenwelt ihn nicht. Im Kontakt mit dem Weib war dem überaus schüchternen Denker kein Glück beschieden).

Forscher gingen jahrzehntelang davon aus, dass die weibliche Erregung ebenso funktioniert wie die männliche: eben ganz simpel. Ihn erregt, was er begehrt. Das kann sowohl der Hintern von Jennifer Lopez als auch das Dekolleté der netten Kassiererin bei Edeka sein. Während jedoch der Mann mit seiner unbändigen Potenz- und Probierlust stets hausieren gehen durfte, um seine Gene ergiebig an die Frau zu bringen, haben führende Köpfe wie Charles Darwin (zum Teil sehr erfolgreich) versucht, die weibliche Treue als evolutionären Instinkt zu verklären. Die Sexualität der Frau wurde entweder gesellschaftlich kontrolliert, sanktioniert oder eindimensional als Fortpflanzungsritual gefeiert.

Hier ist wohl eher der Wunsch Vater des Gedankens. Der genormte Sex ist eindeutig ein soziales Konstrukt und kein evolutionäres Prinzip. Neo-Darwinisten und Evolutionspsychologen folgten Darwins viktorianischer Sicht, nach der Frauen von Mutter Natur mit einem schwach ausgeprägten Trieb ausgestattet sind, um das Wohlbefinden ihres Nachwuchses zu sichern.

Ohne Sie ernsthaft in Panik versetzen zu wollen, verehrte Herren, sei an dieser Stelle erwähnt, dass laut Statistik etwa jedes zehnte der jährlich in Deutschland geborenen 700 000 Kinder nicht vom mutmaßlichen Erzeuger sein soll (so die Schätzung der „Interessengemeinschaft für Abstammungsgutachten" in Dortmund). Seit jeher sorgt die Gefahr so genannter „Kuckuckskinder" für männliches Unbehagen. Wenn also die Frau wirklich so trieblos treu (und nicht treulos triebhaft) ist, wie das lieb gewonnene Klischee behauptet, dann müssen wohl Flugsamen ihr Werk verrichten. Auch wenn die gesellschaftlich vorgezeichnete Schablone für weibliche Sexualität schon lange nicht mehr passt, verwundert es kaum, dass die Frau noch keine ausgereifte historisch herangereifte und kulturell begründete eigene Sexualität hat. Nichtsdestotrotz war die Lust an der eigenen Sexualität (in unterdrückter Weise) immer gegeben. Im Körper der Frau steht Langeweile beileibe nicht auf der Tagesordnung.

Die Klitoris (griech. kleitoris) ist nicht, wie der Name unzulässig vermuten lässt, ein „kleiner Hügel". Die faktische Anatomie der Klitoris ermittelte die australische Gynäkologin Helen O'Connell 1998 beim Sezieren zehn weiblicher Leichen. Anhand dreidimensionaler Aufnahmen der Organe brachte sie Licht ins Dunkel der weiblichen Geschlechtshöhle, deren Gewebe sich zum Großteil im Inneren des Körpers, versteckt hinter Fettgewebe und Knochen, befindet. Die Klitoris setzt sich aus zwei erektilen Gewebefortsätzen zusammen, die bis zu neun Zentimeter tief in den Unterleib hineinreichen, den kompletten unteren Beckenraum versorgen und sich bei Erregung um ca. 80 Prozent vergrößern können. Mit 8000 Nervenfasern ist die Klitoris ein unvergleichliches und noch dazu das einzige Organ (und kein unterentwickelter Penis), das in seiner Funktion einzig und allein dem Zweck dient, Lust zu stiften.

In jüngster Zeit ist die akademische Lust an der noch sträflich untererforschten weiblichen Lust neu entfacht. Die gängige Behauptung, dass sich weibliches Begehren insbesondere durch Zärtlichkeit anfeuern lasse, greift für die Psychologin Marta Meana, Psychologieprofessorin an der Universität von Nevada, schlichtweg zu kurz. Die Lust der Frau sei vor allem narzisstisch und weniger beziehungsorientiert als allgemein angenommen. Orgasmusanfeuernd sei – neben weiteren positiven Verstärkern wie körperliches Wohlgefühl und aktueller Hochstimmung – vor allem das Gefühl, von einem Mann begehrt zu werden. Die Frau fühle sich durch einen Verehrer in den Bann gezogen, dessen erotisches Verlangen nach ihr unübersehbar und unkontrolliert sei; der ihr signalisiere, sie sei ausschließliches Objekt seiner rückhaltlosen Begierde. In ihren sinnlichen Wunschbildern stimuliere sie in erster Linie der Gedanke, so sehr vom Mann gewollt zu werden, dass sie sich ihm willentlich ergibt. Unser Gehirn ist nun einmal das mächtigste Lustorgan, weshalb der Sex im Kopf der Frau stattfindet. Eine Erotik der Überwältigung. Tabus werden gebrochen, Grenzen überschritten und Inszenierungen veranstaltet. Casanova und Don Giovanni lassen grüßen.

Studienauswertungen ließen zudem zutage treten, dass erotische Frauenfantasien viel mehr als die der Männer davon handeln, befriedigt zu werden als umgekehrt den Partner zu befriedigen. Zumindest gedanklich stehe die eigene Erfüllung im Mittelpunkt sexueller weiblicher Traumreisen. Die Zweiteilung weiblicher Sexualität soll in der Zerrissenheit zwischen purer Wollust und Interesse an einer Sicherheit stiftenden Beziehung begründet liegen. „*Wir sind paarfixiert wie die Gänse und promisk wie die Bonobos. Dazwischen gibt es alle Stufen von Keuschheit und Sinnlichkeit*", resümiert die amerikanische Kultbuchautorin Erica Jong (Jong, 1973). Frauen wünschen sich einen „*fürsorglichen Höhlenmenschen*" lautet das Fazit.

In langfristigen Beziehungen ist es tendenziell die Frau, bei der die Lust verlustig geht. Zu diesem Befund kam der Medizinpsychologe Dietrich Klusmann vom Universitätsklinikum Hamburg-Eppendorf, basierend auf einer Befragung von 1865 Studentinnen und Studenten. Während im ersten Jahr bei beiden Geschlechtern erotischer HochbeTrieb herrschte (65 % der Frauen gegenüber 76 % der Männer gaben an, mindestens ebenso oft wie der Partner sexuelles Begehren zu verspüren), kippte die Stimmung und somit die Verlaufskurve des Verlangens bereits nach dem dritten Beziehungsjahr. Während sein Verlangen konstant blieb, wandelte sich Sturm und Drang bei ihr in „Zwang“ (Nur noch 26 % der Frauen vernahmen bei sich eine mindestens genauso große Lust).

Hinsichtlich der sexuellen Bedürfnisse scheinen Frau und Mann umso weniger zusammenzupassen, je länger ihre Partnerschaft andauert. Als Erklärung dieser Diskrepanz kommt erwartungsgemäß die evolutionäre Auftragsfertigung ins Spiel. Demgemäß steht die Lust der Frau zum Schutz der Nachkommenschaft im Dienste der Bindung und nicht mehr dem männlichen Orgasmushunger zur Seite. Indessen will der Mann wie gehabt seine Spermien (und nur seine!) bei der Frau untergebracht wissen. Ob der Mutterinstinkt instinktiv ist, sei dahingestellt – seit Menschengedenken hat es immer auch Empfängnisverhütung, Schwangerschaftsabbrüche und sogar kindsmordende Mütter gegeben. Faktisch zeigen wir in der westlichen „aufgeklärten“ Welt wesentlich mehr Entschiedenheit darin, Befruchtungen zu verhindern als sie zu lancieren. Da als gesichert gilt, dass der weibliche Sexualtrieb schwächer ausgeprägt ist als der männliche (Testosteron lässt den Blutdruck des Mannes stark ansteigen), bedarf es vermutlich auch intensiverer Bemühungen, um die frauliche Begierde in Fahrt zu bringen.

In ihrem 2008 erschienenen Buch „Fließende Sexualität“ vertritt die amerikanische Psychologin Lisa Diamond den avantgardistischen Standpunkt, dass weibliches Verlangen „dehnbar“ oder „flexibel“ ist. Hiermit ist gemeint, dass manchen Frauen eine größere Bandbreite erotischer Erfahrungen offen steht. Diese These gründet auf einer zehnjährigen Forschungsarbeit zum erotischen Begehren von hundert Frauen im Zeitraum von 1995 bis 2005, die sich zu Beginn der Studie ihrer sexuellen Orientierung nicht sicher waren oder sich als lesbisch oder bisexuell zu erkennen gaben. Zwei Drittel der Frauen zeigten innerhalb der zehn Beobachtungsjahre in ihren Beziehungen fließend wechselnde Vorlieben. So können lesbische Tendenzen in praxi angeregt werden und sich wieder verflüchtigen. Aus ihren Erhebungen zieht die Forscherin den Schluss, dass Frauen eine „fließende" weibliche Gesinnung haben, die nicht zwingend auf ein Geschlecht bezogen sein muss.

Bei vielen Frauen sind Intimität und Vertrauen der Schlüssel zur Lust. Sie verlieben sich in Menschen und nicht in Geschlechter. So ist die Mehrheit der Frauen offensichtlich fähig, eine größere Palette erotischer Gefühle zu erleben, als es ihre sexuelle Orientierung zunächst erwarten ließe. Von einer *„aufgezwungenen Heterosexualität"* sprach bereits der Psychoanalytiker Wilhelm Reich. Sollte es eine frühe Neigung für das eine oder andere Geschlecht geben, so muss diese Vorliebe nicht unabänderlich die Intimität von Begegnungen dominieren. „Fließende Sexualität" soll weder heißen, dass alle Frauen bisexuell sind, noch dass sich das weibliche Verlangen immerzu verändert. Hiermit wird lediglich gesagt, dass die Sexualität der Frau vielfältig und beweglich und ihre körperliche Erregung nicht spezifisch an ein bestimmtes Geschlecht des Partners gebunden ist. Ob und wie fließend die männliche Sexualität ist, wurde leider noch nicht erforscht.

Die Freud'sche Frage nach dem sexuellen Begehren der Frau lässt sich also nicht einheitlich beantworten. Allem Anschein nach macht sich die befreite Frau auf den Weg zu einem sexuellen Pluralismus auf, um ihre eigene Erotik selbst ganz praktisch zu erforschen und sich einer vorgeschriebenen Rolle nach Maß zu verweigern. Mit der Überzeugung, dass jede(r) selbst für seine sexuelle Erfüllung Verantwortung trägt, entwickelt die „flambierte Frau" im dritten Jahrtausend Initiative und äußert eigene Wünsche. Eine umfassende Gebrauchsanweisung zur Lust der Frau gibt es nicht. Eindeutig scheint jedoch zu sein, was „das Weib" nicht will: immer das und/oder denselben. Eine Frage wäre da noch offen, die Freud expressis verbis nicht gestellt hat. Was will eigentlich der Mann?

10.2 Schwebt der Körper am Trapez, ist der Verstand im freien Fall

Der ekstatische Rausch

Ein immer wieder gern zitiertes Klischee lautet: „*Männer geben Zuneigung, um Sex zu bekommen, Frauen geben Sex, um Zuneigung zu bekommen*" (Benard u. Schlaffer, 1990). Ticken der Mann und seine Libido im Vergleich zu den vielschichtigen weiblichen Bedürfnissen wirklich so eindimensional? Bei den männlichen Griechen hatte das Erreichen eines Orgasmus bei allen sexuellen Betätigungen höchste Priorität. Göttervater Zeus, Inbegriff der lustvollen Zügellosigkeit, galt mit seiner sagenumwobenen Manneskraft nicht grundlos auch als Gott der Liebe. Und bei den Römern schickte es sich gar für eine devote Ehefrau nicht, beim Geschlechtsverkehr angenehme Gefühle, geschweige denn einen Orgasmus, zu empfinden. Umso skandalöser, dass sich diese Urbilder von Machtfantasien und Verklemmung teils bis in die heutige Zeit gehalten haben.

Der Orgasmus wurde und wird auch heute noch in vielen Gesellschaften mit Tabus besetzt. Zugleich war der Moment der Ekstase in seinem Zauber und seiner Einzigartigkeit zu allen Zeiten Gegenstand der Faszination. Seit Mitte der 1920er-Jahre beschäftigte sich der Freud-Schüler und Psychiater Wilhelm Reich (1897–1957) ausgiebig mit der „*Funktion des Orgasmus*" (1927). Auf Basis therapeutischer Erfahrungen und empirischer Erhebungen deutete er die *orgastische Potenz* als entscheidendes Kriterium für psychische Gesundheit. Im Umkehrschluss gingen für ihn neurotische Störungen stets mit einer mehr oder minder ausgeprägten *orgastischen Impotenz* einher.

Heutzutage sind Mann und Frau sich darüber einig, dass die Funktionsweise ihrer Lust exorbitant voneinander abweicht. Weibliche und männliche Lusterfüllung scheinen so divergent zu sein wie Asti Spumante und Dom Pérignon mit der prickelnden Gemeinsamkeit, dass der Korken beim richtigen Zugriff euphorisch knallt. Das Feminine und das Maskuline bilden archetypische Pole und damit die Basis für die Anziehungskraft zwischen den Geschlechtern. Je stärker sich Frau und Mann in ihrer sexuellen Substanz voneinander unterscheiden, desto vehementer scheint ihre gegenseitige Verzückung zu sein. In welcher Weise gehen männliche und weibliche Lust höchst eigenwillige Wege, um beim großen Lustfinale *zusammen*zukommen?

Mit Hilfe biologischer Verfahren und Gehirnstudien wird auch dem Mysterium des sexuellen Begehrens zu Leibe gerückt, um im Hinblick auf das Verlangen zu verlässlichen Antworten zu gelangen. Da sich beim Thema Sex gern Unwahrheiten einschleichen, schauen Wissenschaftler ihren Versuchsobjekten im dritten Jahrtausend lieber unter die Schädel- als unter die Bettdecke. Denn „*Lust und Erregung finden nicht im Becken, sondern zwischen den Ohren statt*", stellt Michael Forsting, Direktor des Instituts für Radiologie und Neuroradiologie am Universitätsklinikum in Essen, fest. Der Scheitelpunkt der Leidenschaft ist vor allem Kopfsache. Unser Gehirn ist zwar nicht das prächtigste, aber das mächtigste Lustorgan. Sex, Lust und Orgasmus stehen in unmittelbarem Zusammenhang mit Gehirn und Nervensystem, die beide sowohl die Hormondrüsen kontrollieren als auch die Sexualorgane.

Die Psychologin Meredith Chivers ging in ihrem Forschungsprojekt an der Queens-Universität in Kingston der Frage nach, was Mann und Frau eigentlich erregt. Mit ihrem Forscherteam machte sie die Probe aufs Exempel und maß das Ausmaß sexueller Erregung bei Frauen und Männern hetero- wie homosexueller Orientierung, während diese mit erotischen Filmszenen konfrontiert wurden. Hierzu spielte man den männlichen und weiblichen Versuchsteilnehmern sieben Zwei-Minuten-Videos mit einer großen Palette an erotischen Stimmungsmachern vor: nackte Athletinnen und Muskelmänner, gleich- und zwischengeschlechtliche Paare beiderlei Geschlechts beim Beischlaf sowie einen Clip, der kopulierende Bonoboaffen zeigte. Die Versuchspersonen waren aufgefordert, die Intensität ihrer subjektiv empfundenen sexuellen Erregung bei den unterschiedlichen Szenen auf einer Skala von eins bis hundert einzuschätzen. Unter Zuhilfenahme eines Plethysmographen, der die genitalen Blutdruckschwankungen misst (bei Männern die Blutzufuhr im Penis, bei Frauen den gesteigerten Blutfluss in der Vagina), wurden die Selbstbeurteilungen physisch überprüft. Nun, dass sich Frauen wie Männer durch erotische Bilder stimulieren lassen, ist aufgewärmter Kaffee. Was bei der Studie jedoch für allgemeine Verblüffung sorgte, ist, dass sich sowohl die Ursache der Erregung als auch die Hirnfunktion zwischen den Geschlechtern zu unterscheiden scheint. Während sich die Männer generell eher auf das von ihnen bevorzugte Geschlecht vom Sexualpartner fixiert zeigten, ließen sich die Frauen insgesamt durch eine größere Bandbreite erotischer Bilder anreizen und aufheizen.

Bilder vom tierischen Sex ließen die Mannsbilder völlig regungslos. Heterosexuelle Männer fühlten sich durch Sexsequenzen von heterosexuellen Paaren als auch von lesbischen Frauenszenen angeturnt, nicht aber von homosexuellen Sexausschnitten. Bei homosexuellen Männern war das Erregungsmuster erwartungsgemäß umgekehrt. Kopf und Körper des Mannes scheinen sich einig zu sein: Objektive (also körperlich messbare) Erregung und subjektive (gefühlte) Erregung stimmten gemäß ihrer getroffenen subjektiven Entscheidungen überein.

Im Gegensatz dazu waren bei den Frauen die Ergebnisse eindeutig zweideutig. Auffällig war, dass alle Frauen unabhängig von ihrer sexuellen Gesinnung vaginale Erregung zeigten, sobald sie überhaupt Sexaktivitäten sahen. Selbst beim Anblick kopulierender Menschenaffen reagierten sie mit gesteigertem Blutdruck. Hinsichtlich ihrer Lust scheinen Frauen nicht nur penibler, da sensibler, sondern offenbar auch flexibler als Männer zu sein (Stichwort: „Fließende Sexualität"). Zwischen körperlicher und mentaler Erregung enthüllten sich grobe Unstimmigkeiten. Im weiblichen Gehirn lösten weder der Bonobo-Porno noch die Erotikszenen unter Lesben gefühltes Begehren aus, obwohl die vaginalen Messungen eindeutig körperliche Reaktionen verlauten ließen. Dass der körperliche Erregungszustand nicht zwingend Rückschlüsse auf die tatsächlich empfundene Lust der Frau zulässt, verrät demzufolge wenig über ihre Wünsche.

Hochgeschätzte Herren, bitte gelangen Sie durch diesen Forschungsbefund nicht zum Tiefpunkt in Ihrer sexuellen Laufbahn, demzufolge Ihnen der weibliche Körper sexuelle Erregung signalisieren kann, während er dem subjektiven Lustvernehmen nach schlimmstenfalls gähnende Langeweile empfindet. Hiermit ist offiziell, dass das sexuelle Erregungssystem bei Frauen völlig anders funktioniert als bei Männern. Trotz Lustverlust produziert der weibliche Körper vorsorglich eine vaginale Feuchtigkeit, womit er physische Erregung simuliert. Dieses Vortäuschen falscher Tatsachen wird seitens der Evolutionsverfechter als strategische Irreführung der Natur interpretiert. So soll der weibliche Körper im Verlauf der Phylogenese gelernt haben, sich durch Ausscheiden des Sekrets bei möglichen (auch gewalttätigen) Sexualkontakten vor Verletzung zu schützen, die Unfruchtbarkeit oder Tod zur Folge haben können.

Der Orgasmus ist der Höhepunkt des sexuellen Triumphzuges. Was genau passiert auf dem Gipfel der Genüsse in unserem Denkapparat? Um eine neurologische Signatur der Ekstase zu erhalten, beobachtete Gert Holstege, Anatomieprofessor an der niederländischen Universität Groningen, das menschliche Gehirn während des Sekundenglücks per Positronen-Emissions-Tomographie.

> Die Positronen-Emissions-Tomographie (PET) ist wie die fMRT ein bildgebendes Verfahren zur Untersuchung der Stoffwechselaktivität in Geweben, besonders im Gehirn. Hierbei erzeugt es Schnittbilder, indem es die Verteilung einer schwach radioaktiv markierten Substanz (Radiopharmakon) sichtbar macht und damit biochemische und physiologische Funktionen abbildet.

In einer ersten Studie wurde das Gehirn junger „sexperimentierfreudiger" Männer mit dem PET-Verfahren durchleuchtet, während sie von ihren Partnerinnen manuell zum Samenerguss stimuliert wurden (Die Details zu den Rahmenbedingungen überlasse ich Ihrer Fantasie). In einer späteren Studie wiederholte Gert Holstege die originelle Orgie mit weiblichen Probanden. Während der Kopf der Testperson in dem Positronenemissionstomographen (PET) lag, registrierte das Gerät in jeder Phase, welche Gehirnregionen bei orgiastischer Stimulierung fleißig sind.

Die große Gehirn-Lasershow legt nahe, dass männliche und weibliche Aktivierungsmuster im Großen und Ganzen übereinstimmen. Ein italienisches Sprichwort lautet: „*Wenn der Penis steigt, fällt das Gehirn.*“ Und so ist es: Die bildgebenden Luststudien ließen durchblicken, dass die Großhirnrinde im ekstatischen Sinnestaumel in weiten Teilen ihre Betriebsamkeit eindämmt – nicht nur beim Mann. Die Verknüpfung von steigender Laune und sinkender Hirnaktivität ist ebenso beim Konsum euphorisierender Drogen, in Hypnose-, Meditations- oder anderen Rauschzuständen beobachtbar. Offenbar fällt die Großhirnrinde in allen wonnevollen Gefühlszuständen in eine Art „Energiesparmodus“. Der abgeschaltete Neokortex scheint ebenso für die so genannte *decerebrale Starre* unmittelbar vor dem sexuellen Höhepunkt verantwortlich zu sein, in der unser Körper mit zusammengepressten Gesäßbacken aufs Äußerste gestreckt ist. Während weiträumige Bereiche der Großhirnrinde ihre bio-elektrische Aktivität zurückschrauben, meldet der vordere rechte Stirnlappen ein Energie-Umsatzplus. Das ist nicht weiter überraschend, denn im rechten vorderen Stirnlappen sind die primitiven auf Überleben und Fortpflanzung bezogenen Impulse angesiedelt. Das neuronale Feuerwerk während des Lustgipfels nimmt seinen Ursprung im Limbischen System, unserem Emotionszentrum.

Unser orgiastisches Wohlgefühl sorgt überdies für Erregung im Kleinhirn (Cerebellum). Das Motorikzentrum an der Gehirnrückseite spielt bei geistigen und emotionalen Angelegenheiten eine übergeordnete Rolle. Ein weiterer Akitivitätsherd während des Höhepunkts ist das ventrale tegmentale Areal (VTA) des Mittelhirns. Beim VTA handelt es sich um einen Bereich des Belohnungssystems, in dem das natürliche Aufputschmittel Dopamin hergestellt wird. Dessen Initialisierung ist uns sowohl vom frisch verliebten als auch vom langjährig liebenden Gehirn bestens vertraut. Auch im Nucleus Accumbens, einem kleineren Bereich des Belohnungssystems, kommt es zu gesteigerter Beschäftigung.

Der rein biologische Sinn und Zweck der Kohabitation ist und bleibt die Samentransmission. In der Männerwelt sind passionierte Lust und Fortpflanzungsleistung untrennbar miteinander verbunden. Da die Ejakulation im Interesse der Arterhaltung liegt, mutmaßen die Biologen, dass der großzügige Samenspender als Erfolgsprämie mit einer Flut berauschender Stimuli belohnt wird. Es bedarf geringer sexueller Reize, um „ihn" in exzessive Stimmung zu versetzen. Baumeister Evolution räumte dem Mann einen zeitlichen Vorsprung ein. Aus diesem Grund sollten wir auch nicht dem Trugschluss obliegen, dass sich die Erregungskurven beider Geschlechter im Regelfall an einem gemeinsamen End- und Höhepunkt kreuzen. Beim vibrierenden Tanz der Körper ist es zumeist der Herr, der als Erster (auf seine Kosten) kommt. Wäre es umgekehrt, würden sich *„viele Liebesgespielinnen befriedigt umdrehen, bevor der Mann seinen reproduktiven Obulus entrichten kann"*, mutmaßt der Wissenschaftsjournalist Rolf Degen (Degen, 2004). Mit Verlaub, diese Spekulation wage ich anzuzweifeln, wo wir Frauen doch so sehr auf das leibliche Wohl des Mannes bedacht sind!

Wenige Augenblicke vor dem Lust-Durchbruch ist der Ejakulationsdruck derart stark, dass der kommende Mann seinen Orgasmus als unaufhaltsam wahrnimmt, so dass jede weitere Verzögerungsstrategie verlorene Liebesmüh ist. Die Rede ist von *ejakulatorischer Unvermeidbarkeit,* dem „point of no return". Beim ultimativen Hochgefühl der Ekstase ziehen sich die Muskeln von Samenleiter, Samenblase und Prostata rhythmisch zusammen mit dem durchschlagenden Effekt, dass seine Samenflüssigkeit, bestehend aus 40 bis 240 Millionen Spermien, mit einer Geschwindigkeit von 14 bis 18 Stundenkilometern und in Intervallen von 0,8 Sekunden durch die Harnröhre aus dem Penis schießt. Orgasmus und Ejakulation sind übrigens zwei paar Schuhe bzw. neurophysiologische Abläufe, die zwar meistens, jedoch nicht immer, parallel laufen. Das Forscherteam um die US-Sexologen Beverly Whipple und John Perry kam in seinen Untersuchungen zu dem Ergebnis, dass der männliche Orgasmus regulär zwischen zehn und dreizehn Sekunden andauert. Damit liegt „nach Adam Riese" der durchschnittliche Höhepunkt bei 12,2 Sekunden. Berechnet auf ein ganzes Leben verbringt ein heterosexueller Mann im Mittel 9,3 Stunden seines Lebens im Ergussgenuss (Masturbation nicht einbezogen).

Nach dem Orgasmus geht das Erregungsniveau steil nach unten. Auf den sexuellen Krönungspunkt folgt die so genannte *Refraktärzeit*, eine Lust-Auszeit. Der Mann, selbst ernannte Krone der Schöpfung, gondelt von totaler Geilheit in phlegmatische Trägheit. Vermutlich erfüllt das ejakulationsbedingte Ruhebedürfnis den Zweck, verbrauchte Spermienlagerbestände wieder aufzufüllen. Der männliche Körper produziert pro Stunde ca. 12 Millionen neue Spermien. Dagegen werden beim durchschnittlichen Samenerguss zwischen 200 und 400 Millionen Keimzellen abgesondert. Es ist für den Mann nebenbei bemerkt nicht lohnenswert, auf die Mehrfachorgasmen der Frau eifersüchtig zu sein. Wäre der Herr wie die Frau zu multiplen Ejakulationen imstande, hätte er ein ernsthaftes Problem. Sein Spermienvorrat wäre in kürzester Zeit absolut ausgebeutet. Die Rechnung geht demnach nur mit einer vorübergehenden Sex-Blockade auf, die den Orgasmus auf natürliche Weise bremst.

Bis heute wird über die biologische Funktion des weiblichen Orgasmus spekuliert. Für die Denker der griechischen Antike war der weibliche Orgasmus eine zwingende Bedingung für eine Empfängnis. Tillmann Krüger, Facharzt für Psychiatrie und Psychotherapie an der Medizinischen Hochschule Hannover, deutet den Orgasmus der Frau als Residuum eines evolutionären Programms, bei dem die damit einhergehende Oxytocinabsonderung die Paarbindung bekräftigt. Der US-Anthropologe Donald Symons sieht im sexuellen Höhepunkt hingegen nicht mehr als ein uraltes Nebenprodukt der Evolution: Unter Umständen erhöht der belohnende Rauschzustand ihre Bereitschaft zur Wiederholung und damit die Chance auf Nachkommen. Schenken wir der *Upsuck-Theorie* der beiden Evolutionsbiologen Robin Baker und Mark Bellis von der Universität Manchester Glauben, so befördern die durch den Orgasmus ausgelösten rhythmischen Muskelkontraktionen in Gebärmutter und Muttermund die männlichen Spermien in die Gebärmutter der Frau. Man könnte meinen, Frauen sacken sich gezielt den hochwertigen Samen desjenigen Mannes ein, der sie erfolgreich zum Höhepunkt führt. Diese Theorie hat m. E. in etwa so viel Bestand wie Freuds Mythos vom vaginalen Orgasmus.

Beim ekstatischen Gipfelpunkt der Frau ziehen sich Beckenboden- und Vaginalmuskulatur ebenfalls in einem Abstand von ca. 0,8 Sekunden in drei bis fünfzehn Muskelkontraktionen zusammen (Ein milder Orgasmus umfasst in etwa drei bis fünf Kontraktionen, ein „wilder“ zehn bis fünfzehn). Anthropologen deuten die Möglichkeit erlebbarer Mehrfachorgasmen („multiple Orgasmen“) als prähistorisches Überbleibsel. So soll es bei frühmenschlichen Weibchen usus gewesen sein, sich von mehreren Männchen in Folge begatten zu lassen, da sich im Konkurrenzkampf der Spermien die herkulischen Samenfäden verschiedener Männer gegenseitig bekämpfen.

All die vorherrschenden Lehren über den weiblichen Orgasmus setzen voraus, dass die einzig wahre Bestimmung ihrer Lust in der Befruchtung und somit im Kinderkriegen liegt. Bekanntermaßen kann aber ein Spermium eine Eizelle befruchten, ohne dass die Frau ein orgiastisches Delirium erlebt – oder ihr auch nur der Sinn danach steht. Das belegen unter anderem einige der schwärzesten Seiten unserer Geschichte: Unzählige aus Vergewaltigungen hervorgegangene Schwangerschaften, in Kriegen gar systematisch pervertiert im Dienste „ethnischer Säuberungen“.

Da die bewusstseinsfähigen Areale beider Geschlechter in ihrer Aktivität stark eingetrübt sind (für einen Augenblick größter Euphorie scheint alles vergessen), sterben unsere Gehirne beim Orgasmus den mundartlichen „kleinen Tod“. Die französische Orgasmusmetapher *La petite mort* reflektiert diese Assoziation von Orgasmus und Tod auf sprachlicher Ebene. Solcherart Entsprechungen finden sich in der Malerei, in der Dichtkunst sowie in der Literatur. In praxi sehen einige Forscher Parallelen zwischen den neurobiologischen Vorgängen beim Orgasmus und Nahtoderlebnissen. Vergleichbar mit dem entrückten Bewusstseinszustand nach dem verklungenen Höhepunkt, berichten Menschen von ihrer glückseligen Erfahrung, auf der Schwelle zum Tod aus ihrem Körper getreten zu sein. Wir sprechen dabei vom „Sekundentod“.

Während des Geschlechtsverkehrs nehmen die Reize, die von unseren Sexualorganen und unserer Wahrnehmung kommen, ihren Weg zur Großhirnrinde.

Von dort werden vor allem das limbische System und der Hypothalamus mobilisiert. Dieses kirschgroße Areal im Zwischenhirn schüttet ein Potpourri von Hormonen, Neurotransmittern und Botenstoffen aus. Mann und Frau zeigen prinzipiell die gleichen Hormonveränderungen. Beim Sex wird erwartungsgemäß der Dopaminpegel in die Höhe getrieben, wodurch die Belohnungsbezirke im Zentralnervensystem aktiviert werden. Folge: Wir fühlen uns grandios. Auch das luststeigernde, zugleich bindungsfreundliche Oxytocin, das beim Orgasmus freigesetzt wird, erreicht Höchstwerte. Zugleich zügelt es unser Angstzentrum – wir lassen los und uns gehen, um zu kommen. Die Testosteronwerte von Frau und Mann nähern sich an. Bei beiden Geschlechtern gilt das Geschlechtshormon als luststeigernder Motivator, der die sexuelle Aktivität anheizt.

Nach der Klimax steigt bei beiden Geschlechtern der Prolaktinspiegel etwa auf das Doppelte des Ausgangsniveaus an. Das besänftigende Prolaktin ist (wie Dopamin) ein körpereigenes Hormon, das für Erfüllung und Wohlbehagen sorgt. Wir geraten in einen Zustand „*meditativer postkoitaler Beschaulichkeit*", auch unter dem Begriff des „*Nachglühens*" („Afterglow") bekannt. Unser Gehirn besitzt Prolaktinrezeptoren, an die der Signalstoff andockt und über biochemische Regelkreise u.a. die Ausschüttung der Sexualhormone Testosteron und Östrogen beeinflusst. Beim Mann soll das Hormon als vorübergehende „Lustbremse" wirken, so dass er in der Erektionspause schlaff und nicht mehr erregbar ist. Die Frau kann prinzipiell weitere Höhepunkte (sogar während eines Geschlechtsverkehrs) erleben. Nebenbei bemerkt ist die Prolaktinkonzentration im Blut beim Orgasmus durch Liebesverkehr zu zweit viermal höher als durch einsame Masturbation. Der jeweilige Wert wird von den Wissenschaftlern als Messlatte für sexuelle Befriedigung beurteilt. Selbstbefriedigung vermag es demnach nicht, die wolllustige Sinnlichkeit zu zweit vollwertig zu ersetzen.

Das männliche Verlangen scheint zwar nicht so wandlungsfähig zu sein wie das der Frau, doch ist es erkennbar ausgeprägter. Über 50 % aller Männer denken täglich an Sex. Der erotisch tagträumende Frauenanteil liegt dagegen nur bei 20 %. Männer wünschen sich im Durchschnitt mehr als 60 Liebhaberinnen im Leben. Frauen geben sich mit nur drei bis vier Partnern zufrieden. Männer befriedigen sich häufiger selbst, ergötzen sich in erotischen Fantasien und sexuellen Praktiken. „*Ist Sex schmutzig?*", stellte der amerikanische Filmemacher Woody Allen einst in den Raum und lieferte direkt die Antwort: „*Nur, wenn er richtig gemacht wird!*"

Ob nun die Macht der Hormone, sozio-kulturelle Kulissen oder Erbgut am Werke sind – über die Hintergründe dieser Ungleichverteilung zwischen Mann und Frau spekulieren Wissenschaftler bis heute. Auch wenn der gemeinsame Orgasmus in unserem großen Lustfinale keine zuverlässige Konstante ist, führt unser Verlangen danach Mann und Frau immer wieder magnetisch zueinander. Der wahrhaft unübertreffliche Zenit ist jedoch der, dass Männer *gerne* Zuneigung geben, um Sex zu bekommen und Frauen *gerne* Sex geben, um Zuneigung zu bekommen.

11. Hokuspokus Liebeszirkus

Von der Kleinkunst zur Hohen Schule

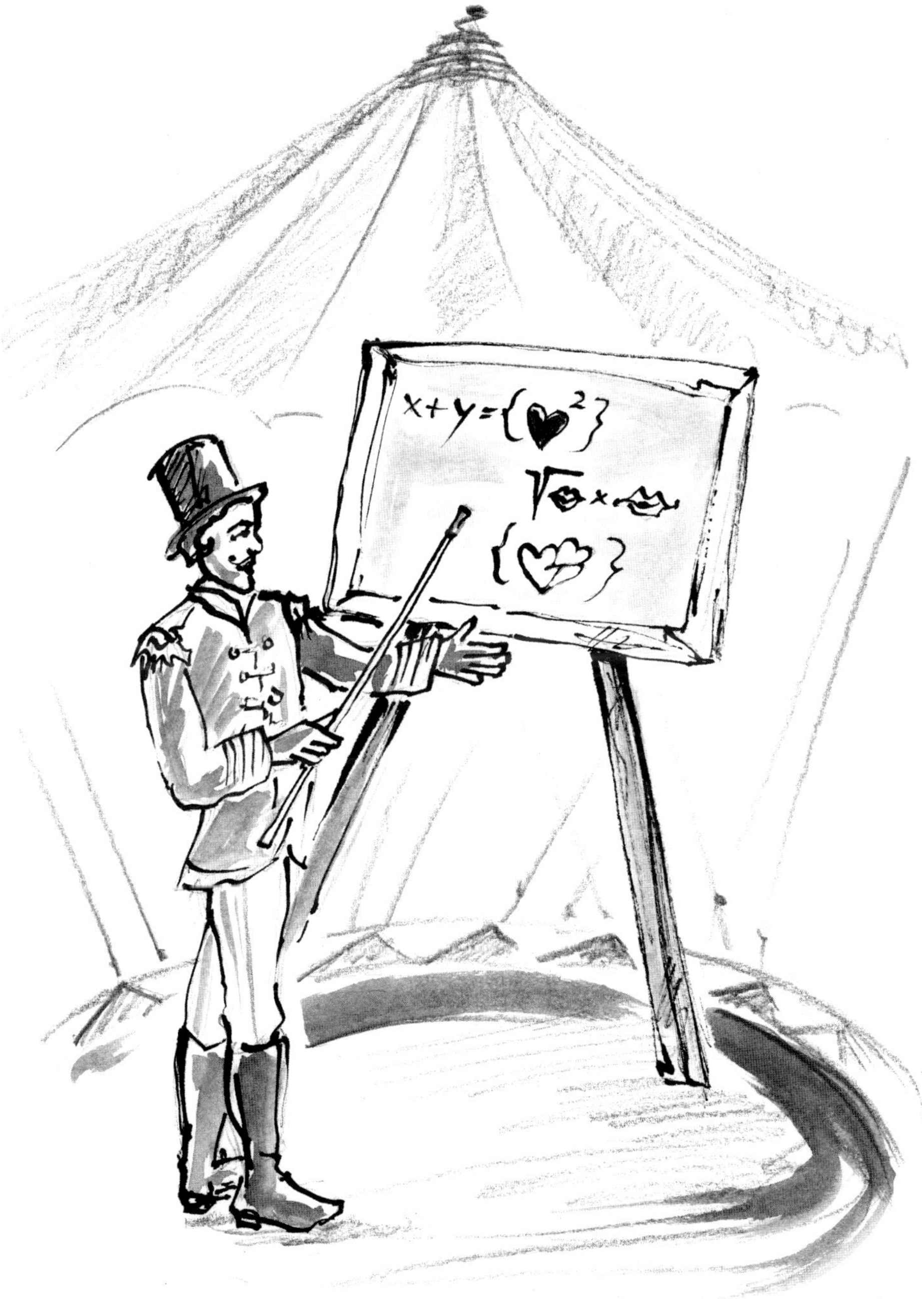

Liebhaben von Mensch zu Mensch: das ist vielleicht das Schwerste, was uns aufgegeben ist, das Äußerste, die letzte Probe und Prüfung, die Arbeit, für die alle andere Arbeit nur Vorbereitung ist. Darum können junge Menschen, die Anfänger in allem sind, die Liebe noch nicht: sie müssen sie lernen. Mit dem ganzen Wesen, mit allen Kräften, versammelt um ihr einsames, banges, aufwärts schlagendes Herz, müssen sie lieben lernen".
(Rainer Maria Rilke an Franz Xaver Kappus, 14. Mai 1904)

Lieben will gelernt sein. Die Idee einer Liebesschule erwachte bereits in der Antike. Diese bestand, so der französische Philosoph Michel Foucault (1926 – 1984), in einer „*Sorge um sich*" (Foucault, 1989), einer Sorge um den eigenen Körper und um die eigene Seele. Der griechische Philosoph Aristoteles lernte voller Verehrung über 20 Jahre bei seinem großen Lehrer Platon in dessen Akademie im heiligen Hain des Akademos. Einige Jahre später versammelte auch „der Leser", wie ihn sein Erzieher Platon genannt haben soll, eine Schar von Schülern um sich. Auf und ab wandelnd diskutierten Aristoteles und seine Anhänger in einer Säulenhalle, weswegen die Philosophiegeschichte seine Schule als „die Peripatetiker", die „Herumwandler", bezeichnet. Dem Vernehmen nach soll auch der römische Popularphilosoph Seneca (ca. 1 n. Chr. – 65 n. Chr.) ein großer Liebender gewesen sein. Als Erzieher des späteren Kaisers Nero verfasste er an diesen eine Mahnschrift „*Über die Güte*", in der er seinen Schüler (wenn auch vergeblich) zu Milde und zu einer verantwortungsvollen Amtsführung anhält. „*Willst du geliebt sein, so liebe!*" lautet Senecas Grundsatz in seiner Darstellung „*Vom glücklichen Leben*" (ca. 65 n. Chr.).

Bekannt unter dem Titel „*Liebeskunst*" („*ars amatoria*", um 1 v. Chr.) wurden in dem antiken Lehrgedicht des Dichters Ovid drei Kernfragen abgehandelt, die an Aktualität nie verloren haben: Wo kann Mann in Rom eine Frau kennenlernen? Wie kann Mann ihre Liebe gewinnen? Wie behält Mann sie? Im Wesentlichen wurde die „Liebeskunst“ mit der sinnlichen Erotik gleichgesetzt. Der große Erfolg seiner erotischen Dichtkunst inspirierte Ovid zu einem weiteren Liebeskunstwerk analog für Frauen. In erster Linie meinte „Liebeskunst“ eine Technik des Genießens. Am Ende des dritten Teils dekliniert ihr Verfasser die Stellungen beim Geschlechtsverkehr durch (vergleichbar mit dem indischen Kamasutra). Ovid riet übrigens seiner jungen Leserschaft, den „Circus“(!) *„zu besuchen, weil sich gerade dort in der allgemein fieberhaften Erregung günstige Gelegenheiten für Bekanntschaften bieten müssten“*.

Doch umfasste der Ausdruck „Liebeskunst“ bereits lange Zeit vorher, nämlich bei Platon, einen weiter gesteckten Sinn. Er beschrieb eine moralisch-erotische Liebespraxis, *„Die Ausübung des Eros überhaupt“*. In späterer Zeit erhielt der Begriff „Liebeskunst“ oder „Liebesschule“ eine stärker rational gefärbte Komponente. Lust wurde entsprechend einem christlich säkularisierten Weltbild durch Logik ersetzt. So erzählt die anonym erschienene Schrift *„L'école d'amour ou les héros docteurs“* (1656) von der Reise zu einer fiktiven Liebesschule, an der es *„Docteurs en amour“* gibt, welche die *„regle d'Amour“* lehren und über Liebeserklärungen und Liebespflichten, Treue und Eifersucht etc. Vorlesungen halten.

„Die Kunst des Liebens“ (1956), gesellschaftskritisches Werk des Sozialpsychologen Erich Fromm, behandelt die Theorie und Praxis der Liebe. Die Theorie der Liebe baut auf unser menschliches Grundbedürfnis, sich mit einem anderen zu vereinigen. Überdies sollten wir Liebe von ihrem Grundverständnis als eine ethische Haltung begreifen, die auf die ganze Welt bezogen ist. In der Praxis der Liebe entwickeln wir ein intuitives Gespür für unsere ureigenen Bedürfnisse wie auch für die unserer Umwelt. Und auch hier finden wir erneut: Selbstliebe und Liebe zu anderen bedingen einander.

Den überzeugenden Entwurf einer Liebesschule, wie ich sie mir erträume, liefern mir weder die Philosophen der Vergangenheit noch die der Gegenwart. Die Gehirnforschung verhilft uns zu der bedeutenden Erkenntnis, dass Liebe, Lernen und Glück in unserem Gehirn eng miteinander zusammenhängen. Bei allen drei Gütern geht es um unser Leben verändernde Erfahrungen. Wenn wir etwas Neues lernen, so tun wir das mit freudiger Neugier – sofern es unser Interesse weckt und auf positive Weise vermittelt und erfahren wird. Wenn wir uns verlieben, lernen wir ebenfalls. Wir lernen eine neue Person kennen und sind bereit, uns zu verändern, stellen unser Leben um. Sobald wir in uns selbst Sicherheit gewinnen und lernen, uns zu vertrauen, müssen wir unseren Gefühlen nicht mehr misstrauen. Wenn wir uns auf die Liebe einlassen, erweitern wir nicht nur unseren Erfahrungsschatz, sondern auch unseren Horizont. Aus Sicht des Gehirns sind Liebe und Lernen prinzipiell das Gleiche. Wir lernen in der Liebe und durch die Liebe hinzu. In diesem Sinne: Nicht für die Schule, sondern für das Leben lernen wir!

12. Ratlose Liebesartisten in der Zirkuskuppel?

Chaos und Resonanz: Der Kreis schließt sich

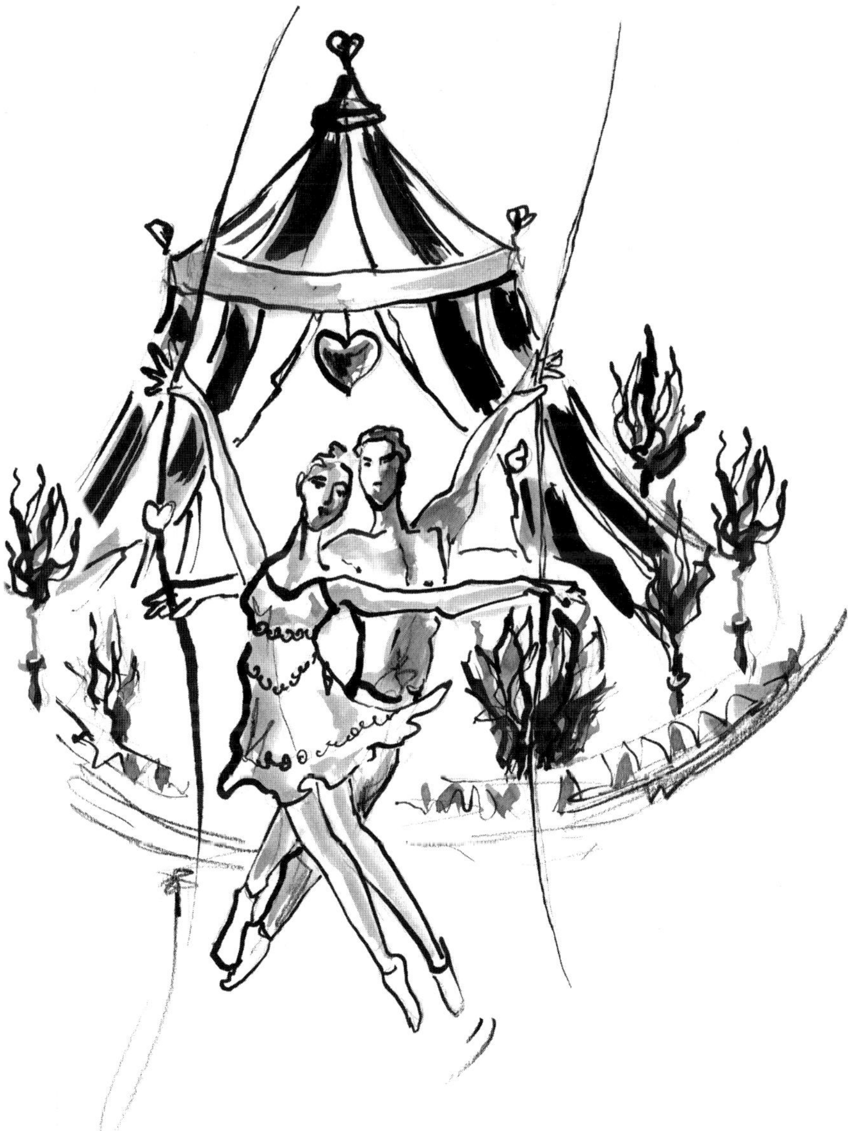

Die Kreisbahn des Zirkus schließt sich und unsere Vorstellung neigt sich dem Ende. Lassen Sie uns zu ihrem Beginn zurückkommen: zum Flügelschlag eines Schmetterlings. Dieser vermag eine große, unvorhersehbare Wirkung zu entfalten, wenn geringfügig veränderte Anfangsbedingungen im komplexen Verlauf zu einer völlig unerwarteten Entwicklung führen. Selbst scheinbar chaotische Vorgänge folgen bestimmten Naturgesetzen. Nach der klassischen griechischen Mythologie soll das Chaos den ungeordneten Urzustand der Welt gebildet haben, aus dem die spätere geordnete Welt, der Kosmos, hervorgegangen ist. Das Moment des Apollonischen: Klarheit, Ordnung, Sicherheit und das Moment des Dionysischen: Triebhaftigkeit, Schöpfertum und Zerstörung, gehören als polare Mächte der Natur und unseres Menschseins unauflösbar zusammen. Ohne die Kräfte der unteren Welt ist auch die obere olympische Welt nicht vollkommen.

Dieser Mythos von einem ausgehenden ungeordneten Urstoff wird für uns im Besonderen zu Beginn und am Ende einer großen Liebe erfahrbar. Die eigentliche Kunstfertigkeit liegt für uns Liebestieftaucher und Himmelsstürmer darin, auch in Leiden und Schmerz die Bedingung des Liebens zu erkennen. Begeben wir uns in den Zirkus der Liebe, so wird uns die Erfahrung zuteil, *„dass gerade die Liebe uns verletzt und beglückt. Aus dieser Spannung gibt es kein Entkommen. Die Liebe ist wie das Leben – schmerzhaft und schön zugleich"* (Mathias Jung, 2004). Das Verständnis für die Sinnhaftigkeit leidvoller Umstände kann in der Liebe äußerst befreiend sein und dazu beitragen, sich dem eingefahrenen Perfektionszwang und allseits propagierten Machbarkeitswahn in der Liebe zu widersetzen.

Die Sehnsucht nach dem anderen ist immer auch eine Sehnsucht nach Lebenssinn. Eine Sehnsucht, sich selbst näherzukommen. Liebe ist Selbsterkenntnis. In diesem Sinne ist die Liebe wie der Zirkus eine radikale Form der Selbstverwirklichung, die sich zwischen zwei das Leben bedingenden Polen bewegt: *Chaos* und *Resonanz*.

Unter „*Chaos*" verstehen wir (wie der Schmetterlingseffekt versinnbildlicht) Vorgänge der Unvorhersehbarkeit und Unberechenbarkeit. Die „Chaos-Liebe" ist die irreversible, chaotisch einbrechende Zeit, die sich vertrauten Zyklen nicht anpassen lässt. Sie schenkt unserem Dasein die Kraft der Energie, der Lebenslust und der Spontaneität. Diese Kraftquellen brechen in unregelmäßigen Abständen die Ordnung und damit unsere Gewissheit in die Liebe auseinander, was sowohl auf persönlicher als auch auf gesellschaftlicher und evolutionärer Ebene unerlässlich für Wandel und Entwicklung ist. „*Man muss noch Chaos in sich haben*", so Friedrich Nietzsche, „*um einen tanzenden Stern gebären zu können.*" In der Liebe finden wir das Chaosprinzip in Form von Obsession, Sinnlichkeit und Verzehren. Liebe hat aber auch immer Bezug zum Tod, zum Zerwürfnis, zur Trennung, was das Chaosprinzip gleichsam in sich birgt. Das beginnt bescheiden beim „kleinen Tod" des Orgasmus, es gipfelt aber auf höchster Ebene in der „ars moriendi", in der Sterbekunst, im bittersüßen Verfall einer wirklichen Chaos-Liebe. Wahrhafte Liebe, nach der wir uns im Diesseits sehnen, also unsere Idealvorstellung der gelebten Liebe, ist möglicherweise eine Liebe, die dem Tode verbrüdert ist.

Resonanz gibt unserem Dasein Struktur und Ordnung, die in Bezug auf alle drei Zeitsäulen – Phylogenese, Zeit der Menschheitsgeschichte und Ontogenese – Grundvoraussetzung für unsere Existenz ist. So auch in der Liebe, in der wir das Resonanzprinzip in Form von Beständigkeit, Vertrautheit und Tiefsinn suchen. Resonanz bedeutet „*miteinander auf gleicher oder ähnlicher Wellenlänge schwingen*" (Cramer, 1998). Im Liebeszirkus erfahren wir, dass diese Ganzheit über das Prinzip der „Rückkopplung", dem schwingenden „Zurücktönen" zwischen Beziehungspartnern, erfolgt. Auf körperlicher Ebene vollziehen sich diese Wechselwirkungsprozesse zwischen den Signalbotenstoffen, zwischen unseren Organen und Gehirnen, die im Auftrag der Liebe verlässliche Effekte wie das beschriebene Phänomen der *Spiegelung* entfalten. Auf geistiger Ebene bereichert uns das Resonanzprinzip mit Geborgenheit stiftendem (Ur-) Vertrauen in die Verlässlichkeit von Beziehungen und darauf gründenden aufrichtigen Begegnungen und Zusammenkünften. Wir sind befähigt, uns in den anderen einzufühlen, ihn zu erspüren und uns selbst dabei so intensiv zu fühlen wie nie.

Erinnert sei an Goethes Worte: *„Alles geben die Götter, die unendlichen, ihren Lieblingen ganz, alle Freuden, die unendlichen, alle Schmerzen, die unendlichen, ganz*“. Wellenberge und Wellentäler, die sich in regelmäßigen Abständen wiederholen. Die Polarität von Resonanz und Chaos erstreckt sich über alle Lebensbereiche von grundlegenden physikalischen Konzepten über die gesamte Biologie und findet für uns in der Liebe ihre höchste Ausprägung: *„Ohne das Prinzip Eros, ohne die Spannung zwischen zwei Polen kann nichts Neues entstehen, kann die Welt nicht in Gang kommen und nicht weiter fortschreiten*“ (Cramer, 1998).

Die Liebe fordert uns auf, unsere Neugier, Freiheit und Sehnsucht auszuleben, um den bequemen Gleichklang immer wieder zu irritieren. In diesem Spannungsverhältnis versucht jeder für sich, in Abhängigkeit zu seinem persönlichen Liebesdrehbuch die richtige Balance zu finden – stets aufs Neue. In der Vereinigung zweier Liebender kristallisiert etwas Neues aus, wodurch der Weg zu geistigem Wachstum und geistiger Entwicklung geebnet wird. Die Liebe ist die kraftvollste und schönste Ausprägung der kreativen Polarität des Lebens. In diesem Wechselspiel liegt ihre große Herausforderung.

Wer über einen Liebeszirkus schreibt, kommt nicht umhin, Alexander Kluges Kultklassiker *„Die Artisten in der Zirkuskuppel: ratlos*“ (1968) in das Programm zu integrieren. Meine Zirkusvorstellung soll mit diesem Film ein Ende finden. Die Hauptfigur Leni Peikert will den Traum ihres verstorbenen Vaters Wirklichkeit werden lassen und noch nie aufgeführte (Zirkus-) Nummern auf die Beine stellen. Hierfür plant sie die Gründung eines „Reformzirkus“, der sich dem politischen und sozialen Fortschritt verschreiben soll. Das Konzept verliert zunehmend an Kraft, da die Zeit für seine Umsetzung noch nicht reif zu sein scheint. Lenis Traum bleibt vorerst Vision. Mit dem Eingeständnis, *„Die*

Utopie wird immer besser, während wir auf sie warten", annulliert sie das große Experiment und entscheidet sich, ihren Idealen in kleinen Schritten näherzukommen.

Alexander Kluges zeitgenössische Ideologiekritik hat doppelten Boden. Einerseits reflektiert sie die Rolle des visionären Künstlers und die Grenzen seiner Entfaltung. Andererseits spiegelt sie die politische Situation Ende der 1960er-Jahre auf dem Höhepunkt der Revolutionsbegeisterung junger Intellektueller. Der Zirkus in diesem Film steht stellvertretend für die Kunst, die Utopie, für den Traum, den sich der Einzelne verwirklichen will. Ob die Utopie des Einzelnen durch einen großen revolutionierenden Schritt oder langsam in kleinen Schritten realisiert wird, bleibt offen. Diese Entscheidung muss letzten Endes jeder Lebens- und Liebeskünstler für sich selbst treffen. Das Entscheidende ist, dass jeder von uns *versucht*, seine Utopie zu leben.

Jeder Mensch entwickelt für sich eine ureigene Beziehungs-Vision, seine ganz persönliche Liebes-Vorstellung, für die kein Sprechstallmeister dieser Welt eine exakte Anleitung geben kann. Das Zerbrechen einer unerfüllten Beziehung mag absehbar oder zumindest nachvollziehbar sein. Erfüllte hingegen gelingen auf unendlich verschiedenen Wegen. Was einen Menschen in der Liebe beglückt, das entzieht sich meist jeder Logik. Gerade in dieser Einmaligkeit liegt die wahrlich zauberhafte Qualität einer beflügelnden Liebe.

Warum sind wir Liebesartisten in der Zirkuskuppel so ratlos? Die Liebe lässt sich, wie wir sehen, nur begrenzt erforschen und durchschauen. Sie ist kein Mechanismus, der sich einstudieren ließe. Es gibt keinen Zaubertrick. Wir sind geworfen in diesen unentwirrbaren Mix aus Tragik und Komik. Auch Aufklärung und gesellschaftlicher Fortschritt bringen da keine endgültigen Klarheiten und Wahrheiten. Mit einem noch nie zuvor verfügbaren Angebot an unbegrenzten Freiheiten und Perspektiven können wir unser Liebes(er)-leben selbst gestalten. Nichts ist mehr selbstverständlich, alles scheint möglich. Wir sind auf dem Weg, heterogene Formen von Beziehung zu finden und auszuprobieren. Durch den zunehmenden Zerfall der Kernfamilie und dem damit einhergehenden Aufbrechen der traditionellen Familienstruktur werden zukünftig alternative Lebens- und Netzwerkformen und altbekannte Gemeinschafts-GmbHs an Bedeutung gewinnen. Von Senioren-WGs über Liebes-Kommunen bis zu Single-Siedlungen ist heute alles denk- und machbar. Zugleich wird unser Leben zunehmend von Phasen des Alleinseins geprägt sein. Wir befinden uns an einer Epochenwende. Nichts bleibt, wie es war. Und nichts ist, wie es scheint.

Parallel zu Alexander Kluges Film und generell zum Kino der 1960er-Jahre reformierte sich auch die Liebe in einer zuvor nie da gewesenen Weise. Traditionelle Leitbilder wurden durch sexuelle Revolution und die darauf folgende Emanzipationswelle tief greifend umgestaltet. Für die Realisierung der Utopie auf gesamtgesellschaftlicher Ebene war es höchste Zeit. Man bedenke: Nach damaliger Gesetzgebung durften Paare ihre Erotik offiziell nur in der Ehe ausleben! Jede Zuwiderhandlung wurde als „Unzucht" sanktioniert. Der neuartige Verhütungsschutz durch die Antibabypille führte zu einem heute unvorstellbar befreienden, veränderten Umgang mit Sexualität und Liebe. Die Generation von heute profitiert auf der einen Seite unsagbar von diesen erkämpften Idealen, sieht sich auf der anderen Seite aber mit daraus resultierenden neuen Fragestellungen konfrontiert.

Die große Freiheit der unverbindlichen Verbindlichkeiten (Freiheit versus Resonanz) gibt es nur zum Preis großer Unsicherheit. In dieser Entwicklung liegt eine enorme Herausforderung. In der unumstößlichen Überzeugung, den geliebten Menschen an seiner Seite sicher zu wissen, versteckt sich die Bedrohung vom Ende der Liebe: *„Man macht sich ein Bildnis, das ist das Lieblose, der Verrat"*, schreibt Max Frisch. Denn das Wunderbare an der Liebe, hält er in seinem *Tagebuch* fest, bestehe ja darin, *„daß sie uns in der Schwebe des Lebendigen hält, in der Bereitschaft, einem Menschen zu folgen in allen seinen möglichen Entfaltungen."* Unser Bild vom anderen ist stets auch die Projektion unserer Hoffnungen und Wünsche, die wir in den anderen immerfort hineinlieben.

Liebesakrobatik bedeutet, dass wir trotz übersteigerter Illusionen, projizierter Sehnsüchte und erfahrener Enttäuschungen nicht à la Pygmalion versuchen, ein synthetisches Idealbild nach unseren Wünschen zu erschaffen. Zu lieben bedeutet, dem anderen und sich selbst weiter Wachstum zuzugestehen; sich selbst und den anderen zu überraschen und sich überraschen zu lassen; auf gemeinsame Träume, Ideen und Fantasien Bezug zu nehmen und immer wieder gefühlsgeladene Versuchsballons steigen zu lassen. Zu lieben bedeutet schlicht und ergreifend, das anzuerkennen, was der Psychoanalytiker Michael Lukas Moeller hinreißend trivial formuliert hat: „*Ich weiß dich nicht.*" Gemeint ist: Zwar weiß ich dich nicht. Was ich aber weiß ist, dass ich dich liebe.

Schlussrunde

Zu guter Letzt erfolgt noch eine Draufgabe der Autorin, sozusagen ein „Kehraus", bevor die Zirkuskarawane weiterzieht. Die in meinem „Liebeszirkus" beschriebenen Erkenntnisse können letztlich nur als Hintergrund für eigene Entdeckungen dienen. Die Liebe nach wissenschaftlichen Bausteinen zu erforschen ist insofern eine unorthodoxe Angelegenheit, als dass sie in ihren tief gründenden Inhalten intellektuell gar nicht begreifbar, geschweige denn umsetzbar ist. Das erfahren wir anhand all der kleinen und großen Komödien und Tragödien der Weltliteratur, als auch beim Betrachten unseres eigenen, oft erstaunlich spannenden Liebeszirkus.

Die Erkenntnisse der Wissenschaft können uns zur Orientierung und Selbstreflexion durchaus behilflich sein und die Erfolgschancen unserer Paarakrobatik verbessern. Durch Aufklärung und durch das Verständnis der Grundlagen können wir darüber hinaus nachvollziehen, warum uns Menschen das (Aus-) Leben von Liebe manchmal so wahnsinnig verzwickt erscheint. Eines aber lässt die Forschung außer Acht: die *Bedeutung*, die die Liebe für den Einzelnen hat.

Der Mensch, der zum Handeln bestimmt ist, (er-) lebt Gefühle konkret auf der Alltagsebene. Tief in unserem Inneren wissen wir Liebesakteure allzu gut, dass ein allgemeingültiges Liebesmodell den Kern der wahren Liebe verfehlen würde. Wichtiger als eine ausgeklügelt laborierte Liebestheorie ist es, jeden Tag den ganz persönlichen Liebespfad zu finden, auf dem wir stets neue Entdeckungen machen. Als Wanderzirkus folgen wir in unserem Liebeshandeln keinen vorgezeichneten Routen. Durch Denken und Fühlen werden wir in unserem Tun immer wieder aufs Neue unvorhersehbar umgelenkt. So entwickelt jede Liebe ihre ureigene Beziehungs-Vision, ihre ganz individuelle Zirkusvorstellung, für die kein Forscher eine Anleitung erstellen kann. Was uns beglückt, entzieht sich letztlich jeder Logik.

Jenseits des Chaos, in dem sich möglicherweise verborgene Strukturen erkennen lassen, existiert ein Chaos, das auch die bemühten Forscher nicht zähmen und über das sie keine endgültigen Aussagen treffen können. Hier bleibt Raum für Utopie, Fantasie, Schicksal und Mythen. Nach 40 Jahren Chaostheorie und fast 30 Jahren Liebesforschung bleibt der Liebeszirkus weiterhin eine Quelle für Kreativität. Womöglich ahnt gerade derjenige am besten, was Liebe ist, der nicht nach ihr forscht – sondern sie im Akt anschaulich erfährt. In Bezug auf das Gefühl „Liebe“ hat de facto nicht die Wissenschaft das letzte Wort, sondern das empfindende Subjekt, der liebende Mensch.

Liebe ist ein gegenseitiges Geschenk der Liebenden, immer neu und einzigartig.

13. Zugabe!

Quellen und weiterführende Literatur

Alberoni, Franceso (1998): Liebe – Das höchste der Gefühle. München: Heyne Verlag.

Alighieri, Dante (1987): Das neue Leben. Vita Nova. Aus dem Italienischen von Hannelise Hinderberger. 2. Auflage. Zürich: Manesse-Verlag.

Aron, Arthur et al. (2005): Reward, motivation and emotion systems associated with early-stage intense romantic love. Journal of Neurophysiology 94, S. 327–337.

Aron, Arthur et al. (2000): Couples shared participation in novel and arousing activities and experienced relationship quality. Journal of Personality and Social Psychology, 78, 273–283.

Aron, Arthur et al. (1989): Experiences of falling in love. Journal of Social and Personal Relationships, 6, S. 243–257.

Aron, Arthur und Elaine Aron (1986). Love and the expansion of self: Understanding attraction and satisfaction. New York: Hemisphere.

Asendorpf, Jens B. und Rainer Banse (2000): Psychologie der Beziehung. Bern: Huber.

Bandelow, Borwin (2007): Das Buch für Schüchterne. Wege aus der Selbstblockade. Reinbek bei Hamburg: Rowohlt.

Barrie, James Matthew (2008): Peter Pan. 11. Auflage. Würzburg: Arena Verlag.

Bartels, Andreas und Semir Zeki (2004): The neural correlates of maternal and romantic love. Neuroimage 21, S. 1155–1166.

Bartels, Andreas und Semir Zeki (2002): Verliebte sind mutig und sanft. In: Gehirn und Geist. Das Magazin für Psychologie und Hirnforschung. Nr. 3/2002, S. 40–41.

Bartels, Andreas und Semir Zeki (2000): The neuronal basis of Romantic Love. In: Neuroreport 11, 27. November 2000, S. 3829–3834.

Barthes, Roland (1988): Fragmente einer Sprache der Liebe. Frankfurt am Main: Suhrkamp.

Bateson, Gregory (1987): Geist und Natur. Eine notwendige Einheit. Frankfurt am Main: Suhrkamp.

Bauer, Joachim (2005): Warum ich fühle, was du fühlst. Intuitive Kommunikation und das Geheimnis der Spiegelneurone. 5. Auflage. Hamburg: Hoffmann und Campe.

Bauer, Joachim (2004): Das Gedächtnis des Körpers. Wie Beziehungen und Lebensstile unsere Gene steuern. München: Piper.

Beck, Ulrich und Elisabeth Beck-Gernsheim (1990): Das ganz normale Chaos der Liebe. Frankfurt am Main: Suhrkamp

Beck, Ulrich (2007): Die neuen Väter zwischen Kind und Karriere: So kann die Balance gelingen. Freiburg: Herder Verlag.

Benard, Cheryl und Edit Schlaffer (1990): Lasst endlich die Männer in Ruhe oder Wie man sie weniger und sich selbst mehr liebt. Reinbek bei Hamburg: Rowohlt.

Benuto, Lorraine and Marta Meana (2008). Acculturation and sexuality: Testing the theory of female erotic plasticity. Journal of Sex Research, Volume 45, Issue 3, 2008, S. 217–224.

Berger, Peter L. und Thomas Luckmann (2001): Die gesellschaftliche Konstruktion der Wirklichkeit. Eine Theorie der Wissenssoziologie. 18. Auflage. Frankfurt am Main: Fischer.

Bergmann, Martin S. (1999): Eine Geschichte der Liebe. Vom Umgang des Menschen mit einem rätselhaften Gefühl. Frankfurt am Main: Fischer.

Berscheid, Ellen und Elaine Walster (1974): A little bit about love. In: Huston, T. L. (Hrsg.): Foundations of Interpersonal Attraction. New York.

Bethge, Philip (2005): Der liebende Affe. In: Der Spiegel 9/2005, S. 168–176.

Bethge, Philip (2005): Der stärkste Trieb der Welt. In: Der Spiegel 9/2005. S. 177–181.

Bierhoff, Hans-Werner (2002): Spielarten der Liebe. In: Gehirn und Geist. Lust und Liebe. Was Forscher über Begierde und Gefühle wissen. Nr. 3/2002. S. 42 f.

Bierhoff, H.W. (1995). Liebe. In M. Amelang, H.J. Ahrens & H.W. Bierhoff (Hrsg.), Attraktion und Liebe, S. 197–234. Göttingen: Hogrefe.

Blech, Jörg (2000): Dämonen der Begierde. In: Der Spiegel 16/2000, S. 254.

Bourdieu, Pierre (2004): Wahlverwandtschaften. In: Kemper, Peter und Ulrich Sonnenschein (Hrsg.): Das Abenteuer Liebe. Bestandsaufnahme eines unordentlichen Gefühls. S. 96–98. Frankfurt am Main: Suhrkamp.

Bowlby, John (2001): Das Glück und die Trauer. Herstellung und Lösung affektiver Bindungen. 2., um ein Vorwort erweiterte Auflage. Stuttgart: Klett-Cotta.

Brizendine, Louann (2007): Das weibliche Gehirn: Warum Frauen anders sind als Männer. Hamburg: Hoffmann und Campe.

Brockhaus – Die Enzyklopädie (1998): in 24 Bänden. 20., überarbeitete und aktualisierte Auflage. Band 13. Leipzig: Brockhaus in der Wissenmedia.

Burkart, Günter (1998): Auf dem Weg zu einer Soziologie der Liebe. In: Hahn, Kornelia und Günter Burkart (Hrsg.): Liebe am Ende des 20. Jahrhunderts. Studien zur Soziologie intimer Beziehungen, S. 15–49. Opladen: Leske und Budrich.

Burkart, Günter und Kornelia Hahn (1998): Liebe am Ende des 20. Jahrhunderts. In: Ders. (Hrsg.): Liebe am Ende des 20. Jahrhunderts. Studien zur Soziologie intimer Beziehungen, S. 7–13. Opladen: Leske und Budrich.

Burkart, Günter (1997): Lebensphasen – Liebesphasen. Vom Paar zur Ehe, zum Single und zurück? Opladen: Leske und Budrich.

Buss, David M. (1994): Die Evolution des Begehrens. Geheimnisse der Partnerwahl. Hamburg: Ernst Kabel Verlag.

Buss, David M. (1989): Sex differences in human mate preferences: Evolutionary hypotheses tested in 37 cultures. In: Behavioral and Brain Sciences 12/1989, S. 1–49.

Buss, David M. (1988): Love acts. The evolutionary biology of love. In: R. J. Sternberg und L. M. Barnes (Hrsg.). The Psychology of Love, S. 100–118. New Haven London: Yale University Press.

Buss, David M. (1985): Human mate selection. American Scientist, 73. S. 47–51.

Casanova, Giacomo (1964): Geschichte meines Lebens. Band 1. Berlin: Propyläen.

Chivers, Meredith and J. M. Bailey: A sex difference in features that elicit genital response. Biological Psychology, Bd. 70/2, 2005, S. 115–120.

Corsten, Michael (1993): Das Ich und die Liebe. Subjektivität, Intimität, Vergesellschaftung. Opladen: Leske und Budrich.

Cramer, Friedrich (1993): Chaos und Ordnung. Die komplexe Struktur des Lebendigen. Frankfurt am Main: Insel Verlag.

Cramer, Friedrich (1998): Symphonie des Lebendigen. Versuch einer allgemeinen Resonanztheorie. Frankfurt am Main: Insel Verlag.

Crenshaw, Theresa L. (1999): Die Alchemie von Liebe und Lust. Hormone steuern unser Liebesleben. München: dtv.

Cresswell, Clio (2005): Wie viel Sex passt in ein Einmachglas? Was die Mathematik über unser Liebesleben verrät. Frankfurt: Campus Verlag.

Cunningham, Michael R. (1989): Reactions to heterosexual opening gambits: Female selectivity and male responsiveness. Personality and Social Psychology Bulletin, Vol. 15, No 1, 27–41.

Damasio, Antonio R. (2002): Ich fühle, also bin ich. Die Entschlüsselung des Bewusstseins. 3. Auflage. München: List.

Damasio, Antonio R. (1997): Descartes' Irrtum. Fühlen, Denken und das menschliche Gehirn. 2. Auflage. München: dtv.

Degen, Rolf (2004): Vom Höchsten der Gefühle. Wie der Mensch zum Orgasmus kommt. Frankfurt am Main: Eichborn.

Deighton, Russell M. und Harald Traue (2004): Emotion und Kultur im Spiegel emotionalen Wissens. In: Achim Stephan und Henrik Walter (Hrsg.). Natur und Theorie der Emotion. Paderborn: Mentis.

Diamond, Lisa M. (2008): Sexual Fluidity: Understanding women's love and desire. Cambridge: Harvard University Press.

Drost, Ralf (2000): Doch sag, wie hältst du's mit der Konstruktion? In: Frankfurter Allgemeine Zeitung. Ausgabe vom 4. Dezember 2000, S. 57.

Duncker, Hans-Christian (2000): Die Kulturfähigkeit des Menschen. Vorstellungen einer evolutionsbiologischen Anthropologie. Spiegel der Forschung, Band 17, Nr. 2, S. 22–37.

Dutton, Donald G. und A. P. Aron (1974): Some evidence for heightened sexual attraction under conditions of high anxiety. Journal of Personality and Social Psychology, Vol. 30, No 4, 510–517.

Dux, Günter (1994): Geschlecht und Gesellschaft. Warum wir lieben. Die romantische Liebe nach dem Verlust der Welt. Frankfurt am Main: Suhrkamp.

Ebert, Michael und Oliver Stolle (2005): Ewige Liebe. Diesmal für immer. In: Neon. Novemberausgabe. S. 60.

Eibl-Eibesfeldt, Irenäus (1997): Die Biologie menschlichen Verhaltens. Grundriß der Humanethologie. 3., überarbeitete Auflage. München: Piper.

Engelen, Eva-Maria (2003): Erkenntnis und Liebe. Zur fundierenden Rolle des Gefühls bei den Leistungen der Vernunft. Göttingen: Vandenhoeck und Ruprecht.

Engeln, Henning (1997): Weshalb wir lieben und leiden, uns verbinden, trennen und betrügen müssen. In: Geo. Ausgabe vom 01.01.1997, S. 16f.

Fauck, Silvia (2008): Liebeskummer – wenn das Herz zu brechen droht. Freiburg: Kreuz Verlag.

Feingold, Alan (1992): Good-looking people are not what we think. Psychological Bulletin, 111. S. 304–341.

Ferstl, Ernst (1996): Unter der Oberfläche. Wien-Klosterneuburg: Edition Va Bene.

Fink, Sabine, Laurent Excoffier und Gerald Heckel (2006): Mammalian monogamy is not controlled by a single gene. Proceedings of the National Academy of Sciences of the United States, Early Edition, 10. Juli 2006.

Fisher, Helen (2005): Warum wir lieben. Die Chemie der Leidenschaft. Düsseldorf: Patmos Verlag.

Fisher, Helen (2004): Schluss, aus und vorbei. In: Gehirn und Geist. Bin ich kreativ? Spektrum der Wissenschaft. Nr. 4, S. 46–48.

Fisher, Helen (2001): Lust, Anziehung und Verbundenheit. Biologie und Evolution der menschlichen Liebe. In: Meier, Heinrich und Gerhard Neumann (Hrsg.): Über die Liebe. Ein Symposium. Veröffentlichungen der Carl-Friedrich-von-Siemens-Stiftung Band 8. S. 81–112. 2. Auflage. München: Piper.

Freud, Sigmund (2006): Schriften über Liebe und Sexualität. 5. Auflage. Frankfurt am Main: Fischer.

Freud, Sigmund (1920): Jenseits des Lustprinzips. In: Studienausgabe, Bd. III: Psychologie des Unbewußten. S. 213–272. Frankfurt am Main: Fischer 1975.

Freud, Sigmund (1972): Gesammelte Werke Band XIV. Werke aus den Jahren 1925–1931. 5. Auflage. Frankfurt am Main: Fischer.

Froböse, Gabriele und Rolf (2004): Lust und Liebe – alles nur Chemie? Weinheim.: Wiley-VCH.

Fromm, Erich (1956): Die Kunst des Liebens. Berlin: Ullstein.

Fromm, Erich (2004): Ist Lieben eine Kunst? In: Kemper, Peter und Ulrich Sonnenschein: Das Abenteuer Liebe. Bestandsaufnahme eines unordentlichen Gefühls. S. 15–20. Frankfurt am Main: Suhrkamp.

Fuchs, Peter (1999): Liebe, Sex und solche Sachen. Zur Konstruktion moderner Intimsysteme. Konstanz: Uvk.

Gallese, Vittorio, Christian Keysers imd Giacomo Rizzolatti (2004): A unifying view of the basis of social cognition. In: Trends in Cognitive Sciences, Vol 8, No. 9, S. 396–403.

Gallese, Vittorio (2003): The Roots of Empathy: The Shared Manifold Hypothesis and the Neural Basis of Intersubjectivity. In: Psychopathology, 36, S. 171–180.

Gallese, Vittorio (2000): The acting subject. Towards the neural basis of social cognition. In: Metzinger, Thomas (Hrsg.): Neural correlates of consciousness. Empirical and conceptual questions. MIT Press.

Gallese, Vittorio und Alvin Goldman (1998): Mirror neurons and the simulation theory of mind-reading. In: Trends in Cognitive Science. Vol. 2. No. 12, S. 493–501.

Geyer, Christian (2004): Hirnforschung und Willensfreiheit. Zur Deutung der neuesten Experimente. Frankfurt am Main: Suhrkamp.

Giddens, Anthony (1993): Wandel der Intimität. Sexualität, Liebe und Erotik in modernen Gesellschaften. Frankfurt am Main: Fischer.

Giddens, Anthony (2004): Sexualität, Emanzipation, Lebenspolitik. In: Peter Kemper und Ulrich Sonnenschein (Hrsg.): Das Abenteuer Liebe. Bestandsaufnahme eines unordentlichen Gefühls. Begleitband zum Neuen Funkkolleg des Hessischen Rundfunks. S. 109–117. Frankfurt am Main. Suhrkamp.

Givens, David B. (1985): Love signals. How to attract a mate. Reprint edition. New Zealand: Pinnacle Books.

Givens, David B. (1978): The non-verbal basis of attraction: Flirtation, courtship and seduction. Psychiatry, 41. S. 346–351.

Gladwell, Malcolm (2006): Blink. The power of thinking without thinking. London: Penguin Books Ltd.

Goffman, Erving (2000): Wir alle spielen Theater. Die Selbstdarstellung im Alltag. 8. Auflage. München: Piper.

Goodfellow, Peter N. und Robin Lovell-Badge (1993): SRY and sex determination in mammals. Annu. Rev. Genet. 27: 71–92.

Gottman, John (1998): Laß uns einfach glücklich sein. Der Schlüssel zu einer harmonischen Partnerschaft. München: Heyne Verlag.

Grammer, Karl (2002): Signale der Liebe. Die biologischen Gesetze der Partnerwahl. 5. Auflage. München: dtv.

Grammer, Karl und Astrid Jütte (2000): Die evolutionäre Psychologie der Liebe. In: Große Gefühle. Bausteine menschlichen Verhaltens. S. 31–48. Frankfurt am Main: Suhrkamp.

Grammer, Karl et al. (1998). Der Kampf der Geschlechter und der Krieg der Signale. In: Bernulf Karnitscheider (Hrsg.): Liebe, Lust und Leidenschaft. Sexualität im Spiegel der Wissenschaft. S. 9–35. Stuttgart: Edition Universitas.

Haeberle, Erwin J. (1983): Die Sexualität des Menschen. Berlin: Walter de Gruyter.

Hahn, Kornelia und Günter Burkart (1998): Liebe am Ende des 20. Jahrhunderts. Studien zur Soziologie intimer Beziehungen. Opladen: Leske und Budrich.

Hantel-Quitmann, Wolfgang (2007): Der Geheimplan der Liebe. Zur Psychologie der Partnerwahl. 2. Auflage. Freiburg im Breisgau: Herder.

Harlow, Harry (1958): The nature of love. In: American Psychologist, 13, S. 573–685.

Hassebrauck, Manfred und Beate Küpper (2003): Warum wir aufeinander fliegen. Die Gesetze der Partnerwahl. 2. Auflage. Reinbek bei Hamburg: Rowohlt.

Hatfield, Elaine und Richard L. Rapson (1996): Love and Sex. Cross-Cultural Perspectives. Boston: Allyn & Bacon.

Hatfield, Elaine et al. (1966): The importance of physical attractiveness in dating behaviour. Journal of Personality and Social Psychology, 4, S. 508–516.

Hatt, Hanns und Regine Dee (2009): Das Maiglöckchen-Phänomen: Alles über das Riechen und wie es unser Leben bestimmt. 4. Auflage. München: Piper.

Hemingway, Ernest (1944): Und ich bin nur glücklich und schnurre wie ein altes Dschungeltier, weil ich Dich liebe. In: Müller, Petra und Rainer Wieland (2008): Liebesbriefe großer Männer. Band 1. 3. Auflage. S. 124–128.

Hengge, Paul (2006): Warum der Mensch sich aufgerichtet hat. Oder: Die Geburt der Liebe. In: P.M. – Welt des Wissens. Februar 2006, S. 14–21.

Herrmann, Horst (2005): Liebesbeziehungen – Lebensentwürfe. Eine Soziologie der Partnerschaft. 3. Auflage. Münster: Telos Verlag.

Hillekamp, Sven (2009): Das Ende der Liebe. 3. Auflage. Stuttgart: Ernst Klett-Verlag.

Hondrich, Karl Otto (2004): Liebe in Zeiten der Weltgesellschaft. Frankfurt am Main: Suhrkamp.

Hüther, Gerald (2009): „Männer – das schwache Geschlecht und sein Gehirn". Göttingen: Vandenhoeck & Ruprecht.

Hüther, Gerald (2009) Supermanns Irrweg. Der Hirnforscher Gerald Hüther fordert bessere Vorbilder für Jungs. Dafür aber müssten Männer umdenken. Frankfurter Allgemeine Sonntagszeitung. Ausgabe vom 01. 11. 2009, S. 51.

Hüther, Gerald (2006): Auf der Suche nach den biologischen Grundlagen der Liebe. In: Röttger-Rössler, Birgitt und Eva-Maria Engelen (Hrsg.): „Tell me about love". Kultur und Natur der Liebe. S. 207–220. Paderborn: Mentis.

Hüther, Gerald (2003): Die Evolution der Liebe. Was Darwin bereits ahnte und die Darwinisten nicht wahrhaben wollen. 3. Auflage. Göttingen: Vandenhoeck und Ruprecht.
(Weitere Informationen zu Prof. Hüther finden Sie im Internet unter: http://www.win-future.de

Iványi, Nathalie und Jo Reichertz (2002): Liebe (wie) im Fernsehen. Eine wissenssoziologische Analyse. Opladen: Leske und Budrich.

Insel, Thomas (2003): Is social attachment an addictive disorder? Physiology and Behavior 79, S. 351–357.

Jankowiak, William R. (1995): Romantic passion. A universal experience? New York: Columbia University Press.

Jankowiak, William R. und Edward F. Fischer (1992): A Cross-Cultural Perspective on Romantic Love. Ethnology 31 (2), S. 149–155.

Jellouschek, Hans (2008): Märchenhaft lieben. Stuttgart: Kreuz Verlag.

Jong, Erica (1973): Angst vorm Fliegen. Frankfurt am Main: Fischer.

Jor, Finn (2000): Sören und Regine. Kierkegaard und seine unerfüllte Liebe. München: Piper.

Jung, Carl Gustav (2000): Über die Liebe. Düsseldorf: Walter.

Jung, Carl Gustav (1993): Erinnerungen, Träume, Gedanken. Aufgezeichnet und herausgegeben von Aniela Jaffé. Sonderausgabe. Düsseldorf: Walter.

Jung, Carl Gustav (1992): Von Sexualität und Liebe. Einsichten und Weisheiten. Ausgewählt von Franz Alt. 4. Auflage. Olten und Freiburg im Breisgau: Walter-Verlag.

Jung, Mathias (2008): Das Geheimnis der Partnerwahl. Wie wir uns suchen und finden. Vom Glück und Scheitern in der Liebe. Lahnstein: emu.

Jung, Mathias (2004): Bindungsangst. Die Strategie des Selbstboykotts. Lahnstein: emu.

Jung, Mathias (2004): Reine Männersache. Krisen und Chancen – das starke Geschlecht im Umbruch. 4., neu überarbeitete Auflage. Lahnstein: emu.

Kafka, Franz (1986): Briefe an Milena. Erweiterte und neu geordnete Ausgabe. Frankfurt am Main: Fischer.

Karasek, Hellmuth (2009): Ihr tausendfaches Weh und Ach: Was Männer von Frauen wollen. Hamburg: Hoffmann und Campe.

Kast, Bas (2004): Die Liebe und wie sich Leidenschaft erklärt. 3. Auflage. Frankfurt am Main: Fischer.

Kast, Verena (1984): Paare – Beziehungsphantasien oder: Wie Götter sich in Menschen spiegeln. Stuttgart: Kreuz Verlag..

Kaufmann, Jean-Claude (2005): Der Morgen danach. Wie eine Liebesgeschichte beginnt. München: Goldmann.

Keddi, Barbara (2006): Liebe als biografisches Projekt. In: Röttger-Rössler, Birgitt und Eva-Maria Engelen (Hrsg.): „Tell me about love". Kultur und Natur der Liebe. S. 143–164. Paderborn: Mentis.

Kemper, Peter und Ulrich Sonnenschein (2005): Liebe – Zwischen Sehnsucht und Simulation. Frankfurt am Main: Suhrkamp.

Kemper, Peter und Ulrich Sonnenschein (2004): Das Abenteuer Liebe. Bestandsaufnahme eines unordentlichen Gefühls. Begleitband zum Neuen Funkkolleg des Hessischen Rundfunks. Frankfurt am Main: Suhrkamp.

Kierkegaard, Sören (2005): Entweder – Oder. Gesamtausgabe in 4 Einzelbänden. München: dtv.

Kierkegaard, Sören (2007): Tagebuch des Verführers. Köln: Anaconda Verlag.

Kiley, Dan (1988): Die Angst der Frauen, sie selbst zu sein. Das Wendy-Dilemma. Hamburg: Ernst Kabel Verlag.

Kiley, Dan: (1987): Das Peter-Pan-Syndrom. Männer, die nie erwachsen werden. Hamburg: Ernst Kabel Verlag.

Kirchler, Erich (1989): Interaktionsprozesse in Liebesbeziehungen. Von der kühlen Geschäftslogik zur spontanen Gefälligkeit. Zeitschrift für Familienforschung 1. S. 77–102.

Klein, Stefan (2002): Die Glücksformel oder wie die guten Gefühle entstehen. Reinbek bei Hamburg: Rowohlt.

Kohl, James V., Atzmüller, M, Fink, B., Grammer, Karl (2001): Human pheromones: Integrating neuroendocrinology and ethology. Neuroendocrinology Letters, 22, S. 309–321.

Kopp-Wichmann, Roland (2009): Frauen wollen erwachsene Männer. Warum Männer sich ablösen müssen, um lieben zu können. Stuttgart: Kreuz Verlag.

Küstenmacher, Marion und Werner Tiki (2006): simplify your love. Gemeinsam einfacher und glücklicher leben. Frankfurt am Main: Campus Verlag.

Kytzler, Bernhard: Platons Mythen. Franfurt am Main: Insel Verlag.

LeDoux, Joseph (2004): Das Netz der Gefühle. Wie Emotionen entstehen. 3. Auflage. München: dtv.

Lenz, Karl (1998): Romantische Liebe – Ende eines Beziehungsideals? In: Hahn, Kornelia und Günter Burkart (Hrsg.): Liebe am Ende des 20. Jahrhunderts. Studien zur Soziologie intimer Beziehungen. S. 65–85. Opladen: Leske und Budrich.

Lenz, Karl (1998): Soziologie der Zweierbeziehung. Eine Einführung. Opladen: Westdeutscher Verlag.

Lenzen, Manuela (2005): In den Schuhen des anderen. Simulation und Theorie der Alltagspsychologie. Paderborn: Mentis.

Liebowitz, Michael R. (1983): The chemistry of love. Boston: Little, Brown and Co.

Luhmann, Niklas (2008): Liebe. Eine Übung. Frankfurt am Main: Suhrkamp.

Niklas Luhmann (2001): Soziale Systeme. 11. Auflage. Frankfurt am Main: Suhrkamp.

Luhmann, Niklas (1994): Liebe als Passion. Zur Codierung von Intimität. 7. Auflage. Frankfurt am Main: Suhrkamp.

Marazziti, Donatella et al. (1999): Alteration of the platelet serotonin transporter in romantic love. In: Psychological Medicine 29/3, S. 741–745.

Martenstein, Harald (2009): Vom Wesen der Zweisamkeit. In: Geo kompakt Nr. 20. Liebe und Sex. Weshalb wir uns binden und trennen, einander begehren und betrügen. S. 94f.

Martenstein, Harald (2002): Vom Wesen der Liebe. In: Geo. Heft 12, S. 86f.

Mary, Michael (2004): Mythos Liebe – Lügen und Wahrheiten über Beziehungen und Partnerschaften. Bergisch-Gladbach: Lübbe.

Miketta, Gaby und Claudia Tebel-Nagy (1996): Liebe und Sex. Über die Biochemie leidenschaftlicher Gefühle. Stuttgart: Georg Thieme Verlag.

Miller, Geoffrey F. (2001): Die sexuelle Evolution. Partnerwahl und die Entstehung des Geistes. Heidelberg: Spektrum Akademischer Verlag.

Money, John (1986): Lovemaps: Clinical Concepts of Sexual/Erotic Health and Pathology, Paraphilia, and Gender Transposition in Childhood, Adolescence and Maturity. New York: Irvington.

Murdock, George P. (1967): Ethnographic Atlas: A Summary. Pittsburgh: The University of Pittsburgh Press.

Musil, Robert (1994): Der Mann ohne Eigenschaften 1: Erstes und zweites Buch. 24. Auflage. Reinbek bei Hamburg: Rowohlt.

Nietzsche, Friedrich (2009): Die Geburt der Tragödie aus dem Geiste der Musik. Neuauflage. Frankfurt am Main: Suhrkamp.

Nietzsche, Friedrich (2005): Also sprach Zarathustra. Köln: Anaconda Verlag.

Odent, Michel (2001): Die Wurzeln der Liebe. Wie unsere wichtigste Emotion entsteht. Düsseldorf: Walter Verlag.

Oheim, Gertrud (1959): Die gute Ehe. Gütersloh: Bertelsmann Verlag.

Ortega y Gasset, José (1993): Über die Liebe. München: dtv.

Ovid (2003): Liebeskunst. 2. Auflage. München: dtv.

Ovid (1989): Metamorphosen. Das Buch der Mythen und Verwandlungen. Nach der ersten deutschen Prosaübersetzung durch August Rode neu übersetzt von Gerhard Fink. München: Artemis Verlag.

Platon (2000): Symposium. Herausgegeben und übersetzt von Barbara Zehnpfennig. Hamburg: Felix Meiner Verlag.

Precht, Richard David (2009): Liebe. Ein unordentliches Gefühl. München: Goldmann.

Proust, Marcel (2008): Auf der Suche nach der verlorenen Zeit. 3 Bände. Jubiläumsausgabe. Neuauflage. Frankfurt am Main: Suhrkamp.

Ramachandran, Vilayanur (2006): Eine kurze Reise durch Geist und Gehirn. 2. Auflage. Reinbek bei Hamburg: Rowohlt.

Reich, Wilhelm (1982): Die Funktion des Orgasmus. Revidierte Fassung: Frühe Schriften II. Köln: Kiepenheuer & Witsch.

Reichertz, Jo (1994): „Ich liebe, liebe, liebe Dich!". Zum Gebrauch der Fernsehsendung Traumhochzeit durch die Kandidaten. In: Soziale Welt. Zeitschrift für sozialwissenschaftliche Forschung und Praxis 1 (1994), S. 98–120.

Reissman, Charlotte, Arthur Aron et al. (1993): Shared activities and marital satisfaction: Causal direction and self-expansion versus boredom. Journal of Social and Personal Relationships, 10, 243–254.

Richter, Horst-Eberhard (2006): Die Krise der Männlichkeit in der unerwachsenen Gesellschaft. Gießen: Psychosozial-Verlag.

Riemann, Fritz (2008): Die Fähigkeit zu lieben. 8. Auflage. München: Ernst Reinhardt Verlag.

Riemann, Fritz (2007): Grundformen der Angst. Eine tiefenpsychologische Studie. 38. Auflage. München: Ernst Reinhardt Verlag.

Rilke, Rainer Maria (2006): Es gibt nur – die Liebe. Ausgewählt und mit einem Nachwort von Ulrich Baer. Frankfurt am Main: Insel Verlag.

Rizzolatti, Giacomo und Corrado Sinigaglia (2008): Empathie und Spiegelneurone. Die biologische Basis des Mitgefühls. Frankfurt am Main: Suhrkamp.

Roach, Mary (2009): Bonk. Alles über Sex – von der Wissenschaft erforscht: Wenn Sex und Wissenschaft sich paaren. Frankfurt am Main: Fischer Taschenbuch Verlag.

Roth, Gerhard (2004): Sexualität, Verliebtsein und Liebe. In: Kemper, Peter und Ulrich Sonnenschein: Das Abenteuer Liebe. Bestandsaufnahme eines unordentlichen Gefühls. Begleitband zum Neuen Funkkolleg des Hessischen Rundfunks. S. 219–228. Frankfurt am Main: Suhrkamp.

Roth, Gerhard (2003): Fühlen, Denken, Handeln. Wie das Gehirn unser Verhalten steuert. Neue, vollständig überarbeitete Auflage. Frankfurt am Main: Suhrkamp.

Röttger-Rössler, Birgitt (2006): Kulturen der Liebe. In: Röttger-Rössler, Birgitt und Eva-Maria Engelen (Hrsg.): „Tell me about love". Kultur und Natur der Liebe. S. 59–80. Paderborn: Mentis.

Röttger-Rössler, Birgitt (2004): Die kulturelle Modellierung des Gefühls. Ein Beitrag zur Theorie und Methodik ethnologischer Emotionsforschung anhand indonesischer Fallstudien. Göttinger Studien zur Ethnologie Bd. 13. Münster: Lit-Verlag.

Röttger-Rössler (2002): Emotion und Kultur: Einige Grundfragen. Zeitschrift für Ethnologie 127, S. 147–162.

Rougemont, Denis de (1991): Die Liebe und das Abendland. Zürich: Diogenes Verlag AG.

Saltzwedel, Johannes (2006): Noch mal mit Gefühl. In: Der Spiegel. Heft 15, S. 168.

Saltzwedel, Johannes (1994): Wenn es bloß um Sex ginge. In: Der Spiegel. Heft 14, S. 213–215.

Schlie, Tania und Katrin Traoré (2007): Love Affairs. Die schönsten Liebesgeschichten berühmter Paare. Hamburg: Hoffmann und Campe.

Schmidbauer, Wolfgang (2007): Das Buch der Ängste. München: Blumenbar Verlag.

Schmidt, Olaf G. (2009): Objekte der Begierde. In: Gehirn & Geist Dossier. Liebe, Sex und Partnerschaft. Die Erforschung eines Urbedürfnisses. Nr. 2/2009. Heidelberg: Spektrum der Wissenschaft.

Schmidt, Gunter u. a. (2006): Spätmoderne Beziehungswelten. Report über Partnerschaft und Sexualität in drei Generationen. Wiesbaden: VS Verlag für Sozialwissenschaften.

Schneider, Manfred (1992): Liebe und Betrug. Die Sprachen des Verlangens. München: Hanser.

Schopenhauer, Arthur (2006): Die Kunst, mit Frauen umzugehen. 2. Auflage. München: C.H. Beck Verlag.

Schultz, Johann H. (1967): Geschlecht. Liebe. Ehe. Die Grundtatsachen des Liebes- und Geschlechtslebens in ihrer Bedeutung für das menschliche Dasein. 7. Auflage. München: Reinhardt.

Schwarting (2002): Die Quellen der Lust. In: Gehirn und Geist. Lust und Liebe. Was Forscher über Begierde und Gefühle wissen. Nr. 3/2002, S. 30–36.

Seligman, Martin E. P. (2003): Der Glücksfaktor. Warum Optimisten länger leben. München: Ehrenwirth Verlag.

Seneca Lucius Annaeus (1977): Epistulae morales ad Lucilium, Liber I. Übersetzt und herausgegeben von Franz Loretto. Stuttgart: Reclam.

Simmel, Georg (1921/22): Fragment über die Liebe (Aus dem Nachlass). In: Dahme, Heinz-

Jürgen und Klaus C. Köhnke (Hrsg.): Schriften zur Philosophie und Soziologie der Geschlechter. S. 224–282. Frankfurt am Main: Suhrkamp.

Singer, Tania und Ulrich Kraft (2004): Zum Mitfühlen geboren. In: Gehirn und Geist. Bin ich kreativ. Nr. 4, S. 32.

Singer, Tania et al. (2004 a): Empathy for Pain Involves the Affective but not Sensory Components of Pain. In: Science 303, S. 1157–1162.

Spitzer, Manfred (2009): Das Gehirn und die Geheimnisse der Liebe. Etsdorf am Kamp: GALILA-Hörbuchverlag.

Spitzer, Manfred (2005): Nervensachen. Geschichten vom Gehirn. Frankfurt am Main: Suhrkamp.

Spitzer, Manfred (2003): Selbstbestimmen. Gehirnforschung und die Frage: Was sollen wir tun? Heidelberg: Spektrum Akademischer Verlag.

Süßkind, Patrick (1985): Das Parfum. Die Geschichte eines Mörders. Zürich: Diogenes.

Stendhal (1970): Über die Liebe. Vollständige Ausgabe. Aus dem Französischen und mit einer Einführung von Walter Hoyer. 6. Auflage. Leipzig: Dieterich.

Stephan, Achim und Henrik Walter (2003): Natur und Theorie der Emotion. Paderborn: Mentis.

Sternberg, Robert J. (2002): Warum der Gärtner nie auf die Prinzessin hereinfällt. Das verborgene Drehbuch unserer Beziehungen. München: Knaur.

Sternberg, Robert J. (1986): Triangular theory of love. Psychological Review, 93, S. 119–135.

Stöwing, Oliver (2009): Wann kommt denn endlich der blöde Prinz auf seinem dämlichen Gaul! München: Knaur.

Stollorz, Volker (2005): Das gelenkte Ich. In: FAZ-Sonntagszeitung. Panorama Wissenschaft: Der freie Wille. Ausgabe vom 4. September 2005, S. 70.

Strauß, Botho (1998): Der Kuß des Vergessens. Vivarium rot. München: dtv.

Struck, Karin (1980): Lieben. Frankfurt am Main: Suhrkamp.

Tennov, Dorothy (1987): Über die romantische Liebe. München: Heyne Verlag.

Tolstoi, Lew N. (2008): Anna Karenina. Neuauflage. Frankfurt: Insel Verlag.

Tomasello, Michael (2002): Die kulturelle Entwicklung des menschlichen Denkens. Zur Evolution der Kognition. Frankfurt am Main: Suhrkamp.

Tramitz, Christiane (1992): Auf den ersten Blick. Die ersten 30 Sekunden einer Begegnung von Mann und Frau. Düsseldorf: Econ.

Ungar, Hermann (2000): Die Verstümmelten. Berlin: Maas-Verlag.

Vincent, Jean-Didier (1992): Biologie des Begehrens – Wie Gefühle entstehen. Reinbek bei Hamburg: Rowohlt.

Waal, Frans de (2006): Der Affe in uns. Warum wir sind, wie wir sind. München: Hanser Verlag.

Walter, Henrik (2006): Liebe im Scanner. In: Röttger-Rössler, Birgitt und Eva-Maria Engelen (Hrsg.): „Tell me about love". Kultur und Natur der Liebe. S. 81–97. Paderborn: Mentis.

Walter, Henrik (2003): Lust und Liebe: Ein intimes Verhältnis und seine neurobiologischen Grundlagen. In: Stephan, Achim und Henrik Walter (Hrsg.): Natur und Theorie der Emotion. S. 75–111. Paderborn: Mentis.

Watzlawick, Paul (2008): Wenn du mich wirklich liebtest, würdest du gern Knoblauch essen. Über das Glück und die Konstruktion der Wirklichkeit. 3. Auflage. München: Piper.

Wedekind, Claus und Dustin Penn (2000): MHC genes, body odours, and odour preferences – Nephrol Dial Transplant (2000) 15: 1269–1271.

Wedekind, Claus und Sandra Füri (1997): Body odour preferences in men and women: do they aim for specific MHC combinations or simply heterozygosity? Proc R Soc Lond B1997; 264: 1471–1479.

Wehowsky, Stephan (1994): Aufenthalt in fremden Körperzonen. In: Frankfurter Allgemeine Zeitung. Ausgabe vom 7. September, S. 37.

Weischedel, Wilhelm (2008): Die philosophische Hintertreppe. Die großen Philosophen in Alltag und Denken. 37. Auflage. München: dtv.

Willi, Jürg (2008): Psychologie der Liebe. Persönliche Entwicklung durch Partnerbeziehungen. 6. Auflage. Reinbek bei Hamburg: Rowohlt.

Willi, Jürg (1990): Die Zweierbeziehung – Spannungsursachen, Störungsmuster, Klärungsprozesse, Lösungsmodelle. 16. Auflage. Reinbek bei Hamburg: Rowohlt.

Witte, Erich H. (2002): Bindung und romantische Liebe: Sozialpsychologische Aspekte der Bindungstheorie. In: G.J. Suess u. a. (Hrsg.) Bindungstheorie und Familiendynamik. Gießen: Psychosozial-Verlag.

Witte, Erich H. (2001): Hamburger Forschungsberichte aus dem Arbeitsbereich Sozial-, Wirtschafts- und Politische Soziologie. Bindung und romantische Liebe: Sozialpsychologische Aspekte der Bindungstheorie. Psychologisches Institut der Universität Hamburg. HAFOS 2001, Nr. 29.

Zeki, Semir und John Paul Romaya: Neural Correlates of Hate. In: Public Library of Science One 3(10), e3556, 2008.

Danksagung

Ein Buch zu schreiben bedeutet, für eine mehr oder weniger absehbare Zeit unterzutauchen. Hierfür braucht der Exil-Schreiber vor allem eins: ein enges und zuverlässiges Umfeld, das viel Verständnis für den Rückzug an den Computer aufbringt, den Schreiber aber mit offenen Armen empfängt, Kraft und Inspiration schenkt, wenn er sich am Abgrund der Isolation bewegt. Dieses Privileg wurde mir zuteil!

Ein großes Dankeschön geht an meine Eltern für ihre Unterstützung, Seelsorge und Offenheit – meinem Vater als unermüdlichen „Coach", meiner Mutter als anregende und angeregte Gesprächspartnerin im „Darkroom", dem Zirkusplatz für „Sorgenkinder", aber auch für Visionen, Vergangenheitsbewältigung und Träume. Beide leben das traditionelle Rollenmodell seit über 40 Jahren (wobei die Frage, wer Versorger(in) von beiden ist, jeden Tag aufs Neue für akrobatische Kontorsionen sorgt). Umso großartiger ist es, dass beide es mit Fassung tragen, dass die Töchter eigene und völlig andere Wege gehen.

Besonders möchte ich auch meiner großen Schwester danken, deren Talent darin besteht, in kritischen Zeiten wahre Größe zu zeigen und der es gelingt, in jeder Tragödie eine Komödie zu sehen (manchmal auch umgekehrt).

Darüber hinaus danke ich meinen engen vertrauten Freundinnen aus Kinder- und Schultagen. Unverheiratet mit festem Partner, Kind und Kegel, Singlefrau mit gewissen Partnervorstellungen, verheiratet und kinderlos und kinderlos gebunden ohne Trauschein – sie zeigen mir tagtäglich, dass es im 21. Jahrhundert völlig unterschiedliche Liebes- und Lebensentwürfe gibt.

Eine große Bereicherung ist für mich zu erfahren, wie die Welt aus männlicher Sicht aussieht – nämlich ganz und gar nicht weltfremd. Die offenen Gespräche und Diskussionen mit einem seelenverwandten Freund betrachte ich daher als großen Vertrauensbeweis und in Anbetracht der männlichen Verschlossenheit in Gefühlsfragen als Geschenk.

Bedanken möchte ich mich darüber hinaus bei aufgeschlossenen, interessierten und modernen Männern, die mein Manuskript gelesen und mich in meinem Vorhaben spontan und mit viel Engagement unterstützt haben: Werner „Kon-Tiki“ Küstenmacher, Uwe Bossert und Jo Reichertz.

Ganz besonders bedanke ich mich bei Mathias Jung, Inspirator, Mentor und positiver Verstärker in der Idee, meine Magisterarbeit als heiteres, allgemein verständliches Buch zu Papier zu bringen. Mit seinen Büchern lieferte er mir viel unsichtbare Energie und Anregungen inhaltlicher wie formaler Art.

Und nun: Mein „Applauso“ gilt Martin Gutjahr-Jung, dem Lektor des Buches und Verlagsleiter des emu-Verlags, für den liebevoll-kritischen Austausch, für seine erquickenden Gedanken und für die gelungene Zusammenarbeit.

Ein Verlag, ein Haus, eine Philosophie.

Millionen Bundesbürger kennen den kämpferischen Ganzheitsarzt Dr. Max Otto Bruker (1909–2001) aus dem Fernsehen, aus Vorträgen, durch den „Mundfunk“ überzeugter Patienten. Vor allem lesen sie aber die rund 30 Bücher des schwäbischen Humanisten und Seelenarztes. Mit einer Gesamtauflage von über drei Millionen Exemplaren ist Max Otto Bruker der wohl bedeutendste medizinische Erfolgsautor im deutschsprachigen Raum. Der – in der Nachfolge des Schweizer Reformarztes Bircher-Benner scherzhaft „Deutschlands Vollwertpapst“ genannte – Massenaufklärer, langjährige Klinikchef und Ernährungsspezialist lehrt zwei fundamentale Erkenntnisse Patienten wie Gesunden: Der Mensch wird krank, weil er sich falsch ernährt. Der Mensch wird krank, weil er falsch lebt.

Hinter den Erfolgstiteln des emu-Verlages steht ein bedeutender Forscher und Arzt, eine Bewegung, ein Haus und tausende Schülerinnen und Schüler. 1994 wurde das „Dr.-Max-Otto-Bruker-Haus“, das Zentrum für Gesundheit und ganzheitliche Lebensweise, auf der Lahnhöhe in Lahnstein bei Koblenz bezogen. Es stellt die äußere Krönung des Brukerschen Lebenswerkes dar: Der lichte Bau mit seinem Grasdach, den Sonnenkollektoren und den Wasserrecyclinganlagen, seinen Seminarräumen, dem Foyer mit der Glaskuppel und dem liebevollen Biogarten ist als Treffpunkt für all jene konzipiert, denen körperliche und seelische Gesundheit, ökologische und spirituelle Harmonie Herzensbedürfnis und Sehnsucht sind.

Hinter dem eleganten Halbmondkorpus mit dem markanten Grasdach verbirgt sich eine Begegnungsstätte für Gesundheitsbewusste, Seminarteilnehmer, Trost-, Ruhe- und Anregungsbedürftige.

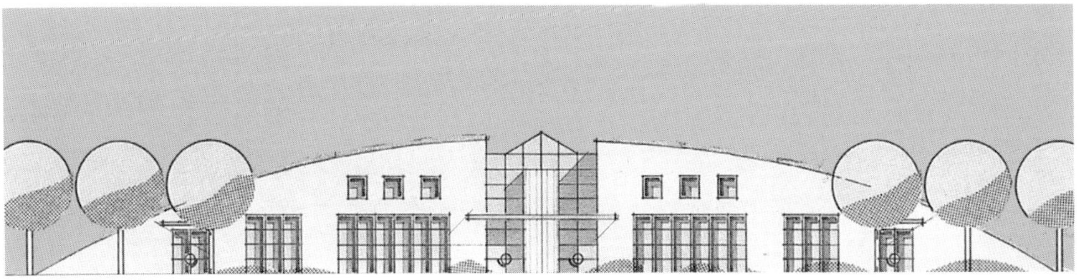

Feste Termine:

Jeden Dienstag, 18.30 Uhr: Vortrag Dr. phil. Mathias Jung
(Lebenshilfe und Philosophie)
Jeden Mittwoch, 10.30 Uhr: Fragestunde mit Dr. med. Birmanns
(Ärztlicher Rat aus ganzheitlicher Sicht)

Ausbildung Gesundheitsberater/in GGB
Lebensberatung/Frauen-, Männer- und Paargruppen

Die vitalstoffreiche Vollwertkost hat ihre Verbreitung, auch im klinischen Bereich, durch die unermüdliche Information und praktische Durchführung von Dr. M.O. Bruker gefunden. Um die Erkenntnisse gesunder Lebensführung und die durch falsche Ernährung provozierte Krankheitslawine ins öffentliche Bewusstsein zu rücken, bildet die von ihm 1978 gegründete „Gesellschaft für Gesundheitsberatung GGB e.V." Gesundheitsberaterinnen und Gesundheitsberater GGB aus. Über 4000 Frauen und Männer haben bislang die berufsbegleitende Ausbildung bestanden und wirken in Volkshochschulen, Bioläden, Lehrküchen, Krankenhäusern, ärztlichen Praxen, Krankenversicherungen und ähnlichen Bereichen.

Auf der Lahnhöhe erhalten sie durch das GGB-Expertenteam nicht nur eine sorgfältige Grundlagenausbildung über die vitalstoffreiche Vollwerternährung und den Krankmacher der „entnatürlichten" (denaturierten) Zivilisationsernährung (raffinierter Fabrikzucker, Auszugsmehle, fabrikatorische Öle und Fette, tierisches Eiweiß usw.), sondern gewinnen auch Einblick in die leibseelischen Zusammenhänge der Krankheiten.

Anfragen zur Gesundheitsberater-Ausbildung wie zu den Selbsterfahrungsgruppen, Lebensberatung, Paartherapie und Psychotherapie bei Dr. Mathias Jung und weiteren Tages- und Wochenendseminaren sowie Einzelberatung sind zu richten an die
Gesellschaft für Gesundheitsberatung GGB e.V.,
Dr.-Max-Otto-Bruker-Str. 3,
56112 Lahnstein
(Tel.: 02621/917010, 917017, 917018, Fax: 02621/917033).
E-Mail: seminare@ggb-lahnstein.de
Internet: www.ggb-lahnstein.de

Fordern Sie ebenfalls ein kostenloses Probe-Exemplar der Zeitschrift
„Der Gesundheitsberater" an

Von Dr. Jung sind im emu-Verlag bisher in der „blauen Reihe“ erschienen:

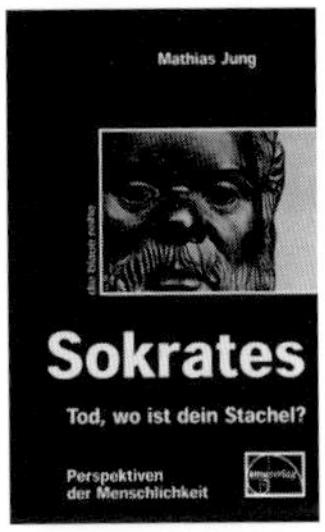

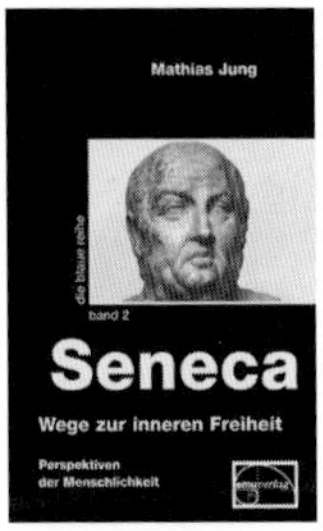

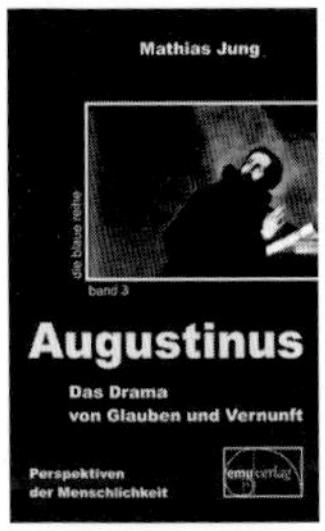

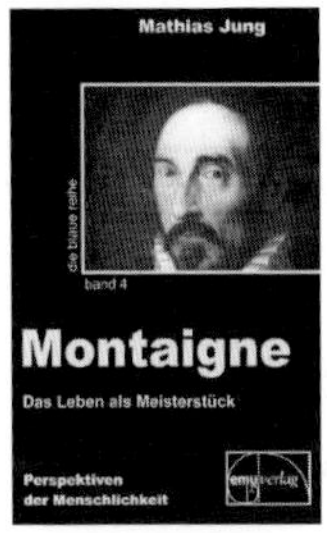

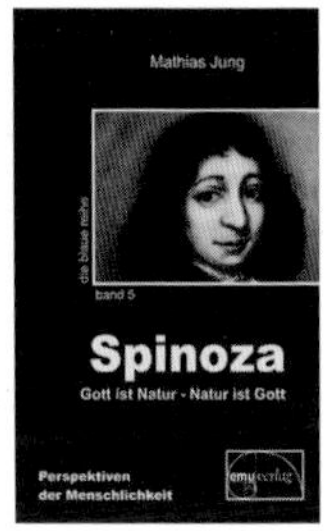

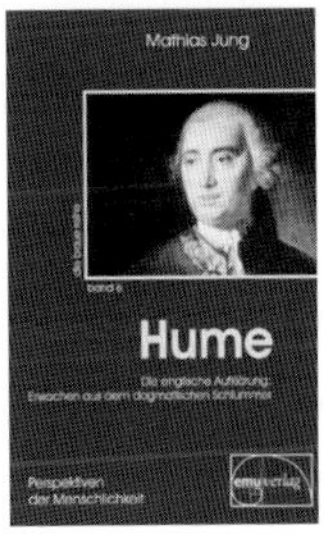

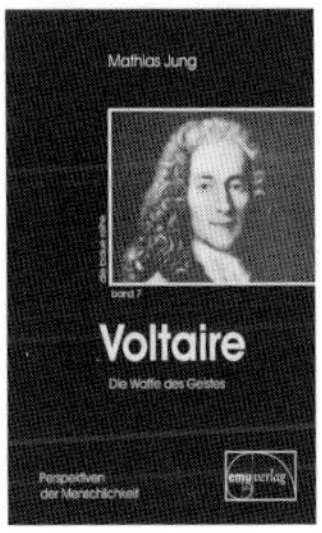

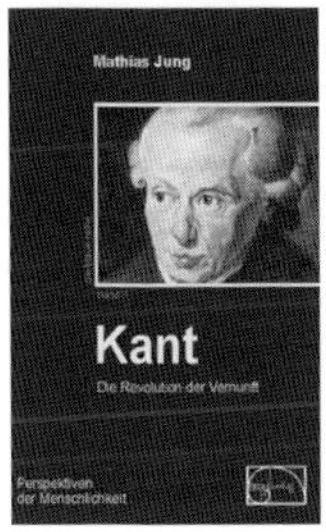

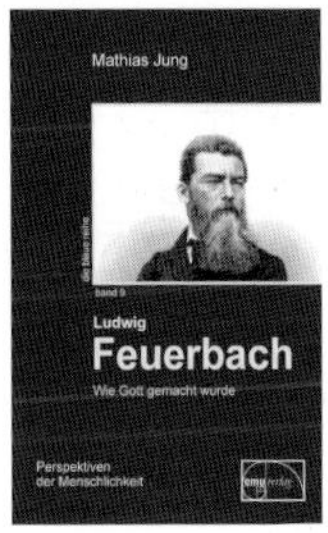

Von Dr. Jung sind im emu-Verlag bisher in der „roten Reihe“ erschienen:

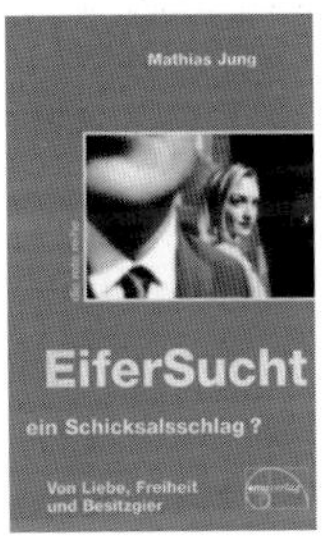

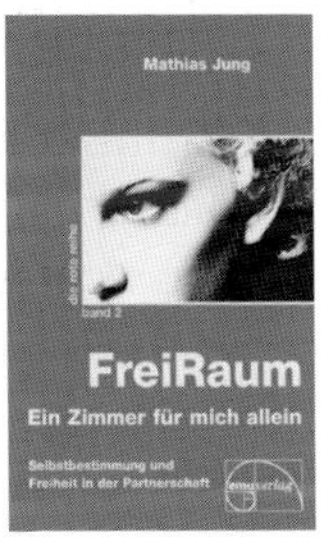

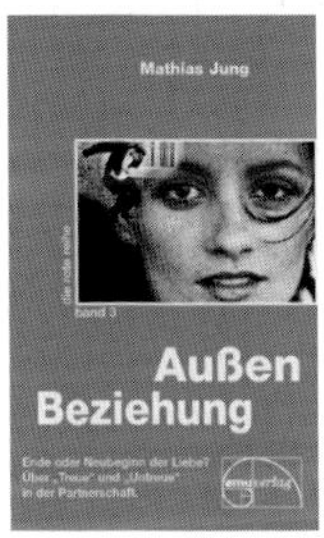

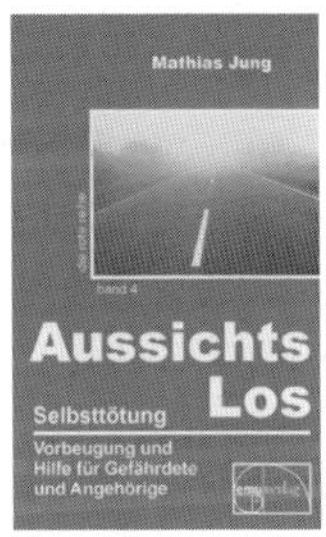

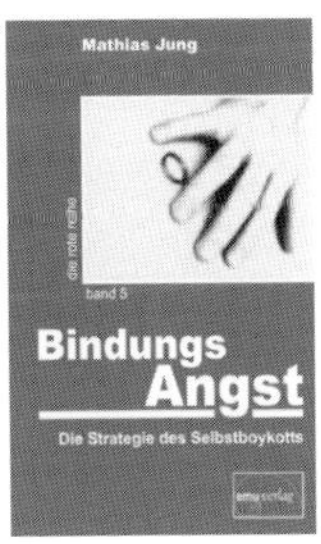

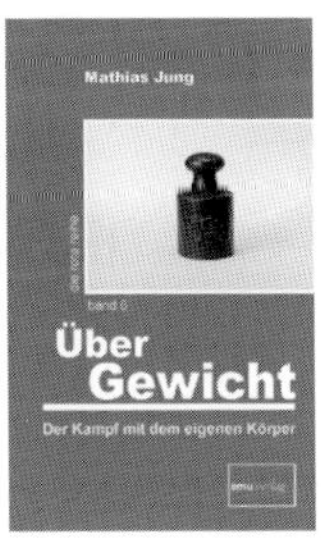

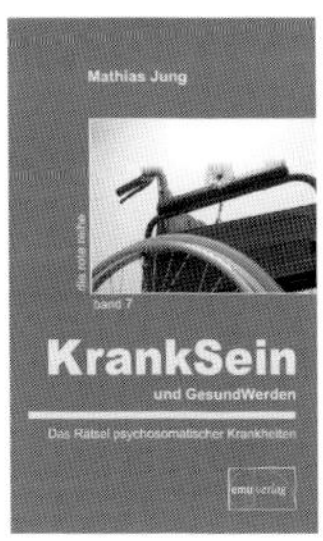

Von Dr. Jung sind im emu-Verlag bisher in der „gelben Reihe“ erschienen:

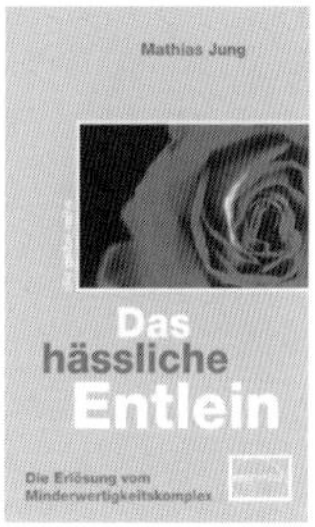

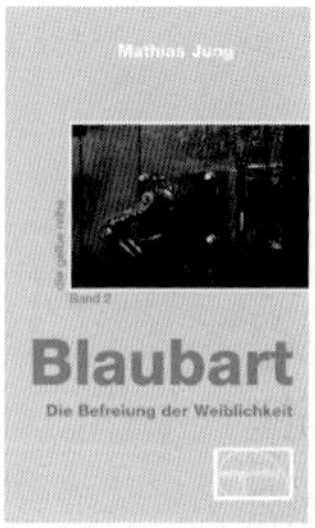

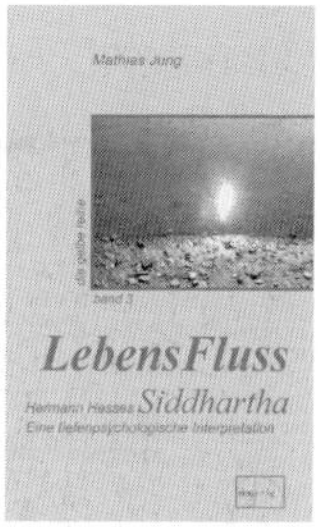

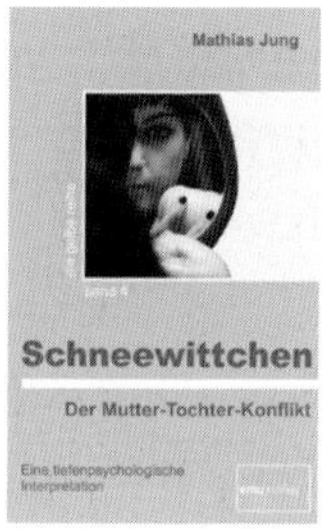

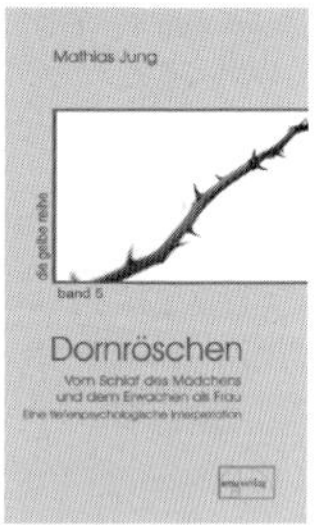

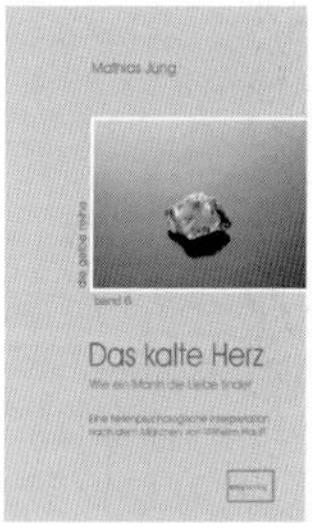

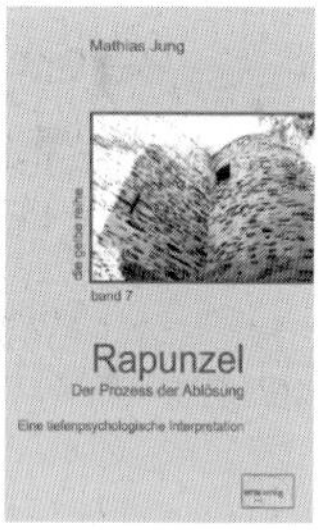

Von Dr. Jung sind im emu-Verlag bisher in der Sprechstunden-Reihe erschienen:

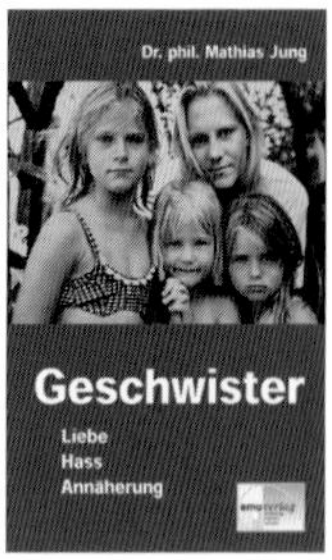

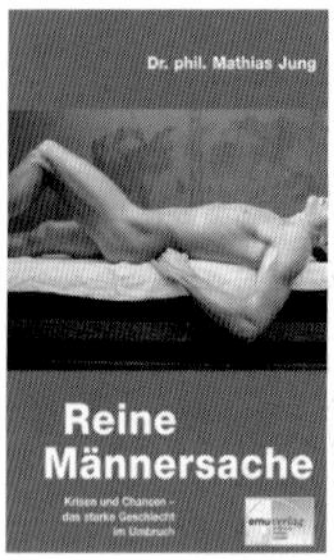

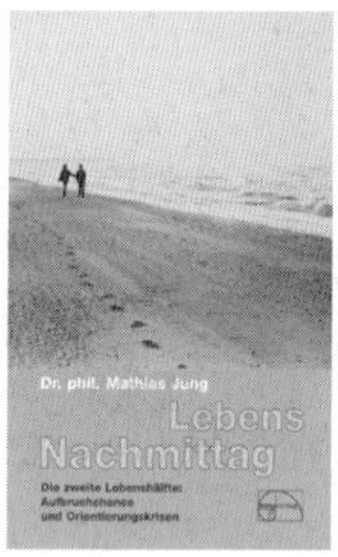

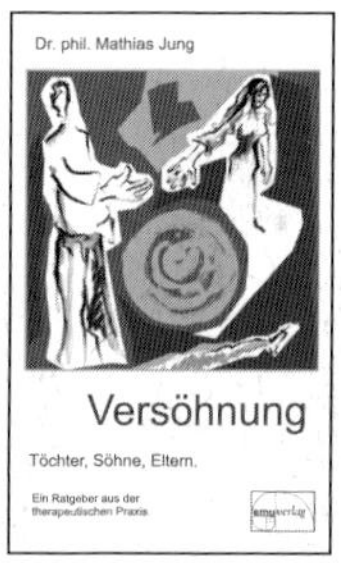

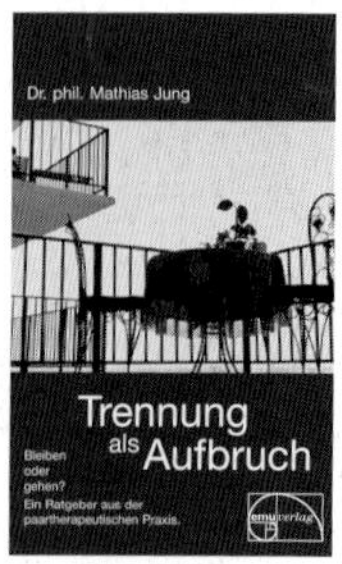

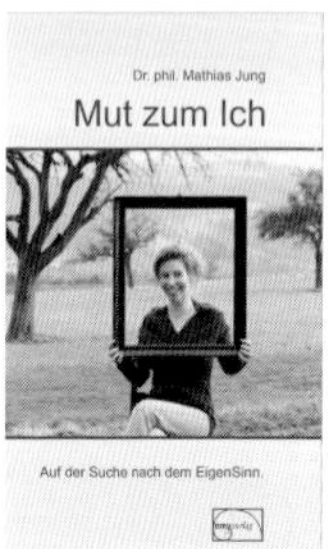

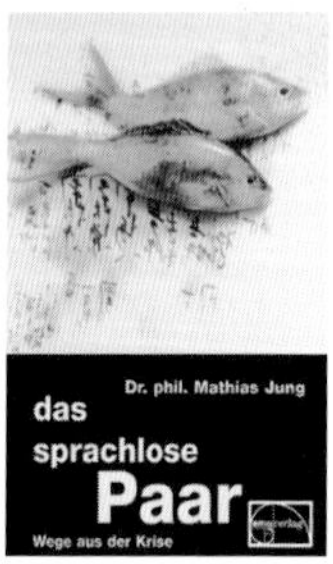

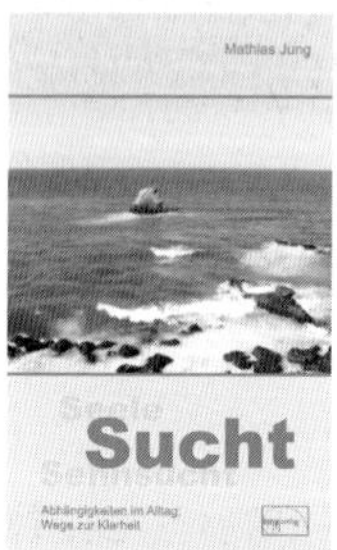

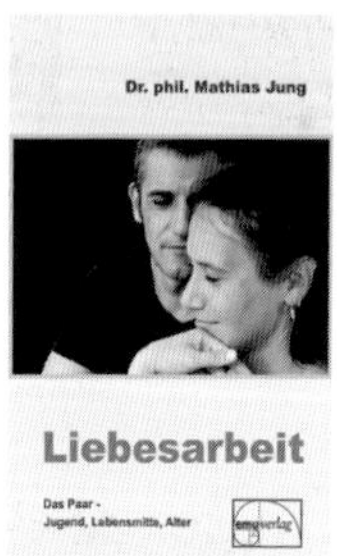

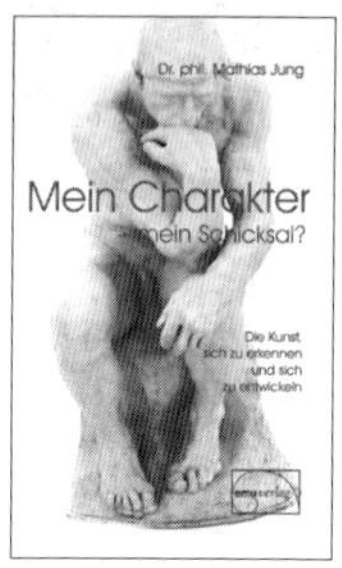

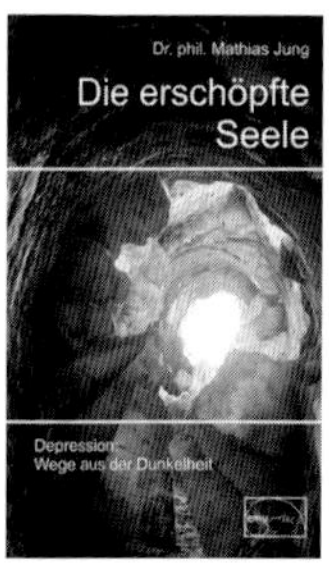

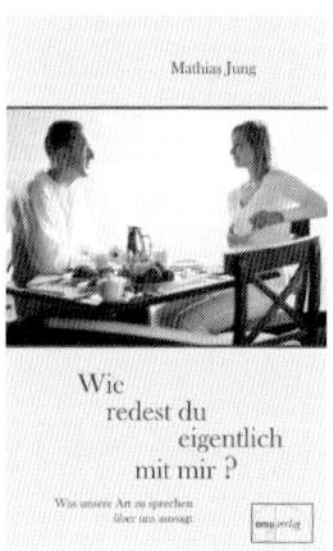

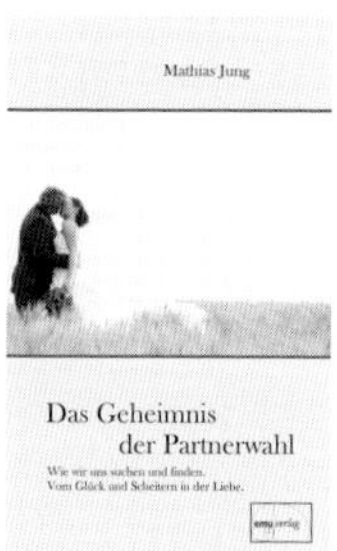

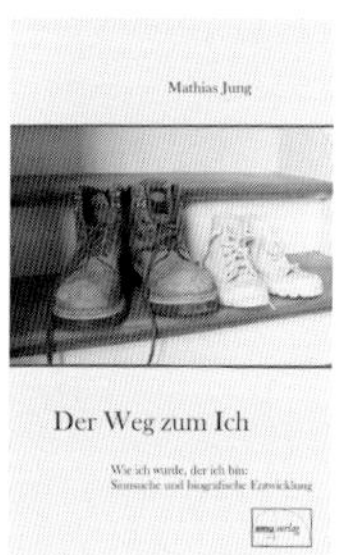

Von Dr. Jung sind in Zusammenarbeit mit Andrea Montermann (Illustrationen) folgende Titel erschienen:

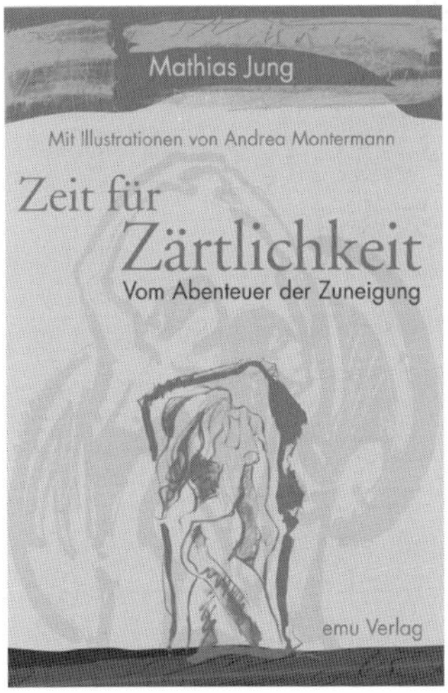

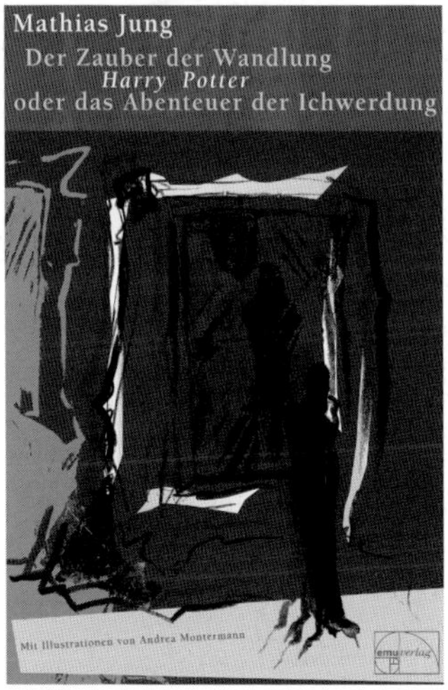

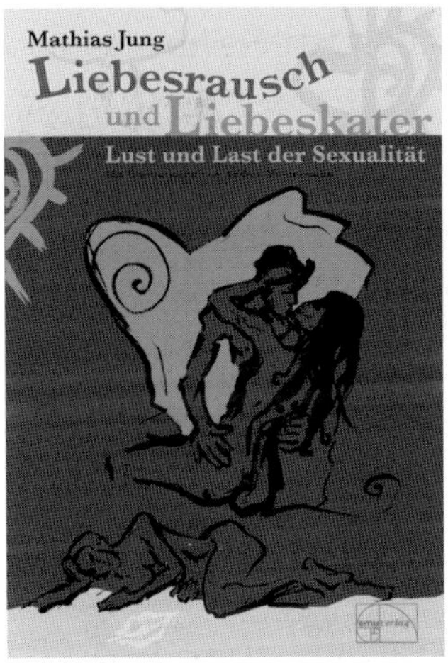

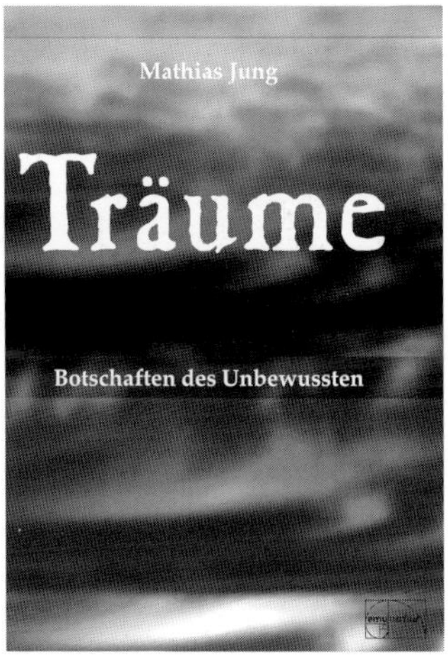

Von Dr. Jung ist folgende Bibelinterpretation nach Walther H. Lechler erschienen:

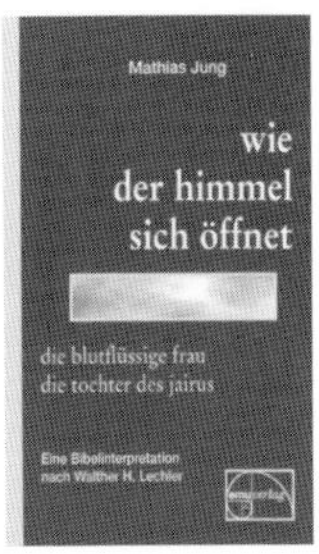

Von Dr. Jung sind im emu-Verlag folgende Vorträge als Audiokassetten bzw. CDs erschienen:

Lebensberatung

- ○ Mein Charakter – mein Schicksal?*
- ○ Die erschöpfte Seele – Depression*
- ○ Das Verdrängte in unserer Seele
- ○ Die Wunde der Ungeliebten
- ○ Das Nein in der Liebe
- ○ Was ist der Sinn des Lebens?
- ○ Meine Sprache – meine Seele
- ○ Söhne brauchen Väter
- ○ Krankheit als Kränkung und Anpassung
- ○ Eifersucht – ein Schicksalsschlag?*
- ○ Der Mann – ein emotionales Sparschwein*
- ○ Geschwisterliebe – Geschwisterrivalität*
- ○ Verlassen und verlassen werden
- ○ Neurodermitis – Fehlernährter Körper – Aufgekratzte Seele
- ○ Das sprachlose Paar*
- ○ Zweite Lebenshälfte – Endlichkeit und Aufbruch
- ○ Das Drama der Trennung*
- ○ Ein Zimmer für mich
- ○ Mut zur Angst
- ○ Sexualität – Lust und Last
- ○ Außenbeziehung – Krise oder Chance
- ○ Liebesverträge in der Beziehung
- ○ Lob der Einsamkeit
- ○ Aggressionen unter Liebenden
- ○ Mehr Zeit für mich
- ○ Alkoholkrank: Der Betroffene und seine Familie
- ○ Lebensbedingte Krankheiten nach Dr. M. O. Bruker
- ○ Meditation: Freude Angst – Hoffnung
- ○ Alter und Tod. Rätsel der Natur
- ○ Verzeihen und Versöhnen*
- ○ Frieden mit den Eltern
- ○ Das Paar im Wandel: Jugend, Mitte, Alter
- ○ Sexueller Missbrauch
- ○ Seele – Sucht – Sehnsucht*
- ○ Organtransplantation – Sterben auf Bestellung?
- ○ Humor und Zärtlichkeit
- ○ Suizid – der Betroffene und die Angehörigen
- ○ Übergewicht – der Kampf mit dem eigenen Körper
- ○ Das Rätsel psychosomatischer Krankheiten*
- ○ Arbeit – Fluch oder Lebenselixier

Märchen

- ○ Der kleine Prinz – mein verschüttetes Ich*
- ○ Froschkönig – Glück und Zähneklappern der Liebe
- ○ Das verletzte Kind in mir oder Hans mein Igel*
- ○ Sein und Schein oder Des Kaisers neue Kleider
- ○ Schneewittchen oder Das Drama des Neides
- ○ Siddharta: das Rätsel des Lebens*
- ○ Eisenhans oder Wie ein Mann ein Mann wird
- ○ Das tapfere Schneiderlein oder Mut zum Leben
- ○ Eigensinn oder Die Möwe Jonathan
- ○ Elternablösung – Hänsel und Gretel*
- ○ Außenseiter – Das hässliche Entlein*
- ○ Befreiung der Weiblichkeit – Das Märchen Blaubart*
- ○ Tödliches Schweigen – Der Fischer und seine Frau

* auch als CD erhältlich

- ○ Schneewittchen – Der Mutter-Tochter-Konflikt
- ○ Dornröschen – Das Erwachen zur Frau*
- ○ Das kalte Herz – Ein Männermärchen*
- ○ Rapunzel – Der Prozess der Ablösung

Philosophie

- ○ Sokrates oder Die Norm meines Gewissens
- ○ Seneca oder Die Freude des Augenblicks
- ○ Augustinus oder Der Zwiespalt
- ○ Giordano Bruno oder Die neue Welt
- ○ Montaigne oder Das Leben als Meisterstück
- ○ Descartes oder Der Januskopf der Wissenschaft
- ○ Spinoza oder Das Abenteuer der Diesseitigkeit
- ○ Hobbes oder Die Zähmung der Bestie Mensch
- ○ Leibniz oder Die Beste aller Welten
- ○ Hume oder Das Ende des dogmatischen Schlummers
- ○ Voltaire oder Die Waffe des Geistes
- ○ Kant oder Die Mündigkeit
- ○ Hegel oder Der Fortschritt
- ○ Feuerbach oder Die Sache mit Gott
- ○ Marx oder Die Entfremdung des Menschen
- ○ Schopenhauer oder Die Qual des Seins
- ○ Nietzsche oder Die Hymne auf das Leben
- ○ Heidegger oder Die Angst
- ○ Jaspers oder Die Weltphilosophie
- ○ Hannah Arendt oder Vom tätigen Leben
- ○ Bloch oder Das Prinzip Hoffnung
- ○ Popper oder Die offene Gesellschaft
- ○ Sartre oder Die Freiheit

Literatur

- ○ Lessing – Die Toleranz
- ○ Wieland – Die Aufklärung
- ○ Goethe – Dichtung und Wahrheit
- ○ Schiller – Der Atem der Freiheit
- ○ Jean Paul – Humor und Menschenliebe
- ○ Hölderlin – Griechenland mit der Seele suchen
- ○ Kleist – Die Zerrissenheit des Menschen
- ○ Novalis – Die blaue Blume der Romantik
- ○ Eichendorff – Posthorn und Waldesrauschen
- ○ Hauff – Die Magie der Märchen
- ○ E. T. A. Hoffmann – Die Elixiere des Teufels
- ○ Storm – ohne Hoffnung künftigen Seins
- ○ Raabe – Chronist des Kleinbürgertums

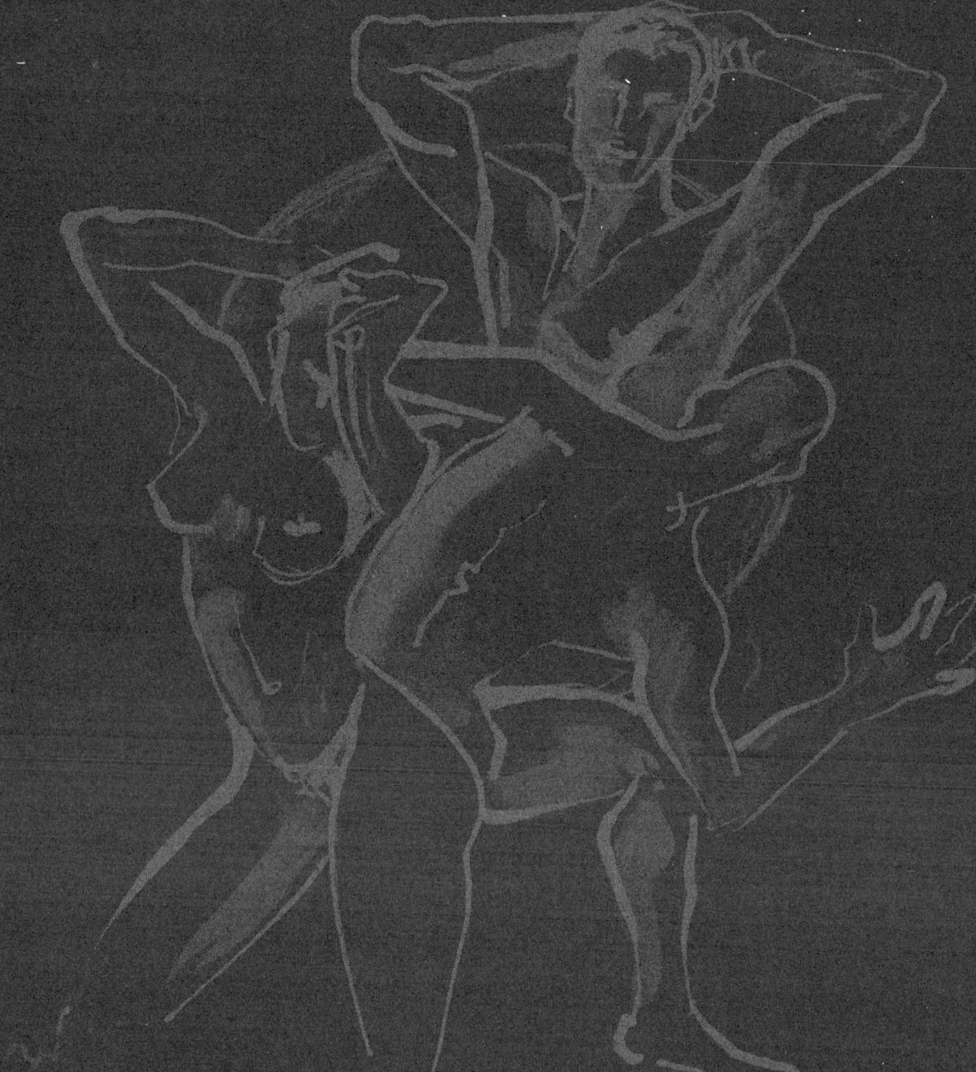